中医预防学

主　编　夏丽娜　饶朝龙
副主编　罗永兵　许必芳　邓婷婷
　　　　马晓菊　李　辉　齐宝宁

西南交通大学出版社
·成　都·

图书在版编目（ＣＩＰ）数据

中医预防学 / 夏丽娜，饶朝龙主编. —成都：西
南交通大学出版社，2022.11
ISBN 978-7-5643-8869-0

Ⅰ.①中… Ⅱ.①夏… ②饶… Ⅲ.①中医学－预防
医学 Ⅳ.①R211

中国版本图书馆 CIP 数据核字（2022）第 151547 号

Zhongyi Yufang Xue
中医预防学

主编　夏丽娜　饶朝龙

责任编辑	刘　昕
助理编辑	姜远平
封面设计	阎冰洁

出版发行	西南交通大学出版社
	（四川省成都市金牛区二环路北一段 111 号
	西南交通大学创新大厦 21 楼）
邮政编码	610031
发行部电话	028-87600564　028-87600533
网址	http：//www.xnjdcbs.com
印刷	四川煤田地质制图印刷厂

成品尺寸	185 mm×260 mm
印张	15.25
字数	340 千
版次	2022 年 11 月第 1 版
印次	2022 年 11 月第 1 次
定价	49.50 元
书号	ISBN 978-7-5643-8869-0

大 健 康 系 列 教 材
建设委员会

《中医预防学》

编 委 会

主　编　夏丽娜（成都中医药大学）

　　　　饶朝龙（成都中医药大学）

副主编　罗永兵（西南医科大学）

　　　　许必芳（四川护理职业学院）

　　　　邓婷婷（成都中医药大学）

　　　　马晓菊（成都中医药大学）

　　　　李　辉（成都大学）

　　　　齐宝宁（陕西中医药大学）

编　委　（按姓氏拼音排序）

　　　　陈丽名（陕西中医药大学）

　　　　程艳婷（山西中医药大学）

　　　　段　威（成都中医药大学）

　　　　冯丽娟（成都中医药大学）

黄翔明（广西中医药大学第一附属医院）

李　静（安徽中医药大学）

李　莉（山西中医药大学）

梁　洁（成都中医药大学）

刘　宝（成都体育学院）

刘蜀坤（成都中医药大学）

裴　容（成都中医药大学）

秦　源（贵州中医药大学）

王丹丹（中国人民解放军总医院第七医学中心）

王　倩（西南医科大学）

汪　杰（成都中医药大学）

杨　蕻（成都中医药大学附属医院针灸学校）

余海龙（西南医科大学）

赵　钰（四川护理职业学院）

聂开迪（成都中医药大学）

徐　巧（成都中医药大学）

学术秘书　刘楠楠（成都中医药大学）

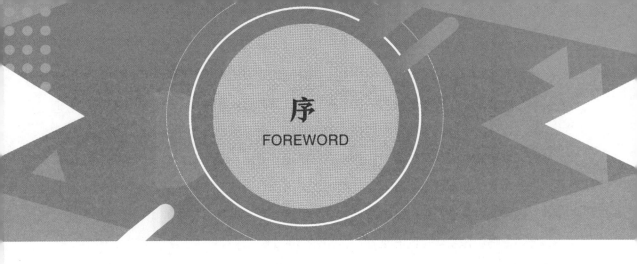

序

FOREWORD

党的十八大以来，以习近平同志为核心的党中央把维护人民健康摆在更加突出的位置。为推进健康中国建设，提高人民健康水平，2016 年，中共中央、国务院印发并实施《"健康中国 2030"规划纲要》。2017 年，党的十九大作出实施健康中国战略的重大决策部署。2019 年 6 月，国务院印发《国务院关于实施健康中国行动的意见》，指出人民健康是民族昌盛和国家富强的重要标志，为健康中国行动明确了具体目标，也为全民的健康服务事业发展提供了行动指南。

健康中国的内涵，不仅是确保人民身体健康，更涵盖全体人民健康环境、健康经济、健康社会在内的"大健康"。习近平总书记强调，"要倡导健康文明的生活方式，树立大卫生、大健康的观念，把以治病为中心转变为以人民健康为中心"。所谓大健康，就是围绕人的衣食住行、生老病死，对生命实施全程、全面、全要素地呵护，不仅追求个体身体健康，也追求心理健康、精神健康。构建大健康体系、推进健康中国建设，需要在各个领域深化改革、守正创新。

2020 年上半年，新冠疫情在全球范围暴发，使"健康"成为全球性议题，也使人们的健康理念发生深刻变化。这场疫情对健康管理服务体系和健康管理学科提出更多、更深层次的要求，也暴露出我们在很多问题上认识的不足，以及相关领域人才的匮乏。

面对疫情提出的新挑战，实施"健康中国"战略的新任务，世界医学发展的新要求，我国医学人才培养结构亟须优化，人才培养质量亟待提高。因此，高校医学类专业如何加快专业教育变革，立足学科体系建设，形成更高水平的人才培养体系，推动后疫情时代相关专业规范化、高质量发展，提升专业人才培养和精准服务能力，成为一个突出的、紧迫的课题。这也对健康教育教材的编写理念，内容的更新速度、全面性和生活性等方面提出了新的更高要求。

在此背景下，西南交通大学出版社立足西南高校，重点针对应用型本科高校学生的特点，以培养应用型技术技能型人才为目标，适时组织策划了这套"大健康"系列教材。本套教材的编写适应时代要求，以推进"健康中国"建设为使命，符合我国高等医学教育改革和健康服务业发展趋势，突出内容上的两个特点：一是坚持"三基五性三特定"的基本原则，力求体现专业学科特点和"以学生为中心"的编撰理念。二是展现大健康体系建设的开创性与实用性，并按照"课程思政"教学体系改革的要求，体现了教材的"思政内涵"；丰富了教材的呈现方式，实现了数字技术与教材的深度融合，也体现了本套教材侧重应用型的编写初衷。

无论是常态化疫情防控，还是推进"健康中国"建设，都需要党和政府强力推进，更需要全社会普遍参与。把健康融入所有政策之中，将卫生健康事业从少数部门的业务工作变成全党全社会的大事，才能为提高人民健康奠定更广泛的社会基础。本套教材的出版，对推动建设具有中国特色的健康管理学科，培养复合应用型公共卫生与健康人才，构建大健康体系，助力"健康中国"战略实施，具有一定的推动作用。同时，本套教材可作为各地培养大健康产业发展急需专业人才的通用性系列教学用书，还可以满足广大读者对大健康产业发展知识与技能的自学之需，填补了目前国内这方面教材的短板与不足，实现了编写者们辛勤努力的共同愿景。

为此，特以作序。

海南医学院管理学院　　　　曾　渝
海南南海健康产业研究院
2021 年 6 月于海口

编写说明

中医的预防医学思想源远流长，《黄帝内经》《金匮要略》《伤寒论》《温病学》四大经典均阐述了预防医学思想。

中医学在总结劳动人民与疾病作斗争的经验中，认识到预防疾病的重要性。早在《黄帝内经》中就有"治未病"的思想，《素问·四气调神大论》中说："是故圣人不治已病治未病，不治已乱治未乱……夫病已成而后药之，乱已成而后治之，譬犹渴而穿井，斗而铸锥，不亦晚乎？"这种"未雨绸缪"、防重于治的精神颇具现实意义。自《黄帝内经》首先提出"治未病"以来，经过历代医家的弘扬光大，中医预防学理论日臻完善，并有效地指导着临床实践。

后疫情时代，《中医预防学》已成为中医养生学、中医学、中西医结合临床医学、预防医学、临床医学等专业教育体系中的必修课程。本教材分为七章，分别介绍中医预防学的概念、基本理论、基本原则、发展简史等；中医预防的具体策略；常见传染性或慢性非传染性疾病的中医预防。

本教材的第一章绪论由夏丽娜、饶朝龙、冯丽娟编写，第二章预防学的基本理论由罗永兵、赵钰、邓婷婷编写，第三章中医预防原则与基本思想由杨蕻、余海龙、马晓菊编写，第四章中医预防策略由秦源、马晓菊、聂开迪、徐巧、黄翔明、程艳婷、余海龙、李静、汪杰、齐宝宁编写，第五章特殊人群预防由齐宝宁、陈丽名、许必芳编写，第六章常见慢性非传染性疾病的中医预防由李莉、王丹丹、王倩、李辉、梁洁、罗永兵编写，第七章常见传染性疾病的中医预防由刘蜀坤、许必芳、刘宝、裴容、王丹丹、李辉编写。

《中医预防学》编委会

2022 年 5 月

目　录
CONTENTS

第一章

绪　论

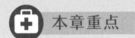 **本章重点**

预防医学的定义；中医的预防思想；健康相关概念；"治未病"的内涵。

学习要求

（1）掌握预防医学的定义，中医的预防思想。
（2）熟悉健康相关概念，"治未病"的内涵。
（3）了解预防医学发展简史。

"未病先防、欲病救萌、既病防变、瘥后防复"是中医预防医学思想的核心内涵，是正确处理医学研究对象及医学研究问题的共性与个性，实现预防与治疗相统一的科学和艺术的典范。

"治未病"属中医学特有的概念，是中医学的核心理念之一。《说文解字》对"治"的解释："治，水。出东莱曲城阳丘山，南入海。从水台声。"清代文字训诂学家段玉裁注："……盖由借治为理。"显然，"治"的本义是治理水，但后多泛指治理、管理。故从"治"字义来说，"治未病"即治理、管理未病之谓。

第一节　概　念

一、预防医学和中医预防学的定义

预防医学是以个体和确定的群体为研究对象，以"环境-人群-健康"模式为指导，运用现代科学理论和方法，探索环境因素对健康的影响及其规律，制定预防策略和措施，控制和消除危险因素，达到维护和促进健康、防治疾病、提高生命质量和延年益寿目标的一门医学应用学科。

中医预防学就是在中医学基本理论的指导下，运用各种预防方法来防治疾病的发生、发展、传变或复发的一门学科。

二、中医的预防思想

"未病先防、欲病救萌、既病防变、瘥后防复"是中医预防医学思想的核心内涵，是正确处理医学研究对象及医学研究问题的共性与个性，实现预防与治疗相统一的科学和艺术的典范。

1. 未病先防

通过各种"内养外防"的综合调摄措施，慎避外来虚邪贼风的侵害，调摄补养体内的精气神，从而保持正气的旺盛充沛。"未病"不仅是指机体处于尚未发生疾病时的状态，而且包括疾病在动态变化中可能出现的趋向和未来时段可能表现出的状态。包括疾病微而未显（隐而未现）、显而未成（仅有轻微表现）、成而未发（未有明显表现）、发而未传（有典型表现）、传而未变（有恶化表现）、变而未果（表现出或生或死的紧急关头）的全过程。

2. 欲病救萌

指在疾病尚未发生，但已出现某些先兆；或疾病已处于萌芽状态时，根据个体体质进行调养，及时把疾病消灭或控制在萌芽状态，使体质趋于平和。《黄帝内经》中提出"上工救其萌芽"。《类经·针刺类》言"救其萌芽，治之早也；救其已成，治之迟也。早者易，功收万全；迟者难，反因病以败其形。在知与不知之间耳，所以有上工、下工之异。"

3. 既病防变

指在疾病发生的初期或缓解期,采取积极有效的治疗措施逆转疾病,防微杜渐,将疾病控制在局部,不使其传变至新的脏腑和深的层次。如能在疾病的初期早期诊治,此时病位较浅,正气未衰,病情多轻而易治。若不及时诊治,病邪就有可能步步深入,使病情愈趋复杂、深重,治疗也就愈加困难。如《金匮要略》曰"见肝之病,知肝传脾,当先实脾"。

4. 瘥后防复

指疾病初愈时,采取适当的调养方法及善后治疗,防止疾病再度发生。疾病恢复期,人体正气尚未复原,疾病症状虽已消失,但病根未除,若因调养不当或治疗不彻底,受某种因素诱发,将使潜伏于体内的旧病复发。

三、健康相关概念

(一)健 康

健康观是人们在特定医学模式指导下对健康的整体性认识。在生物医学模式指导下,人们认为无病即健康。1948 年世界卫生组织(WHO)提出:健康是身体、心理和社会适应的完好状态,而不仅是没有疾病或不虚弱。这是生物 – 心理 – 社会医学模式指导下的现代健康观,也是人们对健康整体性认识的飞跃。这种新的健康观念是对生物医学模式下的健康定义的有力补充和发展,它既考虑到人的自然属性,又考虑到人的社会属性。

(二)健康权

健康是人的基本权利,是生活质量的基础,也是人生最宝贵的财富之一。健康权是指人能获取健康的权利,是指政府必须创造条件使人人能够尽可能健康。1986 年WHO 在《渥太华宪章》中重申:应将健康看作日常生活的资源。2000 年联合国经济、社会、文化权利委员会指出:健康权不仅包括及时和适当的卫生保健,而且也包括决定健康的基本因素,如享有安全的饮水和适当的卫生条件,充足的安全食物、营养和住房供应,符合卫生的职业和环境条件以及获得卫生方面的教育和信息,包括性和生殖卫生的教育和信息。

健康权包括四个要素:① 便利:有足够数量、行之有效的公共卫生和卫生保健设施、商品和服务,以及卫生计划。② 获得条件:卫生设施、商品和服务必须面向所有人。获得条件有四个彼此之间相互重叠的方面:不歧视、实际获得的条件、经济上的获得条件(可支付)、获得信息的条件。③ 接受条件:所有卫生设施商品和服务必须遵守医学职业道德,在文化上是适当的,并对性别和生活周期的需要敏感。④ 质量:卫生设施、商品和服务必须在科学和医学上是适当和高质量的。

(三)健康决定因素

健康决定因素指决定个体和人群健康状态的因素,包括四大类:生活及行为方式、人类生物学因素、环境因素及卫生服务，它们对健康具有不同程度的影响。

四、"治未病"内涵

"治未病"属中医学特有的概念，是中医学的核心理念之一。"治"的本义是治理水，但后多泛指治理、管理。故从"治"字义来说，"治未病"即治理、管理未病之谓。

根据中医历代医籍的论述，"治未病"的内涵大体包括以下五方面：① 未病养生，重在预防（治其未生）。即通过各种养生调摄活动，提高人体正气，避免邪气入侵，使身心处于最佳状态。② 欲病救萌，防微杜渐（治其未成）。即在疾病尚处于萌芽状态时，积极干预调理，杜绝疾病的形成。③ 适时调治，防其发作（治其未发）。即在疾病发作前采取治疗手段，防止疾病发作。④ 已病早治，防其传变（治其未传）。即事先预知疾病可能累及的其他脏腑，及早对这些部位进行固护，防生他疾。⑤ 瘥后调摄，防其复发（瘥后防复）。即在疾病向愈或康复后对身体加以调养，提高身体素质，防止疾病复发。

孙思邈《备急千金要方·诸论》说："上医医未病之病，中医医欲病之病，下医医已病之病。"把疾病分为"未病""欲病""已病"三种状态，指出能在"未病"状态下控制疾病发生、发展的医者被认为是"上医"。这就要求为医者不但要学会治疗疾病，而且要学会指导人们防病，还要学会注意阻断病变发生的趋势，并在病变未产生之前就想好应采取的措施，只有这样才能掌握应对疾病的主动权，"消未起之患，治未病之疾，医之于无事之前"达到"治病十全"的"上工之术"。故"治未病"乃是一高超的医疗行为，非高明之医者而不能为也。

"治未病"与"治（已）病"都是与疾病做斗争，以调整机体的阴阳平衡，恢复或保持健康为目的。但"治未病"偏重于运用较为柔和的方法进行调摄，解决疾病的萌芽状态；"治（已）病"则运用较为强烈的方法进行治疗，针对已明确的疾病。中医学对于"治（已）病"已经有了较为成熟的理论体系，但"治未病"的理论体系仍有待于进一步发掘、完善。

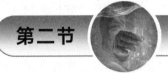

第二节　预防学发展简史

一、中医预防医学史

在中华民族数千年的繁衍和发展历程中，中医药对于维护和促进人群健康、预防与控制疾病发挥了重要作用，并在实践中逐步形成了中医预防学"未病先防、欲病救萌、既病防变、瘥后防复"的核心思想内涵。

中医预防学的思想源于实践，奠基于《内经》《难经》。《内经》首篇《素问·上古天真论》阐发了养生防病措施，次篇《素问·四气调神大论》则云："是故圣人不治已病治未病，不治已乱治未乱，此之谓也。夫病已成而后药之，乱已成而后治之，譬犹渴而穿井，斗而铸锥，不亦晚乎"，正是中医预防思想的集中体现；而"阴平阳秘，精神乃治；阴阳离决，精气乃绝"（《素问·生气通天论》）、"正气存内，邪不可干"（《素问·遗篇刺法论》）及"虚邪贼风，避之有时，恬淡虚无，真气从之，精神内守，病安从来"（《素问·上古天真论》），则又强调机体自身抵抗力及身心健康状态的重要性。

中医预防学非常重视环境与人体健康的相互关系，提出了"人与天地相参也，与日月相应也""作与日相应，息与夜相得也"的基本原则，强调顺应时气，关注自然环境，并从居住环境、生活饮用水卫生、食物营养等方面加以落实。如：中国殷商时代的甲骨文中即有"寇扫"（即大扫除）的记载，早在先秦时期就有公共厕所的选址与建造标准，表明中国古代非常重视环境卫生措施。在生活饮用水卫生方面，《易经》所云"井泥不食""井洌，寒泉食"，即是对生活饮用水的基本卫生学要求；"土厚水深，居之不疾""土薄水浅，其恶易觏"（《左传》）则阐释了地壳、土壤及水体中各种物质对健康的影响，如《吕氏春秋》所云："轻水所，多秃与瘿人；重水所，多尫与躄人；甘水所，多好与美人；辛水所，多疽与痤人；苦水所，多尪与伛人。"水井是中国古人为保护饮用水水源，预防传染病而发明，并通过加栏、上盖、淘井等措施保证其水源质量；除了采取煮沸等消毒措施以外，古人还有应用赤小豆、杏仁、雄黄、石膏、蒜泥、明矾等具有吸附作用的物质对其进行净化的记载。

此外，营养与食疗也是中医预防学的重要方法和内容。"阴之所生，本在五味；阴之五宫，伤在五味""欲得长生，肠中常清""饥后方食，未渴即饮""不欲极饥而食，食不可过饱；不欲极渴而饮，饮不可过多。饮食过多，则结积聚；渴饮过多，则成痰癖""饮食自倍，肠胃乃伤""春气温，宜食麦以凉之；夏气热，宜食菽以寒之；秋气燥，宜食麻以润其燥；冬气寒，宜食黍以热性治其寒""安身之本必资于食"等均体现了中医预防思想的营养膳食智慧。

二、国外预防医学发展史

（一）古代经验阶段

经验阶段是西方预防医学思想的形成期，大约从古代持续到 16 世纪。其起源可以追溯到"西方医学之父"古希腊医师希波克拉底所著的《epidemic I》《epidemic Ⅱ》《epidemic Ⅲ》《air，water & place》等；其在《air，water & place》一书中首次阐述了环境因素与疾病的关系。盖伦继承并发展了四体液说，提出"气质说"。英国学者埃文·查德威克于 1842 年发表《英国劳动阶级卫生状况报告》，促使英国政府制定《公共卫生法》。他们为西方预防医学的形成奠定了基础。

（二）近代实验阶段

18 世纪 60 年代，英国和法国相继开始了产业革命和资本主义大工业化生产，但由于工人生产和生活条件的恶化，导致了许多疾病的流行。同时，工业的发展也促进了科学技术的全面进步，病理学、微生物学和生理学等基础医学学科的形成，为预防医学提供了实验研究的手段和方法。许多卫生学家开始应用实验方法研究并阐明了空气、水、土壤、住宅等生活环境和工厂车间、矿井等生产环境对人体健康的影响，提出了许多迫切需要解决的外界环境因素对人体健康和疾病的影响问题。德国公共卫生学家皮腾科费尔于 1882 年发表了《卫生学指南》一书，被誉为预防医学的创始人。

（三）现代社区预防阶段

自 19 世纪末到 20 世纪初，人类在控制天花、霍乱、鼠疫等烈性传染病的实践中，逐渐认识到仅从个体预防疾病的效益不高，必须以群体为对象进行预防，如人群免疫接种、隔离消毒、检疫监测、消灭病媒生物、处理垃圾粪便、重视食物和饮用水安全等。将个人防病扩大到社会性预防，这是医学史上著名的第一次卫生革命。20 世纪中叶以后，由于疾病谱和死亡谱发生了改变，人们认识到不良生活行为方式与慢性疾病关系密切，必须依靠改善社会环境和行为生活方式才能有效地防治心脏病、脑血管病、恶性肿瘤等慢性疾病和伤害。随着社会医学、行为医学和环境医学的应用，把预防医学推向了社会预防阶段，称为第二次卫生革命。1975 年，世界卫生组织提出"到 2000 年人人享有卫生保健"的战略目标，认为实现此目标关键在于基层（初级）保健，重点在预防，强调整体预防、行为预防、社会预防，从而将预防医学提高到社区预防阶段，亦称为第三次卫生革命。近年来，整合医学、群医学等新理念的提出，也为现代预防医学的发展提供了新的思路和方向。

三、中华人民共和国成立以来的中医预防实践

中华人民共和国成立以后，党和政府高度重视广大人民群众的生命健康，在大力开展爱国卫生运动、推动农村改水改厕、消灭"四害"、实施计划免疫、加强健康教育等现代公共卫生措施的同时，也一直重视发挥中医药"简、便、验、廉"的独特作用。在建国初期确立了我国的卫生工作方针为"面向工农兵，预防为主，团结中西医，卫生工作与群众运动相结合"；1991 年调整为"预防为主，中西医并重，依靠科技与教育，动员全社会参与，为人民健康服务，同时把医疗卫生工作的重点放在农村"；1996年提出的新时期卫生工作方针是"以农村为重点，预防为主，中西医并重，依靠科技与教育，动员全社会参与，为人民健康服务，为社会主义现代化建设服务"。不同时期的卫生工作方针均强调中医药在疾病防控和健康促进中的独特优势。经过数十年的艰苦实践，我国卫生健康事业取得了显著的成就，"以全世界不到 1% 的卫生投入解决了全世界 22% 人口的健康问题（世界银行报告）"，健康指标更是以中低收入国家的卫生投入达到了中高收入国家的健康水平。

2016 年发布的"健康中国 2030"规划纲要指出，要坚持"以基层为重点，以改革创新为动力，预防为主，中西医并重，将健康融入所有政策，人民共建共享"的卫生与健康工作方针，形成了卫生与健康治理新格局，尤其是《中华人民共和国中医药法》《中共中央国务院关于促进中医药传承创新发展的意见》等法律法规、相关政策的发布和实施，必将促进中医预防理论和实践进入新发展阶段。

本章小结

本章主要介绍了预防医学的定义，中医的预防思想，健康相关概念，"治未病"内涵以及预防学发展简史。其中的重点是健康相关概念和"治未病"的内涵。既是重点又是难点的是预防医学的定义、中医的预防思想。

第一章思考与练习

1. 单项选择题

预防医学是一门（　　）学科。

A. 自然科学　　B. 社会科学　　C. 医学应用　　D. 现代哲学　　E. 社会学

2. 多项选择题

健康权的四个要素包括（　　）。

A. 便　利　　B. 获得条件　　C. 接受条件　　D. 质　量　　E. 数　量

3. 判断正误题

健康决定因素包括四大类：生活及行为方式、人类生物学因素、环境因素及卫生服务。（　　）

4. 名词解释

预防医学

5. 简答题

中医的预防思想是什么？

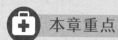中医预防学

第二章

预防学的基本理论

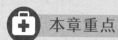 本章重点

中医预防学基本理论的整体观念、辨证施治、平衡阴阳和协调脏腑理论；现代医学预防相关理论的遗传因素、心理因素和环境因素。

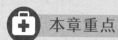 学习要求

（1）掌握中医预防的整体观念、辨证施治和平衡阴阳理论。
（2）熟悉现代预防相关理论的遗传因素、心理因素和环境因素。
（3）了解中医预防协调脏腑理论。

中医预防学有着悠久的历史，其预防思想源于实践，奠基于《内经》《难经》。自《黄帝内经》首先提出"治未病"以来，经过历代医家的弘扬光大，中医预防学的理论日臻完善，并有效地指导着临床实践。《内经》在总结前人养生防病经验的同时，注意吸收古代哲学中未雨绸缪、防微杜渐的先进思想，初步奠定了"治未病"学说的理论基础。在中医预防学的经典理论中，较为注重人与自然界的统一性、季节气候对人体的影响、昼夜晨昏对人体的影响、地方区域对人体的影响。中医学认为，人与天地相应，不是消极的、被动的，而是积极的、主动的。人类不仅能主动地适应自然，更能主动地改造自然，和自然作斗争，从而减少疾病，提高健康水平。

现代预防学对健康的认识也在动态变化，传统观念认为健康是指一个人在身体、精神和社会等方面都处于良好的状态。而 1989 年世界卫生组织又一次深化了健康的概念，认为健康包括躯体健康、心理健康、社会适应良好和道德健康。这种新的健康观念使医学模式从单一的生物医学模式演变为生物-心理-社会医学模式。

第一节 中医预防学基本理论

一、整体观念

整体观念是中医学理论体系的指导思想，是中医学认识人体自身以及人与环境之间联系性和统一性的学术思想。中医预防学传承了传统中医学的这一思想，将其作为中医预防学的基本原理之一。在整体观念指导下，中医在观察、分析和认识生命、健康和疾病等问题时，注重人体自身的整体性及人与自然、社会环境的统一性，并贯穿于中医学的生理、病理、诊断、辨证、养生、防治等各个方面。

（一）人是一个有机整体

1. 生理功能的整体性

生理功能的整体性主要体现在"五脏一体"观和"形神一体"观两个方面。

人体以五脏为中心，通过经络系统，把六腑、五体、五官、九窍、四肢百骸等全身组织器官联系成有机的整体，并通过精、气、血、津液的作用，来完成机体统一的机能活动。这种以五脏为中心的结构与功能相统一的观点，称为"五脏一体观"。这反映出人体内部器官不是孤立的，而是相互关联的统一整体。

人的形体与精神是生命的两大要素，二者既相互依存，又相互制约，是一个统一的整体。正常的生命活动，形与神相互依附，不可分离。形是神的藏舍之处，神是形的生命体现。如《素问·阴阳应象大论》："人有五脏化五气，以生喜怒悲忧恐。"这种形体与精神的结合与统一的观念，称为"形神一体观"。

2. 病理变化的整体性

中医学在分析疾病发生、发展、变化规律时，善于从整体出发，去分析局部病机变化的整体性根源。

人是一个内外紧密联系的整体，因而内脏有病，必然表现于外，具体可反映于相应的形体官窍，即所谓"有诸内，必形诸外"（《孟子·告子下》）。在分析形体官窍的病变时，认为局部病变大都是整体生理功能失调在局部的反映。如目的病变，既可能是肝血、肝气生理功能失调的表现，也可能是五脏精气功能失常的反应。因此，探讨目病的病机，不能单纯从目之局部去分析，而应从五脏的整体联系去认识。

脏腑之间在生理上协调统一、密切配合，在病机上相互影响。如肝的疏泄功能失常时，不仅肝脏本身可出现病变，而且常影响到脾的运化功能而出现脘腹胀满、不思饮食等；也可影响肺气的宣发肃降而见喘咳；还可影响心神而见烦躁不安或抑郁不乐；或影响心血运行而见胸闷等。因此，在分析某一脏病的病机时，既要考虑到本脏病变对他脏的影响，也要注意到他脏病变对本脏的影响。

人是形神统一的整体，因而形与神在病变上也是相互影响的。形体的病变，如躯体、脏腑、经络、官窍以及生命物质精、气、血、津液的病变，皆可引起神的失常；而精神情志活动异常，也能导致躯体、脏腑、经络、官窍功能失常以及生命物质精、气、血、津液的病变。

3. 诊断防治的整体性

人的局部与整体是辨证统一的，各脏腑、经络、形体、官窍等的生理与病变必然相互联系、相互影响。中医学在诊察疾病时，可通过观察分析形体、官窍、色脉等外在异常表现，推测内在脏腑的病机变化，从而做出正确诊断。故有"视其外应，以知其内脏，则知所病矣"（《灵枢·本藏》）。如验舌、望面、察神、切脉等由外察内的诊病方法，是中医学整体诊病思想的具体体现。

中医学在防治疾病时，强调在整体层次上对全身各局部的调节，使之恢复常态。局部病变常是整体病变在局部的反应，故治疗应从整体出发，在探求局部病变与整体病变内在联系的基础上，确立适当治疗原则和方法。如口舌生疮多由心火上炎所致，其治疗可清心泻火；又由于心与小肠相表里，心火可循经脉下移小肠，故亦可用清泻小肠之法。再如久泻不愈或脱肛，其病虽发于下，但可以艾灸巅顶督脉之百会穴以调之，督脉通行上下，阳气得温，则疾病自愈。

（二）人与自然、社会环境的统一性

1. 人与自然环境的统一性

人与自然环境息息相关的认识，即是"天人一体观"的整体思想。

（1）自然环境对人体生理的影响：自然环境乃时空的统一体，古人以"天地"名之。人依赖自然环境得以生存，因此，人的生理活动必然受到天地之气的影响而有相应的变化。

气候是由自然界阴阳二气的消长变化而产生的阶段性天气征象，如春温、夏热、秋凉、冬寒。而自然界的生物顺应这种规律，也出现春生、夏长、秋收、冬藏等变化过程，人体生理也随季节气候的规律性变化而出现相应的适应性调节。如人体脉象可随四季气候的变化，而有相应的春弦、夏洪、秋毛、冬石的规律性变化；又如天暑衣厚，则汗多而尿少；天寒衣薄，则尿多而汗少等与季节气候相适应的变化。一日之内的昼夜晨昏变化，对人体生理也有不同影响，而人体也要与之相适应。如《素问·生气通天论》说："故阳气者，一日而主外，平旦人气生，日中而阳气隆，日西而阳气已虚，气门乃闭。"说明白天人体阳气多趋于体表，脏腑的功能活动比较活跃；而夜间人体阳气多趋于里，人就需要休息和睡眠，这些都反映了人体随昼夜阴阳二气盛衰变化而出现相应的调节。

地域气候的差异，地理环境和物产不同，人们的生活方式、饮食习惯等有所差异，在一定程度上影响着人体的生理功能与体质的形成。如北方多燥寒，人体腠理多致密，体型壮实；而南方多湿热，人体腠理多疏松，体型清瘦；长期居住某地的人迁居异地，常出现"水土不服"现象，但会逐渐适应。说明地域环境对人体生理有一定影响，而人体也具有适应自然环境的能力。

（2）自然环境对人体疾病的影响：人类适应自然环境的能力是有限的，当气候变化过于急剧，超过人体的适应能力，或机体的调节功能失常，不能适应自然环境的变化时，就会导致疾病的发生。

四时气候的变化，每一季节都有其不同特点。因此，除一般性疾病外，常可发生一些季节性多发病或时令性流行病。在疾病发展过程中，或某些慢性病恢复期中，也往往由于气候剧变或季节交替而使病情加重、恶化或旧病复作。昼夜晨昏的变化，对疾病也有一定影响。正如《灵枢·顺气一日分为四时》说："夫百病者，多以旦慧、昼安、夕加、夜甚……朝则人气始生，病气衰，故旦慧；日中人气长，长则胜邪，故安；夕则人气始衰，邪气始生，故加；夜半人气入脏，邪气独居于身，故甚也。"

地域环境的不同，对疾病也有一定的影响。某些地方性疾病的发生常与地域环境密切相关。如隋·巢元方的《诸病源候论·瘿候》中指出瘿病的发生与"饮沙水"有关，已认识到此病与地域水质的密切关系。

（3）自然环境与疾病防治的关系：自然环境的变化时刻影响着人的生命活动和疾病变化，因而在疾病的防治过程中，必须重视外在自然环境与人体的关系，在养生防病中顺应自然规律，在治疗过程中遵循因时因地制宜的原则。

气候变化剧烈或急骤时，要注意"虚邪贼风，避之有时"，防止病邪侵犯人体而发病。在治疗疾病时应充分了解气候变化的规律，根据不同季节的气候特点来考虑治疗用药，春夏慎用温热，秋冬慎用寒凉，即所谓"因时制宜"。对于某些季节多发病，亦可"冬病夏治""夏病冬治"。根据人体气血随自然界阴阳二气的盛衰而有相应的变化，并应时有规律地循行于经脉之中的学术思路，古代医家创立了"子午流注针法"，按日按时取穴针灸，可更有效地调理气血、协调阴阳以防治疾病。

人体的生理及疾病变化受地域环境的影响，故在养生防病中，要根据地理环境的不同，采用适宜的防病治病原则和方法，即所谓"因地制宜"。中国的地理特点，是西北地势高而东南地势低，西北偏于寒凉干燥而东南偏于温热湿润，故西北少用寒凉之药而东南慎用辛热之品。

2. 人与社会环境的统一性

人不单纯是生物个体，而且是社会的一员，具备社会属性，人生活在特定的社会环境中，必然受到社会因素的影响。故人与社会环境既相互统一、又相互联系。诸多社会因素，必然通过与人的信息交换影响着人体的各种生理功能和病理变化，因此，在认识人的生理、病理以及防治疾病时，必须考虑诸多的社会因素。

（1）社会环境对人体生理的影响：人所处的社会环境和社会背景不同，造就个人的心身功能与体质的差异。一般而言，良好的社会环境、和谐的人际关系，可使人精神振奋，勇于进取，有利于身心健康；而动荡的社会环境、纠结的人际关系，可使人精神压抑，或紧张、焦虑，从而影响身心功能，危害身心健康。

（2）社会环境对人体病变的影响：当社会环境变化时，人的社会地位、经济条件也随之而变。剧烈、骤然变化的社会环境，对人体生理功能造成较大的影响，从而损害人的心身健康。如《素问·疏五过论》指出："尝贵后贱"可致"脱营"病变，"尝富后贫"可致"失精"病变。社会动荡、饥荒战乱、经济萧条，以及不良的习俗风气，皆为疾病之源，尤其是身心疾病之因。此外，随着现代社会的发展、生活水平的提高，社会出现了人口增长、资源减少、竞争激烈等变化，一些人的人生观、价值观、生活方式等发生改变，导致精神紧张、情绪压抑、安全感低下或缺失，从而使精神情志因素在疾病的发生和发展变化中所起的作用越来越明显。

（3）社会环境与疾病防治的关系：社会环境的改变主要通过影响人体的精神情志活动而对人体的生理功能和疾病变化产生影响，因而预防和治疗疾病时，必须充分考虑社会因素对人体心身功能的影响，尽可能地创造有利的社会环境、获得有力的社会支持，并通过精神调摄提高对社会环境的适应能力，以维持心身健康，预防疾病的发生，并促进疾病好转。

综上所述，中医学理论体系以人为本，以自然环境与社会环境为背景，揭示生命、健康、疾病等重大医学问题，阐述人与自然、人与社会、精神与形体以及形体内部的整体性联系。在维护健康和防治疾病的过程中，要求医者"上知天文，下知地理，中知人事"（《素问·著至教论》），从中充分体现出整体观念的指导意义。

二、辨证论治

辨证论治，是中医学认识疾病和治疗疾病的基本原则，是中医学对疾病特有的一种研究和处理方法，贯穿于预防与康复等医疗保健实践的过程。

（一）辨　证

辨证是以中医学理论对四诊（望、闻、问、切）所得的资料进行综合分析，明确病变本质并确立为何种证的思维和实践过程。由于疾病发生的原因、病变的部位、疾病的性质、疾病的发展变化趋势等是辨证的要素，故中医学在辨证时，要求辨明病因、病位、病性及其发展变化趋势，即辨明疾病从发生到转归的总体病机。

辨病因：即探求疾病发生的原因。根据中医病因理论分析疾病的症状和体征，探求疾病发生的原因和机理。某些病因，如外伤、虫兽咬伤等可直接观察或通过询问病史了解。然而，临床很多疾病，不能直接找到病因，只能"辨证求因"，根据疾病的临床表现，推断病因、病机特点以确定病证。

辨病位：即分析、判别以确定疾病之所在部位。不同的致病因素侵袭人体不同的部位，引起不同的病证。如外感病邪侵袭人体皮肤肌腠，称为"表证"；情志内伤、饮食不节、劳逸失度，直接损伤脏腑精气，称为"里证"；咳嗽咯痰病位多在肺，腹胀便溏病位多在脾。辨明病变部位，便可推知致病邪气的属性，又可了解病情轻重及疾病传变趋向，对确定病证非常重要。

辨病性：即确定疾病的虚实寒热之性。疾病是邪气作用于人体，人体正气奋起抗邪而引起邪正斗争的结果，邪正盛衰决定病证的虚实，故《素问·通评虚实论》说："邪气盛则实，精气夺则虚。"病因性质和机体阴阳失调决定病证的寒热：外感寒邪，或阴盛阳虚，则见"寒证"；外感热邪，或阳盛阴虚，则见"热证"。

辨病势：即辨明疾病的发展变化趋势及转归。疾病一般都有一定的发展变化规律。如《伤寒论》把外感热病分为六个阶段，以六经表示其不同的阶段和发展趋势，其传变规律可概括为：太阳→少阳→阳明→太阴→少阴→厥阴；温病学则用卫气营血和上中下三焦表示温热病和湿热病的传变规律；对内伤杂病的传变，《内经》是用五行的生克乘侮规律来表述，现在趋向于以脏腑之间的相互关系和精气血津液之间的相互影响来表达。掌握疾病的传变规律，可洞察疾病变化及转归的全局，预测在疾病进程中证候的演变，从而提高辨证的准确性。

（二）论　治

论治又称施治，是根据辨证的结果确立相应的治疗方法，选择适当的治疗手段和措施来处理疾病的思维和实践过程。论治过程一般分以下几个步骤：

1. 因证立法

即依据证候而确立治则治法。证是辨证的结果，也是论治的依据。只有确立疾病某阶段或某类型的证，才能针对该证性质确定具体的治疗方法。如风寒表证，当用辛温解表法；风热表证，当用辛凉解表法。

2. 随法选方

即依据治则治法选择相应的处方。处方，是在确定治疗手段的基础上，依据治法的要求，确定具体的治疗方案，有药物处方和非药物处方。如选用药物疗法，应开出符合治法要求的方剂及其药物组成，并注明剂量、煎煮或制作、服用方法等。若选用针灸疗法，应开出符合治法要求的穴位配方以及针灸手法、刺激量、刺激时间等。

3. 据方施治

即按照处方，对治疗方法予以实施。针灸、按摩、正骨等手法的治疗实施一般应由医务人员执行，某些情况下可由医生指导患者自己执行。

辨证和论治是诊治疾病过程中相互联系不可分离的两部分。辨证是决定治疗的前提和依据，论治是治疗的手段和方法，通过论治的效果可以检验辨证的正确与否。中医临床认识和治疗疾病既辨病又辨证，但主要着眼于"证"的区别，证同则治同，证异则治异，是辨证论治的精神实质。

三、平衡阴阳

阴阳学说是中国古代认识世界和解释世界的一种认识论和方法观，正所谓"阴阳者，天地之道也，万物之纲纪，变化之父母，生杀之本始，神明之府也"（《素问·阴阳应象大论》）。阴阳学说也是中医学的重要理论基础，不仅用于解释人的生理、病理的现象，同时贯穿于疾病的诊断和防治的始终。

（一）阴阳失调，疾病之机

疾病是致病因素作用于人体，人体正气与之抗争而引起体内阴阳平衡失调、脏腑组织损伤，以及机能障碍的完整过程。正气不足是疾病发生的内在根据；邪气强弱是疾病发生的重要条件；正邪斗争的胜负，决定疾病是否发生，如果正气战胜邪气，机体的相对平衡状态不被破坏，则机体不发病；如果邪气战胜正气，机体的相对平衡状态被破坏，则机体就会发病。如《素问·上古天真论》中讲："虚邪贼风，避之有时，恬淡虚无，真气从之，精神内守，病安从来？"《素问遗篇·刺法论》说："正气存内，邪不可干，避其毒气。"《素问·评热病论》说："邪之所凑，其气必虚。"《灵枢·百病始生篇》中云："风雨寒热，不得虚，邪不能独伤人。"这些都说明了机体正气（阳）与邪气（阴）的相对平衡状态失调，是机体发病的主要因素。临床上，任何病证不管它多么错综复杂，都可以用阴盛阳衰与阳盛阴衰两大病理变化加以概括，中医对阴阳双方相对状态与疾病发生的关系有精辟的论述，如《素问·阴阳应象大论》中指出："阴胜则阳病，阳胜则阴病。阳胜则热，阴胜则寒。重寒则热，重热则寒。"因此可以说，阴阳失调，是疾病发生、发展、演变的基本机制。

（二）防治疾病，必和阴阳

阴阳偏盛偏衰，是疾病发生、发展的根本原因，因此，调理阴阳，补偏救弊，促使"阴平阳秘"，恢复阴阳相对平衡，就是治疗疾病的基本原则。具体运用时，可通过扶正，补充人体阴阳之偏衰；通过祛邪，祛除阴邪、阳邪之偏盛，并根据具体的病变机制补偏纠弊，从而达到恢复阴阳相对平衡，使疾病痊愈或预防疾病发生。

1. 损其偏盛

损其偏盛，是针对阴阳偏盛病理变化的治疗原则，根据其具体的病变机制，可用清热、祛寒法以及热因热用、寒因寒用法。

（1）清热、祛寒法：针对邪气偏盛造成的实证的治疗方法，即所谓"邪气盛则实""实则泻之"。对阳邪偏盛的实热证，用"热者寒之"，即清热的方法以祛除阳邪；对阴邪偏盛的实寒证，用"寒者热之"，即祛寒的方法以祛除阴邪。

（2）热因热用、寒因寒用法：针对阴阳偏盛发展到极期，出现的阴盛格阳的真寒假热证和阳盛格阴的真热假寒证的治疗方法。对真寒假热证治以"热因热用"（寒者热之）、对真热假寒证治以"寒因寒用"（热者寒之），以祛除偏盛的阴邪、阳邪。阴阳格拒属于急危重症，病人随时可能阴阳离决，随着现代医学的发展，这一类病人现在已经很少单纯用中医药来抢救了，但是只要辨证准确，中医药的介入仍能起到意想不到的效果。

2. 补其偏衰

补其偏衰，是针对阴阳偏衰病理变化的治疗原则。由于具有阴阳互根互用的关系，在临床上阴阳偏衰的虚证，不仅仅出现单纯的阴虚或者阳虚证，也可出现阴阳互损，甚至出现阴阳亡失之证，因此可采用补阴、补阳法或阴阳双补法，以及回阳、救阴固脱法。

（1）补阴、补阳法：针对正气偏衰造成的阴偏衰、阳偏衰的虚证而设立的治法，即所谓"精气夺则虚""虚则补之"。对阴虚不能制约阳，而形成阳亢表现的虚热证，用补阴的方法治疗，这又称为"阳病治阴""壮水之主，以制阳光"；阳虚不能制约阴，而形成阴盛表现的虚寒证，用补阳的方法治疗，这又称为"阴病治阳""益火之源，以消阴翳"。

（2）阴阳双补法：针对阴阳两虚的病证所采用的治疗方法。由于阴阳之间具有相互依存的关系，所以阴阳偏衰病理变化进一步发展，可以产生"阴阳互损"的病机。其中，在阴虚的基础上继而导致阳虚，属于阴损及阳；在阳虚的基础上继而导致阴虚，属于阳损及阴。阴阳互损的结果，导致了阴阳两虚的病理变化。在临床用药时，要分清阴阳两虚的主次，阴虚为主者，则补阴为主辅以补阳；阳虚为主者，则补阳为主辅以补阴。

（3）回阳、救阴固脱法：适用于因机体的阳气或阴液突然大量丧失而导致生命垂危的两种严重证候，即亡阳、亡阴证。亡阴、亡阳属于阴阳偏衰的范畴，但存在发病较急，病情较重的特点，如不及时抢救，最终可出现"阴阳离决，精气乃绝"的严重后果。所以，对亡阳者，急当治以回阳固脱；对亡阴者，急当治以救阴固脱。脱证病势凶险，现代医学的休克病人则属于脱证的范畴，传统的中医药治疗脱证以参附汤、独参汤为代表，药专而力宏，当代名医李可根据四逆汤化裁而来的破格救心汤也是一个代表。

由于阴阳存在互根互用的关系，因此在治疗阴阳偏衰的病证时，还应该采取"阳中求阴""阴中求阳"的阴阳相济之法。"阳中求阴"的"阳"，指的是补阳药，"求阴"，指的是求得补阴的效果，意思是指在补阴时适当配用补阳药，以此来促进阴液的化生；"阴中求阳"的"阴"，指的是补阴药，"求阳"，指的是求得补阳的效果，意思是指在补阳时适当配用补阴药，以此来促进阳气的化生。正如《景岳全书》所说："此又阴阳相济之妙用也。故善补阳者必于阴中求阳，则阳得阴助而生化无穷；善补阴者必于阳中求阴，则阴得阳升而泉源不竭。"

3. 攻补兼施

攻补兼施，是针对阴阳失调中出现的虚实错杂病理变化而制订的治疗原则。

（1）实中夹虚证的治疗：阴阳偏盛病机的开始，阴阳之邪盛而人体正气亦较充盛，邪正剧烈斗争，表现为单纯的实证。当病情进一步发展，其偏盛的阴阳之邪会损伤人体的正气，并愈来愈严重，这样就形成了实夹虚的病机。此时，就应该采取补损兼用的治疗原则。

① 清热兼养阴：阳邪盛导致实热证，阳邪易伤人体阴液。故其病机继续发展，就会使阴液的虚损越来越严重，形成了实热兼阴虚的证候。此时，治疗应在清泻实热的同时配以养阴，以兼顾阴液虚弱的一面。

② 祛寒兼助阳：阴邪盛导致实寒证，阴邪易伤人体阳气。故其病机继续发展，就可使阳气的虚损越来越严重，形成了实寒兼阳虚的证候。此时，治疗应在温散实寒的同时配以助阳，以兼顾阳气虚弱的一面。

（2）虚中夹实证的治疗：阴阳偏衰病机的开始，是人体正气之阴液、阳气不足为主，此时邪已祛除或仅有微邪，表现为单纯的虚证。因为生理情况下，人体阴与阳之间是相互制约而维持相对平衡的，所以病理情况下，阴或阳任何一方的虚弱，则必然不能制约对方，从而导致对方的亢盛。这种亢盛可以是相对的，此时只要治疗矛盾的主要方面——阴液或阳气不足，即可纠正。若阴虚、阳虚程度严重，则可导致对方绝对的偏盛，即机体在正气虚弱的基础上产生了内邪，形成了虚夹实的病机。故此时治疗亦应采取损补兼用的原则。

① 补阴兼清阳邪：阴液虚导致虚热证，阴虚不能制约阳而阳盛，严重者可导致火热之邪内生，形成阴虚火盛的虚夹实证。此时治疗应在补阴扶正的同时配以清火，以兼顾阳邪偏盛的一面。

② 补阳兼祛阴邪：阳气虚导致虚寒证，阳虚不能制约阴而阴盛，严重者可导致阴寒之邪内生，形成阳虚阴盛的虚夹实证。此时治疗应在补阳扶正的同时配以祛寒，以兼顾阴邪偏盛的一面。

一切疾病的发生，均是致病因素作用于人体，导致阴阳失调、脏腑活动功能失常的整体反应，通过调阴阳，可达到"阴平阳秘、精神乃治"目的，因此调阴阳是防治疾病的总体原则之一。

四、协调脏腑

健康的人体必须有完整的脏腑，脏与腑是一个整体，脏为阴，腑为阳，一阴一阳互为表里，相互依存，中医用阴阳学说来说明人体的正常生命活动，是阴阳两个方面保持着对立统一协调关系的结果，如果阴阳不能相互依存、相互为用而分离，人的生命就会终结。正如《素问·生气通天论》云："阴平阳秘，精神乃治。阴阳离决，精气乃绝。"所以说，只有人体五脏六腑功能协调，一切生理功能正常运作，人才能不生病，才能健康长寿。因此中医预防学将协调脏腑作为预防的基本原则之一。

（一）脏腑协调，健康之石

人体健康长寿，与脏腑密切相关，正如《灵枢·天年》曰："血气已和，荣卫已通，五脏已成，神气舍心，魂魄毕具，乃成为人。"当人体的血气和调，营卫运行通畅，五脏形成后，神气藏于心，魂魄也都具备了，才能成为一个健全的人体。而且中医很重视脏腑功能在人体养生预防中的作用，认为人体脏腑功能健旺，生理功能正常，则形健而神旺，人体就健康无病，明确指出人的寿命长短与五脏六腑有着密切联系。《灵枢·天年》又曰:"五脏坚固,血脉和调,肌肉解利,皮肤致密,营卫之行不失其常,呼吸微徐。气以度行,六腑化谷。津液布扬,各如其常,故能长久。"说明脏腑功能协调,则人体气血、营卫、津液运行不失其道,各司其职,故人能长寿矣。《灵枢·天年》又指出:"其五脏皆不坚,使道不长,空外以张,喘息暴疾,又卑基墙,薄脉少血,其肉不实,数中风寒,血气虚,脉不通,真邪相攻,乱而相引,故中寿而尽也。"由此可见,脏腑功能衰弱,感受外邪,真气与之相争而难以驱逐外出,则邪气深入盘踞,耗伤气血,阻滞气道,是中年而亡的根本原因。可见,脏腑功能平衡、协调是健康的基本条件。

(二)协调脏腑,防病之道

人体生命活动得以延续有赖于脏腑之间功能的协调,任何一个脏腑环节发生异常,都会影响整个生命活动而发生疾病,影响人体健康和寿命。正是由于脏腑功能协调在生理上有着重要意义,所以我们应该重视协调脏腑在养生防病中的指导作用。协调脏腑对养生防病的指导作用,具有以下几点含义:一是养生要顺应脏腑特性,使一脏安而脏腑和,如"肝旺于春,主疏泄,主升,主动,喜条达而恶抑郁"等五脏特性,这可体现于《内经》的四季、情志养生方法中;二是养生方法应能够强化脏腑间的协同作用,增强机体新陈代谢,使人体保持活力,如各种气功保健术等;三是纠偏,当脏腑间失和,应根据其五行生克制化的关系予以调整,主要体现于饮食养生,"谨和五味"便是从这一点出发的,如《素问·脏气法时论》说:"肝色青,宜食甘……心色赤,宜食酸……肺色白,宜食苦……脾色黄,宜食咸……肾色黑,宜食辛……"。

协调脏腑,尤其应重视心、肾和脾胃功能的协调。心为君主之官,五脏六腑之大主,心藏神,主血脉,脏腑在心的主宰下相互协调,共同维持正常的生理活动。所以心的功能正常与否,与人的生死寿夭密切相关。正如清·尤乘所著的《寿世青编·养心说》强调"夫心者,万法之宗,一身之主,生死之本,善恶之源,与天地而可通,为神明之主宰,而病否之所由系也。"肾藏精,精化为肾气,肾气充足与否则决定人体生长发育、生殖和衰老的不同变化,这在《素问·上古天真论》中有专门的论述。脾胃为气血生化之源,水谷精微又需通过脾的转输才能濡养全身,故《素问·痿论》说"阳明者,五脏六腑之海",《素问·太阴阳明论》又说"脾脏者常著胃土之精也",明代张介宾进一步阐发了脾胃在养生防病、延年益寿中的作用,如《景岳全书》所言"土气为万物之源,胃气为养生之主。胃强则强,胃弱则弱,有胃则生,无胃则死,是以养生家必当以脾胃为先。"养生防病不但要维护和促进心、肾、脾胃的生理功能,还必须重视这些脏腑的配合协调关系,这是《内经》和历代医家所极力主张的。

从养生防病角度来讲,协调脏腑是通过一系列养生手段和措施来实现的,协调脏腑关系应贯穿在养生防病方法中。如四季养生中,春季强调养肝,其目的是为奉养夏长之心气;夏季强调养心,其目的是奉养秋收之肺气等。饮食养生中要求调和五味,不可偏嗜,其目的则是防止太过之味克伐或乘侮相应的脏器。在精神调摄中应认识到,一种过激的情志不但会伤害本脏,也能影响其他脏腑,避免情志过激可以保持脏腑功能的和谐。这些养生方法都是遵循协调脏腑的原则而实施的。《素问·刺法论》中还介中还介绍了一种气功避疫法，认为经常操练可以增强脏腑功能活动，培育正气，后世所创造的气功呼吸"六字诀"以及"八段锦""五禽戏"等功法，都与脏腑相联系，而有协调和促进脏腑功能的作用。

养生防病重在保持平衡，要法于阴阳，和于术数，饮食有节，起居有常，不妄作劳，但皆以脏腑是人体各种功能活动的枢纽为依据，以协调脏腑功能为其目的。因此协调脏腑应作为中医养生防病的重要指导原则之一，并贯穿于养生防病的各种方法之中。

五、畅通经络

经络是运行周身气血、联络脏腑肢节，沟通上下内外的通路。只有经络通畅，气血才能川流不息地营运于全身。一旦经络阻滞，则影响脏腑协调，气血运行也受到阻碍。因此，《素问·调经论》说："以行血气，血气不和，百病乃变化而生。"所以，畅通经络往往作为中医防治疾病的指导原则之一，贯穿于各种防治疾病方法之中。

（一）经络不通，百病始生

经络是人体结构的重要组成部分，它们纵横交叉、循行于人体内外，组成一个网络周身，连通整体的经络系统。人体就是通过经络系统把五脏、六腑、形体等组织器官结合成为一个有机整体。经络不仅沟通人体各组织器官，还具有一定的循行线路，与五脏六腑有特定的经络关系。所以，经络如不通，就会导致种种疾病发生。这是因为经络通畅，则气血充盈，营行脉中，从而和调于五脏六腑。反之经络不通，则经气不利，营卫失和，腠理不固，抗御病邪功能减退，致使邪气乘虚侵入人体。故《灵枢·本脏》说："经络者，可以行气血、营阴阳、濡筋脉、利关节。"因此，中医认为人的经络必须畅通。因为人的经络通畅，才能气血充盈，五脏六腑调和，阴阳平衡，这样人才能不生病和有效地防治疾病。否则人的经络不通，百病始生，正所谓"不通则病，病则不通。"为此，《黄帝内经》说："经络者，所以能决死生，处百病，调虚实，不可不通。"《外科正宗》说："经络不通则五脏不和，六腑不通。"《医宗金鉴》也说，经络不通可致痛经，"痛在经前气血凝，气滞腹胀血滞痛。"《医林改错》说，经络不通可致中风不语，并指出："忽然口噤不开，乃风邪阻滞经络，气不上达所致。"

（二）畅通经络，贯穿防病治病始终

《黄帝内经》说："经脉者，所以能决死生，处百病，调虚实，不可不通。"这句话说出了经络的重要性，也为指导防治疾病提供了思路。所以在防治疾病时，要根据疾病的一些症状，结合经络的循行及其所属的一些脏腑，采用促通的一些办法进行治疗。中医的汗、吐、下、和、温、清、补、消八法，都是药物促通的好方法，这些疗法是通过经络的传递，使药物直达病所，发挥促通作用。传统中医功法如太极拳、五禽戏、八段锦、易筋经等，都是用动作达到所谓"动形以达郁"的锻炼目的。通过活动筋骨，促使气血周流，经络畅通。气血脏腑调和，则身健而无病。中医传统的针灸、按摩、外敷药物等疗法，也是促通经络的好方法，其原理是通过针灸、按摩及药物的作用刺

激人体经络上的腧穴，恢复调节人体脏腑的气血功能。开通任督二脉，营运"大小周天"也可以畅通经络，任督二脉循行于胸腹、背，二脉相通，则气血运行如环周流，故在气功导引中称为"周天"，因其仅限于任督二脉，并非全身经脉，故称为"小周天"。在小周天开通的基础上，周身诸经脉皆开通，则称为"大周天"。一旦大、小周天能够通畅营运，则阴阳协调、气血平和、脏腑得养，精充、气足、神旺，故身体健壮而不病。由此看出畅通经络这一防病治病原则的重要意义。

六、调养气息

人体之气是不断运动着的具有很强活力的精微物质，它流行于全身，无处不在，无处不有，时刻推动和激发着人体的各种生理活动。气的升降出入运动，是人体生命活动的根本，气的升降出入一旦停止，也就意味着生命活动的终止。故《素问·六微旨大论》说："故非出入，则无以生长壮老已；非升降，则无以生长化收藏。是以升降出入，无器不有。"通过适当的方法调养人体之气，畅行脏腑气机，以增强五脏气化功能，进而和调五脏之神。养气主要从两方面入手，一是保养元气，二是调畅气机。

（一）保养元气

元气充足，则生命有活力。保养元气，首先是顺四时、慎起居，如果人体能顺应四时变化，则可使阳气得到保护，不致耗伤。即《素问·生气通天论》所说："苍天之气清静，则志意治，顺之则阳气固，虽有贼邪，弗能害也。此因时之序。"故四时养生、起居保健诸法，均以保养元气为主。保养元气，多以培补后天，固护先天为基点，饮食营养以培补后天脾胃，使水谷精微充盛，以供养气。而节欲固精，避免劳伤，则是固护先天元气的方法措施。先天、后天充足，则正气得养，这是保养正气的又一方面。此外，调情志可以避免正气耗伤，省言语可使气不过散，都是保养元气的措施。

（二）调畅气机

气机通畅，则机体健康。调畅气机，多以调息为主。《类经·摄生类》指出："善养生者导息，此言养气当从呼吸也"。呼吸吐纳，可调理气息，畅通气机，宗气宣发，营卫周流，可促使气血流通、经脉通畅。故古有吐纳、胎息、气功诸法，重调息以养气。在调息的基础上，还有导引、按蹻、健身术以及针灸诸法，都是通过不同的方法，活动筋骨、激发经气、畅通经络，以促进气血周流，达到增强真气运行的作用，以旺盛新陈代谢活力。传统养生运动强调形、意、气三者结合，即运动肢体以炼形，调整呼吸以炼气，精思存想以炼神，由此达到调身、调息、调心之目的，而调息实乃调身、调心之基础。通过调息，人体经络畅通，气机升降有序，神行气行，神往气往，形神合一，达到调气安神、神旺体健之目的。

七、保精护肾

肾藏精，主生长、生殖及发育，为生命之本，被称为"先天之本"，因此历代医家和养生家都非常重视保精护肾，将其作为养生防病的基本原则之一。如张景岳曾曰："善养生者，必宝其精。"喻昌也曾曰："收摄肾气，原为老人之先务"。

我国古代的哲学家早就把精看作是生命之源。早在《易系辞》就云："男女媾精，万物化生。"管子云："精存自生，其外安荣，内藏以为泉流，浩然和平，以为气渊，渊之不涸，四体乃固，泉之不竭，九窍遂通，乃能穷天地被四海。"中医学继承发展了古代的精气学说，认为精是气血形神化生之基。《内经》曰："人始生，先成精，精成而脑髓生，骨为干，脉为营，筋为刚，肉为墙，皮肤坚而毛发长，谷入于胃，脉道已通，血气乃行。"《张氏医通》又曰："精不泄，归精于肝而化清血。"张璐认为精是人类繁衍的物质基础，人之形体即由精所生成。而先天生殖之精又是摄取后天水谷之精和形成气血的先决条件。《内经》又曰："失神者死，得神者生。"若"形与神俱"则可"尽终其天年，度百岁乃去。"把神看作是人类生命活动的象征和要素，但是神的产生仍不离乎精。《内经》曰："两精相搏谓之神""神者水谷之精气""血气者人之神"。可见先天之精是神的基础，后天之精是神的给养，两者不能失其一，故张景岳曰："人生系命于精""精盈则气盛，气盛则神全，神全则身健，身健则病少。神气坚强，老而益壮，皆本于精"。

中医学之肾并非现代医学之肾脏，就其功能涵盖了现代医学的生殖、内分泌、神经、免疫等许多器官组织的生理功能，是人身至关重要的脏器。所以先哲称"肾者，精神之舍，性命之根。"管子云："水者何也，万物之本原，诸生之宗室。"《尚书·洪范》云："一曰水"，把水位于构成宇宙万物的五种基本元素之首。赵献可又结合易经的坎卦，指出："坎以水气潜行地中，为万物受命根本。故曰：润万物者，莫润乎水。"中医学继承古代哲学思想，把肾归属于五行学说的水，其中即含有肾为性命之根的意义。所以章璜谓："肾于诸脏为最下，属水，藏精。盖天一生水，乃人生身之本，立命之根。"李中梓又谓："肾为脏腑之本，十二脉之根，呼吸之本，三焦之源，而人资之以为始者也，故曰先天之本在肾。""精可化气"，肾精所化之气称为肾气，为人体生命活动的原动力，肾气随着男女年龄的递增由逐渐强盛而致衰退，是决定人的生、长、壮、老、已自然变化过程进展的重要因素，对此《内经》曾有一段"女子七岁，肾气盛，……七七，任脉虚，太冲脉衰少，天癸竭，地道不通，……""丈夫八岁，肾气实，……七八……天癸竭，精少，肾脏衰，……""八八……天癸尽"的著名论述。《内经》又曰："其年已老而有子者……此其天寿过度，气脉常通，而肾气有余也。"说明肾气充盛，为长寿的生理基础。肾脏还有一个附属的重要脏器叫作命门，历代医家虽对命门的部位有所争议，但均认为命门的生理功能是与肾息息相关的，甚至认为是对肾的生理功能的进一步阐释与补充。命门为水火之府，阴阳之宅，内含有功能相反的两种物质——肾阴、肾阳，对机体的代谢及生理功能起调控作用。因此，"人之盛衰安危皆系于此者，以其为生气之源，而气强则强，气衰则病。""若命门亏损，则五脏六腑皆失所恃，而阴阳病变无所不至。""若水亏其源，则阴虚之病叠出，火衰其本，则阳虚之证迭生。""真水真火，升降既宜，而成既济矣。"可见寓于肾的命门为全身生化之枢纽，而水火既济则是人体保持阴阳平衡的基础。此外，肾在维持人体水液代谢平衡和呼吸吐纳方面也起着极其重要的作用，肾又主骨、生髓，其荣在发，开窍于耳及二阴，而齿为骨之余。因此，人体只有肾气充足才能呼吸均匀，骨骼坚实，精力充沛，耳目聪明，动作灵活，思维敏捷，牙齿坚固，毛发光泽，生殖功能正常，二便通调，体格健壮。

正因为精为生命之源，肾为性命之根，因此中医学认为精亏肾衰为人体衰老之主因，在防病治病、健康养生时要注重保精护肾。《内经》曰："阴者藏精而起亟也，阳者卫外而为固也。""精者生之本"。阴精既为化生、资助阳气的基本物质，阴精不足必然会导致人体正常生理功能减退，多病而寿夭。如《内经》所曰："精气夺则虚。"孙思邈亦曰："凡人精少则病，精尽则死。"《中藏经》曾曰："肾气绝，则不尽其天命而死也。"虞抟曰："肾气盛则寿延，肾气衰则寿夭。"认为人体衰老的迟早，寿命的长短均与肾气的盛衰密切相关。而肾气又为精所化生，因此精亏又为人体衰老的最基本的原因。

肾精是由来源于父母的先天之精和后天脾胃运化的水谷之精贮藏于肾而形成。因此保精护肾可以从四个方面进行：一是要节欲，使肾精不过分流失。《吕氏春秋》曰："圣人修节以止欲，故不过行其情也。""知早涩则精不竭。"张仲景曰："房室勿令竭乏。"孙思邈曰："四十以上，常固精养气不耗，可以不老。""善摄生者，凡觉阳事辄盛，必谨而抑之，不可纵心竭意，以自贼也。"并特别强调"六十者，闭精勿泄"。陈修园曰："寡欲惜精，保行陈气，以延年益寿。"总之古人认为"欲固寿命之原，莫先于色慾之戒也。"当然，对于中壮年来说，节欲并非绝欲。正如葛洪所说："人复不可都绝阴阳。阴阳不交，则坐致壅阏之病，故幽闭怨旷，多病而不寿也。任情肆意，又损年命，唯有得其节宣之和，可以不损。"即强调性欲要节制，房劳过度则耗伤肾精。二是饮食调节，增强营养，使后天之精充盈，则先天之精旺盛。饮食之道，重在合宜，量自身脾胃之所能，充养周身精微之化源。故饮食种类搭配、食量、饮食时间均有讲究之处。三是护腰，腰为"肾之府"，肾虚常腰痛，护腰最好之法是运动锻炼、导引、按摩。四是药物固精护肾。运用药物防治衰老源远流长，早被人们所采用。如王充曾曰："人恒服药固寿，能增加本性，益其身年。"况且，无疾而终世所罕见，因此药物对于治病抗衰自有其不能忽视的功效。肾为性命之根，内涵元气、元精，而衰老的种种迹象又均与精亏肾衰有关，因此运用药物治肾固精为延年益寿的重要方法。钱乙曰："肾主虚，无实也。"由于肾易亏而难实，精易泄而难秘，因此历代医家介绍的治肾固精方药又多以补益为主；但又有偏于滋阴和偏于温阳之不同。如朱丹溪以《内经》"年四十而阴气自半"为据，以"阳有余阴不足"立论，强调肾阴不足，相火妄动，为人体衰老的症结所在，而偏重于滋肾养阴。而赵献可、张景岳等则认为：肾阳衰微方为人体衰老的主要病因，而偏重于温补肾阳。如赵氏曰："水虚者固多，火衰者亦不少。""议补阴者，须以阳为主。"事实上两者见仁见智，各有所长，各有所短。在运用时必须从个体的体质与病情实际出发，具体分析，灵活掌握，切忌胶柱鼓瑟，囿于一隅。徐灵胎曾曰："能长年者，必有独盛之处。阳盛者当补其阴；阴盛者当补其阳，然阴盛者十之一二，阳盛者十之八九。"喻昌则谓："年高之人，肾水已竭，真火易露。""下虚者，不但真阴虚，究竟真阳亦虚。"两者之论，虽同中有异，但皆属阅历之言，均可作为诊治老年病和选用古今颐养补益方药之参考。

第二节　现代医学预防相关因素

随着疾病谱和死因谱的改变，人类的健康观不断发展，人类逐渐认识到健康与疾病之间不存在明确的界限，而是一个连续的、动态变化的过程。影响健康的因素很多。20 世纪 70 年代，加拿大学者 Lalonde 和美国学者 Dever 提出了综合健康医学模式，并将影响健康的主要因素归纳为环境因素、生活方式、卫生服务、人类生物学因素这四大类。随着对健康影响因素探索的不断深化，也有学者提出了更多分类。根据 WHO 对"健康"的定义及生物-心理-社会医学模式，本书将影响健康的因素划分为以下五类。

一、遗传因素

遗传病是指由遗传物质发生改变而引起的或者是由致病基因所控制的疾病，主要可分为单基因遗传病、多基因遗传病和染色体异常遗传病三类，常为先天性的，也可后天发病，人类已知的遗传病有数千种之多。

根据全国出生缺陷医院监测数据，2019 年围产儿前 10 位高发出生缺陷依次为先天性心脏病、多指/趾、并指/趾、尿道下裂、马蹄内翻、总唇裂、小耳、腭裂、直肠肛门闭锁/狭窄和脑积水。2000—2019 年，先天性心脏病、多指/趾的发生率总体呈上升趋势；总唇裂、神经管缺陷、先天性脑积水及唐氏综合征的发生率呈下降趋势；马蹄内翻和尿道下裂的发生率呈波动态势。严重出生缺陷的围产期发生率持续下降，表明我国围孕期增补叶酸、产前诊断等出生缺陷综合防治干预措施效果显著。我国儿童死亡监测数据显示，房间隔缺损、室间隔缺损相关的并发症或合并症是婴儿死亡的重要原因，提示仍需进一步加强出生缺陷综合防治，针对围产儿和活产儿中高发出生缺陷如先天性心脏病、新生儿遗传代谢病等进行综合干预。国家卫生健康委 2021 年 10 月印发的《健康儿童行动提升计划（2021—2025 年）》，明确提出要进一步完善出生缺陷防治网络、推进出生缺陷防治服务，推广婚姻登记、婚前医学检查、生育指导"一站式"服务，统筹推进婚育健康教育、婚前保健、孕前优生健康检查、增补叶酸等工作，规范婚前孕前保健门诊、产前筛查机构、产前诊断机构设置和管理，健全新生儿疾病筛查、诊断、治疗网络，以进一步提高儿童健康水平和民族健康水平。

除了明确的遗传疾病外，许多疾病的发生发展、寿命的长短等也与遗传有一定关系。2020 年 10 月，发表在《JAMA Oncology》杂志的一项研究论文中，梅奥医学中心研究团队对 2 984 名确诊的癌症患者进行的基因检测结果表明，超过八分之一（13.3%）的癌症患者具有与癌症相关的可遗传基因突变，这些癌症涵盖了多种癌症分期和类型，包括乳腺癌、结直肠癌、肺癌、卵巢癌、胰腺癌、膀胱癌、前列腺癌和子宫内膜癌等。首都医科大学宣武医院神经内科贾建平教授领衔的研究团队开展的一项全国性的横断面研究显示，痴呆症家族史会增加痴呆症和认知障碍的遗传易感性。

二、心理因素

心理健康是健康的重要组成部分，心理因素与身体疾病关系密切，心理因素可通过中枢神经系统影响自主神经系统、内分泌系统和免疫系统等中介机制，继而影响各身体器官从而导致心身疾病。

医学临床实践和科学研究证明，消极的心理因素能引起许多疾病，积极的心理状态是保持和增进健康的必要条件。正性情绪，即愉快、积极的情绪有益健康。负性情绪即不愉快、消极的情绪，如焦虑、沮丧、悲伤、恐惧、愤怒等，一方面是个体适应环境的一种必然反应，对机体有保护作用；另一方面如果强度过大或持续时间过久，则可能导致机体功能失调而致病。随着社会的发展和科学技术的进步，社会整体运转加速，人类竞争和生存压力普遍增加，由此导致的心理问题或疾病越来越严重地威胁着人类健康。联合国儿童基金会和世界卫生组织联合发布的数据显示：目前全球大约每 5 个青少年中就有 1 人正受心理健康问题的困扰。全球 12 亿 10~19 岁青少年群体中，约 20%存在心理健康问题；10~19 岁青少年群体遭受的疾病和伤害中，约 16%由心理健康问题引发。《中国居民营养与慢性病状况报告（2020 年）》显示，我国 2019 年抑郁症的患病率达到 2.1%，焦虑障碍的患病率是 4.98%。自 2010 年以来，抑郁症一直是我国致残因素的第二大原因。《中国国民心理健康发展报告（2019—2020）》显示我国青少年、老年人等重点人群心理问题较一般人群更为严重。随着我国社会经济的快速发展，社会竞争不断加剧，人们的工作生活节奏加快，各种心理应激因素急剧增加，心理卫生问题将日益凸显，加之我国心理卫生服务发展较晚，将比发达国家面临更为严峻的挑战。

三、环境因素

环境因素是指以人为主体的外部客观事物的总和。人类不仅生活在自然界，具有生物属性，而且是生活在人与人之间关系总和的复杂社会中，又具有社会属性，因此，人类生存环境包括自然环境和社会环境两个部分。

自然环境是人类赖以生存和发展的物质基础，包括阳光、空气、水、土壤、气候等，同时人类亦不断地适应环境和改造环境。由于自然的或人为的原因，进入环境的污染物的量超过了环境的自净能力，使环境的组成与性质发生改变，扰乱了生态平衡，导致环境质量下降和恶化，就会直接或间接地对人体健康造成影响。由于自然环境中的有害因素的多样性及其有害作用机制的复杂性，其对健康造成的损害是复杂多样的，通常按损害的性质可分为急性危害、慢性危害、远期危害及间接危害。① 急性危害是指环境污染物在短时间内大量进入环境，使暴露人群在较短时间内出现不良反应、急性中毒甚至死亡。20 世纪，由于工业生产的快速发展，大气污染物烟雾事件发生频繁，如英国伦敦烟雾事件，美国洛杉矶、纽约及日本大阪、东京分别发生的光化学烟雾事件，日本四日市哮喘事件等。由于工业生产设计不合理、生产负荷过重、管理疏漏等原因导致的有害废气、废水或其他有毒有害物质大量进入环境，导致排放源附近以及整个污染区的人发生急性中毒，如 1984 年印度博帕尔农药厂毒气泄漏事件、1986 年苏联切尔诺贝利核泄漏事件、2011 年日本福岛核泄漏事故等。由于生物因素引起的重大传染病疫情，如 2003 年全球流行的严重急性呼吸综合征（SARS）、2019 年年底开始发生并迅速席卷全球的新冠肺炎。② 慢性危害是指低剂量的环境污染物长期反复作用于人体，污染物在体内负荷量蓄积所产生的危害。慢性危害最为常见，且影响广泛，是一类较为潜匿的健康损害方式。这类危害除了会对人产生非特异性影响（如生理功能、免疫功能下降，机体抵抗力降低，对感染敏感性增加等），还有可能引起慢性疾病，如大气污染物长期作用与慢性阻塞性肺疾病（COPD）有关。同时，慢性危害还包括有毒物质如各类重金属在体内的蓄积，如发生在日本的公害病"水俣病"与"痛痛病"。③ 远期危害表现为致畸、致癌、致突变作用，简称"三致效应"。已经证实许多环境化学物对人类有致畸作用，如甲基汞、多氯联苯等；另外生物因素如风疹病毒、寨卡病毒等感染会造成胎儿出生缺陷。国家癌症中心的一份报告中，将肺癌死亡的 14.4% 归因于 PM2.5 空气污染，1990—2017 年，我国与环境颗粒物污染相关的癌症死亡人数增加了 300% 以上；除了室外空气污染外，越来越多的证据表明，室内空气污染也是诱发肺癌的危险因素之一；由于减少家庭固体燃料的使用，1997—2017 年，可归因于固体燃料的家庭空气污染导致的癌症死亡人数下降了 32.1%。许多研究表明，突变可能是致畸和致癌的重要原因。④ 间接危害，如温室效应使全球气候变暖，导致传染病、寄生虫病等发病率增高；臭氧层破坏导致地球生物对紫外线的接触量升高，进而引起人类皮肤老化，皮肤癌和白内障等发病率增加。自然灾害也会对人群健康造成严重损害，是自然环境损害人群健康的另一种形式。自然灾害通常指自然事件，如地震、台风、洪水等对人群生存环境产生巨大破坏，直接威胁人类生命安全，同时造成安全饮用水短缺、居住条件恶化、与病媒生物的接触机会增多、人群抵抗力降低、人口流动性增大等，极易发生传染病的大规模流行。

社会环境包括政治、经济、人口、文化、教育、法制、风俗、战争、公共政策、社会保障、工作环境、家庭环境、人际关系等。社会环境因素具有广泛性、交互性、恒常性、积累性及因果关系的多元性，它们对人类的健康有着不同程度的影响，其中社会制度、经济状况中的收入、社会地位、社会保障、教育、文化、就业和工作环境等对人类生存和健康起着极其重要的作用，有研究显示，社会经济地位影响了百余种疾病的发生，特别是肥胖。社会经济发展与健康的双向作用尤为明显，已被不少国家和地区的实践所证实。

四、卫生服务

卫生服务是指卫生系统使用各种卫生资源和医疗防疫手段，向个体、群体和社会提供预防、医疗、保健、康复等各种服务的总称。卫生服务关系到人的生、老、病、死全部过程，医疗卫生体系是否健全、卫生服务网络是否完善、卫生资源配置是否合理等对个体和群体的健康影响重大。在卫生服务工作中，卫生保健不健全、卫生经费过少、卫生资源分配不合理、卫生保健服务利用率低、医疗水平低、医疗机构管理不善、医源性疾病、卫生技术人员不足及素质不高等都是不利于健康的危险因素。20 世纪 80 年代初，WHO 提出"人人享有初级卫生保健"，我国政府为发展初级卫生保健事业投入了大量的人力、财力及政策支持，截至 2021 年，我国人均基本公共卫生服务经费补助标准已达 79 元,经过多年的努力,我国卫生健康事业取得了斐然的成绩。2020年是我国全面建成小康社会和"十三五"的收官之年,全国卫生健康系统认真落实党中央、国务院的决策部署,全力以赴抗击新冠肺炎疫情,统筹推进卫生健康各方面工作取得积极进展,健康中国建设全面推进,健康中国行动稳步实施,深化医改持续发力,疾病防治成效巩固拓展,医疗服务质量和水平继续提升,重点人群健康保障有效落实,居民健康水平得到进一步提高。

五、行为与生活方式

影响人类健康的各类因素中,行为与生活方式因素占了大部分。行为与生活方式即人们在衣、食、住、行、闲暇活动、风俗习惯等各方面的行为活动方式,包括消费类型、生活危害、职业危害。不健康的行为与生活方式是许多疾病尤其是慢性非传染性疾病发生的主要危险因素。

随着生活水平的提高及快速城市化,中国居民的饮食和生活方式发生了巨大的变化。《中国居民营养与慢性病状况报告(2020 年)》显示:2019 年我国居民因慢性病导致的死亡数占总死亡数的 88.5%,其中心脑血管病、癌症、慢性呼吸系统疾病死亡比例为 80.7%,防控工作仍面临巨大的挑战。挑战主要体现在以下两个方面:一是居民不健康生活方式仍然普遍存在。膳食脂肪供能比持续上升,农村首次突破30%推荐上限。家庭人均每日烹调用盐和用油量仍远高于推荐值,同时,居民在外就餐比例不断上升,食堂、餐馆、加工食品中的油、盐应引起关注。儿童、青少年经常饮用含糖饮料问题已经凸显,15 岁以上人群吸烟率、成人 30 天内饮酒率超过四分之一,身体运动锻炼不足问题普遍存在。二是居民超重肥胖问题不断凸显,慢性病患病率/发病率仍呈上升趋势。城乡各年龄组居民超重肥胖率继续上升,有超过一半的成年居民超重或肥胖,6～17 岁、6 岁以下儿童青少年超重肥胖率分别达到 19%和 10.4%。高血压、糖尿病、高胆固醇血症、慢性阻塞性肺疾病患病率和癌症发病率与 2015 年相比有所上升。

目前,癌症已经成为中国居民的主要死亡原因。癌症对个人和社会造成的负担沉重,不仅患者众多,而且多种癌症的发病率已高于世界平均水平。在 2018 年,每 4 个死亡病例中就有 1 例死于癌症。如今,在世界范围内,中国的肝癌、食道癌和胃癌的发病率和死亡人数最多,2020 年达到 121 万新诊断病例,占世界总病例数的三分之二。中国的结直肠癌发病率也在迅速上升,而且患者越来越年轻化,在 2020 年时已占世界发病率的 40%以上。多种流行病学数据都已清楚地表明,不健康的生活方式是最常见癌症的最大决定因素,所有癌症和癌症相关的死亡人数的 35%～50%与不健康的生活方式有关。2020 年,来自美国、中国、荷兰和瑞士的研究人员发表在《英国医学杂志》(BMJ)上的一项前瞻性研究发现,如果坚持健康的生活方式,到了 50 岁时,没有患上癌症、心血管疾病和糖尿病等慢性病的群体,预期寿命将会延长 7.6～10.7 年。2021年 8 月,发表在胃肠病学领域顶级期刊《Gastroenterology》上的一项研究中,来自美国哈佛大学陈曾熙公共卫生学院营养系的科学家 You Wu 等人调查了 1991 至 2011 年间超过 2.7 万中国人的随访数据,分析了饮食与生活方式风险因素对消化道癌症的贡献:吸烟、红肉摄入多、水果蔬菜摄入少、肥胖和饮酒等是 1991—2011 年中国人患消化道癌症的首要风险因素。研究人员对中国消化道癌未来发病趋势的预测显示，如果每个人都能坚持健康的生活方式，到2031年，或能避免一半的消化道癌症病例的发生。

以上各因素对健康的影响常常不是孤立存在，而是相互影响、相互作用的。《中国国民心理健康发展报告（2019—2020）》显示，心理健康状况受到地区经济发展、教育水平、医疗条件等诸多宏观因素的影响。国内外研究普遍发现，社会经济地位通常与心理健康水平呈正相关，心理因素常常受到遗传与环境之间复杂的交互作用的影响。环境也常常作用于个体影响其遗传表达，进而影响健康。因此，要想促进健康、预防疾病，需要采取综合措施，重视一级预防，抓牢二级和三级预防。

✚ 本章小结

本章主要介绍了中医预防学基本理论的整体观念、辨证施治、阴阳平衡、协调脏腑、畅通经络、调养气息、保精护肾理论；介绍了现代预防医学里影响健康的遗传因素、心理因素、环境因素、行为与生活方式等因素。其中重点是中医预防学理论。既是重点又是难点的是中医预防的整体观念、辨证施治、协调脏腑理论。

第二章思考与练习

1. 单项选择题

（1）以下属于环境因素对健康的间接危害的是（　　）。

A. 日本四日市哮喘事件

B. 风疹病毒感染引起胎儿出生缺陷

C. 新冠肺炎全球大流行

D. 水俣病

E. 温室效应导致传染病发病率增高

（2）对常见慢性病及癌症，最主要的影响因素是（　　）。

A. 遗传因素

B. 心理因素

C. 环境因素

D. 卫生服务因素

E. 行为与生活方式

2. 多项选择题

环境因素对健康的远期危害包括（　　）。

A. 致畸作用

B. 致敏作用

C. 致癌作用

D. 致炎作用

E. 致突变作用

3. 判断题

环境因素对人类健康的危害以急性危害最为常见。（　　）

中医预防原则与基本思想

本章重点

预防的基本原则；正气与邪气的概念；治未病思想的三方面内容及措施。

学习要求

（1）掌握预防的基本原则；治未病思想的三方面内容。

（2）熟悉正气与邪气的概念；未病先防、既病防变、瘥后防复的主要措施。

（3）了解保养正气与防御病邪的具体表现；中医治未病与西医学"三级"预防体系的关系。

中医学认为，疾病的发生与否，是由正气与邪气斗争的结果决定的。所以，只要抓住正邪关系，做到保养正气，防御病邪，疾病是可以预防的。"治未病"是中医学防治疾病的独特思想和理论，其历史源远流长，早在《黄帝内经》中就被明确提出，如《素问·四气调神大论》言："是故圣人不治已病治未病，不治已乱治未乱，此之谓也。"中医治未病思想包括了未病先防、既病防变、瘥后防复发三个方面。未病先防主张在疾病没有发生以前采取措施防止疾病生成，其中关键是增强正气、防御邪气，也是重视病因预防的表现；既病防变要求疾病发生以后要尽早治疗，防止深入发展，强调早发现、早诊断、早治疗，即"三早"；瘥后防复则明确了需重视疾病康复期，需谨慎调养才能防止复发。"治未病"实际上较好地应用和体现了中医病因病机学说，指导了中医养生实践，可以说是富有传统文化内涵的健康教育思想，对健康行为形成有重要作用。

西医学所倡导的三级预防体系与此三方面相似，比如其一级预防就十分重视病因，倡导健康教育和健康行为，建立公共卫生预防体系；其二级预防重视发病，主张"三早"，传染病还需"早隔离、早报告"；其三级预防还涵盖了防止疾病复发，预防并发症，促进伤残康复等方面。中医治未病既普适易用，又兼顾共性和个体，医养结合，从养生保健到临床治疗，再到疾病康复，介入到健康全过程，具有重要的意义。

第一节　预防的基本原则

中医学认为，疾病的发生与否，由正气与邪气斗争的结果决定。所以，抓住正邪关系，做到保养正气，防御病邪，疾病是可以预防的。

一、保养正气

正气，是指人体正常的生理功能活动以及对外界环境的适应能力、抗病能力和康复能力。正气具有防御和驱除邪气、修复机体损害的功能，在疾病的发生、发展及转归中都起着重要的作用。正气的作用具体表现在以下三方面：一是调节适应，通过机体的自我调节，稳定机体内环境以适应外环境的变化，同时维持脏腑功能的协调平衡以防"内生五邪"及痰饮、瘀血等病理产物的形成。二是防御病邪，正气强盛可抵抗致病因素对机体的侵袭，或在机体感邪后对机体内的病邪进行控制和驱逐。三是康复自愈，对受损机体的自我更新、自我修复和自我补充，可促使疾病向愈及邪去正虚的恢复，发病后也可不治而愈。

中医预防学对人体的正气非常重视，如《素问·刺法论》说："正气存内，邪不可干。"《素问·评热病论》也说："邪之所凑，其气必虚。"《灵枢·百病始生》更明确指出："逢热逢疾风暴雨而不病者，盖无虚，故邪不能独伤人。"这些都确切地说明了正气的强弱是疾病发生与否的决定性因素，正气虚是发病的前提和依据，所以说正气不足是疾病发生的内在因素。因此，未病先防，主要取决于自身正气是否充盈。如果正气充足，脏腑功能协调，机体则按正常规律生生化化，人的身体也就健康强壮，精力充沛，长葆青春活力，不易生病；反之，正气不足，身体虚羸，精神不振，则易患疾病。

基于以上认识，中医预防学提出了"保养正气"的预防原则。强调以正气为中心，发挥对人自身的主观能动性，通过主动的人神调摄，保养正气，增强生命活力和适应自然界变化的能力，从而达到强身健体、祛病延年的养生目的。保养正气的预防原则，具体表现在：

（一）重视精神调摄

精是生命的根本，精气的盛衰直接影响人体功能的强弱，关系到衰老的速度，而肾藏精，为先天之本。因此，中医预防学认为保养正气当首先从肾入手，将护肾保精固本作为养生的基本措施。现代医学研究认为，肾与下视丘、垂体、肾上腺皮质、甲状腺、性腺以及自主神经系统、免疫系统等都有密切关系。肾虚者可导致这些器官或系统的功能紊乱，出现病理变化和早衰之象。这说明重视"肾"的护养，对于祛病延年、抗衰老是有积极意义的。护肾保精的方法，要从节欲保精、运动保健、导引补肾、按摩益肾、食疗补肾、药物调养等多方面入手。通过调补肾气、肾精，培育先天之本，协调其他脏腑的阴阳平衡；使肾的精气保持充沛，以利于元气运行，增强身体的适应调节能力，更好地适应自然。

脾胃为后天之本、气血生化之源，肺为气之本，人出生后依靠脾胃化生水谷精微和肺所吸入的清气来充养人体精气，为人体生命活动提供物质基础。因此中医预防学认为保养正气当从肺脾入手，强调通过调理脾肺，使化源充足、正气充沛而达预防疾病、健康长寿的目的。现代研究证明，脾肺功能与消化系统、免疫系统、血液循环系统、神经系统、泌尿生殖系统等，都有密切关系。调理脾肺，能有效地提高机体免疫功能，并能对整个机体状态加以调整，祛病防衰。因此历代医家和养生家都十分重视调理脾肺以养生和预防疾病。调养肺脾的具体方法非常丰富，包括饮食调节、药物调养、精神调摄、针灸按摩、功法锻炼、起居劳逸调摄等。

另外，补益精气是补肾强身的关键，增强运化是健脾养胃的关键，二者相互促进、互为补充，即所谓"先天养后天""后天补先天"。在所有的养生活动中，必须重视脾肾功能的维护和促进。

中医所说的神，是精、气、神中的一员。神是生命的主宰，神能御气，只有在神的统驭下，人体的正气才能保持和顺调达，《素问·移精变气论》高度概括其重要性为"得神则昌，失神则亡"。因此，中医预防学认为只有保持清静，精神方可得以养藏，强调清静养神而和调正气。具体而言，养神要以清静为本，祛除杂念，神动而不躁，达到精神内守的状态；少思少虑，用神而不耗神，保持神机灵敏的状态，如此则真气从之，精气自然充足，邪气不能侵犯，病无由所生。

（二）注意饮食起居

《素问·上古天真论》云："上古之人，其知道者，法于阴阳，和于术数，食饮有节，起居有常，不妄作劳，故能形与神俱，而尽终其天年，度百岁乃去。今时之人不然也，以酒为浆，以妄为常，醉以入房，以欲竭其精，以耗散其真，不知持满，不时御神，务快其心，逆于生乐，起居无节，故半百而衰也。"

1. 饮食有节

饮食应以适量为宜，过饥过饱均可发生疾病。过饥，则摄食不足，化源缺乏，导致气血不足，正气亏虚，抗病能力下降，而易生他病；过饱，则超过脾胃的消化、吸收能力，导致饮食阻滞，损伤脾胃。

饮食应以定时为宜，定时规律地进食，可以保证消化、吸收功能有节奏地进行，脾胃则可协调配合，有张有弛，水谷精微化生有序，输布全身。若饮食不规律，则脾胃受损，而生他病。

饮食应以平衡为宜，饮食结构合理，五味调和，寒热适中，无所偏嗜，才能使人体获得各种需要的营养。若饮食偏嗜或结构失宜，或饮食过寒过热，可导致阴阳失调，或某些营养缺乏而发生疾病。

饮食应以清洁为宜，饮食不洁，会引起多种胃肠道疾病，出现腹痛、吐泻、痢疾等；还可引起寄生虫病，如蛔虫、蛲虫、绦虫等，常见腹痛、嗜食异物、面黄肌瘦等。若食用了腐败变质和有毒食物，严重者可出现昏迷或死亡等食物中毒症状。

2. 起居有常

生活作息有规律，可以保养人的精神，使人精力充沛。人的阳气在白天运行于外，推动人体脏腑组织器官进行各种功能活动，所以白天适合学习、劳动、娱乐、锻炼养生。夜晚人的阳气内敛而趋向于里，则有利于机体休息以恢复精力。人体的生物钟与自然界的昼夜规律相符，按照体内生物钟的规律作息，则有利于机体健康。如有的人通宵达旦玩电脑、手机，起居没有规律，干扰了内分泌，就易患疾病，影响健康。

（三）加强身体锻炼

《吕氏春秋·尽数》说："流水不腐，户枢不蠹，动也，形气亦然……形不动则精不流，精不流则气郁。"静而乏动则易导致精气郁滞、气血凝结，久即患病损寿。《修真秘要》指出"人欲劳于形，百病不能成"，形体的运动可使精气流通，气血畅达，增强抗御病邪的能力，提高生命活力。加强身体锻炼不仅能强健肌肉、四肢等形体组织，还可增强脾胃的健运功能，促进食物消化输布。华佗指出："动摇则谷气得消，血脉流通，病不得生。"脾胃健旺，气血生化之源充足，故健康长寿。当一个人通过努力能够熟练地完成一项运动，常使人产生满足和欣快感，因此有效的锻炼和运动还能愉悦心情、增加智慧。中医养生学主张"动以炼形"，并创造了许多行之有效的动形养生方法，如劳动、舞蹈、散步、导引、功法等，通过锻炼形体来调和气血、疏通经络、通利九窍、防病健身。

（四）人工免疫

人工免疫是根据自然免疫的原理，用人工的方法，使人体获得特异性免疫。人工免疫广泛地应用于预防传染病，也用于治疗某些传染病。

人工免疫包括主动免疫和被动免疫两种。主动免疫是注射或服用疫苗，是当今最为广泛的人工诱导的免疫方法，如天花、脊髓灰质炎、肝炎、破伤风、百日咳、白喉、新型冠状病毒肺炎都是使用这种方法来免疫的。被动免疫是指注射同种或异种抗体获得免疫力的方法。在2003年"非典"流行期间，医生给新患者注射病愈后患者含抗体的血清就是被动免疫。

二、防御病邪

所谓"邪气"，泛指各种致病因素，简称"邪"。疾病的发生与邪气的侵袭有着直接的关系。邪气对机体的伤害，有三方面的表现：一是直接造成形质损害。如脏器、形体、官窍的损伤或精气血津液的损耗等。二是干扰机体的机能活动，如引起某些脏腑功能失调、气机紊乱、神志失常等。三是导致机体抗病修复能力的下降。

中医发病学说一方面强调内在正气的主导作用，同时也认为"八风发邪，以为经风，触五脏，邪气发病"（《素问·金匮真言论》），"邪气胜者，精气衰也"（《素问·玉机真脏论》）。邪气侵犯人体，必然引动正气抗邪，从而会扰乱脏腑组织功能、耗损人体精气。因此，养生强调应"虚邪贼风，避之有时"（《素问·上古天真论》）。中医预防学认为邪气是疾病损正伤身的触发因素，强调避邪安正，通过避免六淫入侵、七情内伤、饮食劳伤、金刃外伤、虫兽灾害等，使正气安和、不受损耗而达到祛病延年的目的。在诸多邪气中，特别要注意对风邪的避忌。即《灵枢·九宫八风》所谓"圣人避风，如避矢石"。中医学认为"风为百病之长"，多种邪气，尤其是六淫外邪，总是依附于风邪而侵犯人体。风邪又常常伤人于不知不觉中，容易为人所忽视。因此，即使对于细细微风，也要特别加以重视，免受"贼风"而损害健康。防御病邪的预防原则，在具体实施时，需要做到以下两个方面：

（一）顺应自然

"人与天地相应。"即言人体的生理活动与自然界的变化规律是相适应的。从养生角度而言，人体自身虽具有适应能力，但人们要了解和掌握自然变化规律，主动地采取养生措施以适应其变化，这样才能使各种生理活动与自然界的节律相应而协调有序，保持健康，增强正气，避免邪气的侵害，从而预防疾病的发生。人以天地之气生，四时之法成。人生于天地之间，依赖于自然而生存，也必须受自然规律的支配和制约，即人与天地相参、与日月相应。顺应自然包括顺应四时调摄和顺应昼夜晨昏调养。昼夜变化，比之于四时，所谓朝则为春、日中为夏、日入为秋、夜半为冬。白昼阳气主事，入夜阴气主事。四时与昼夜的阴阳变化，人亦应之。所以，生活起居，要顺应四时昼夜的变化，动静和宜，衣着适当，饮食调配合理，体现春夏养阳、秋冬养阴的原则。

（二）防止病邪

邪气是导致疾病发生的重要条件，故未病先防除了养生以增强正气，提高抗病能力之外，还要注意避免病邪的侵害。《素问·上古天真论》曰："夫上古圣人之教下也，皆谓之虚邪贼风，避之有时。"反季节气候、气候突然变化，如果没有及时避之，以及长时间吹空调、电扇等，极易伤人致病，对人有害，人要避之。同时注意夏日防暑，秋天防燥，冬天防寒等；避疫毒，防疠气之染；注意环境，防止外伤与虫兽伤；讲卫生，防止环境、水源和食物的污染等。此外，还可以通过服用药物起到预防疾病的作用，这在预防疠气的流行方面尤有意义。

第二节　治未病思想

中医"治未病"理论和思想早在《黄帝内经》中就被明确提出，如《素问·四气调神大论》言："是故圣人不治已病治未病，不治已乱治未乱，此之谓也。夫病已成而后药之，乱已成而后治之，譬犹渴而穿井，斗而铸锥，不亦晚乎！"这对后世医家的防治观念影响深远，孙思邈对此就提出了未病、欲病、已病三种不同状态。传统治未病思想包括未病先防、既病防变、瘥后防复三个方面，这与预防医学中提出的"三级"预防策略有异曲同工之处。

一、未病先防

未病先防是指在疾病未发生之前，采取预防性的措施以防止疾病发生。如《灵枢·逆顺》曰："上工刺其未生者也……故曰上工治未病不治已病。"这可以说是中医防重于治的高度体现，较早地体现了西医学"一级"预防的思想。中医认为疾病的发生与正气和邪气的盛衰密切相关，正气不足是疾病发生的内在原因和根本，邪气是导致疾病发生的重要条件。所以，未病先防就主要是从增强正气和预防邪气两方面入手。

（一）增强正气御邪能力

《素问·刺法论》言："正气存内，邪不可干。"中医认为形健神旺是人体正气强盛的表现和基础条件，有利于形成良好的适应能力、抗病能力、康复能力。因此采取多种方式调养形神，固护正气，能提高抗病御邪之力，从而获得康寿。

1. 顺应自然

《素问·宝命全形论》说："人以天地之气生，四时之法成。"一年四季有春温、夏热、秋凉、冬寒等变换，万物对应有生、长、化、收、藏的变化，人体气血运行也会有相应改变。一日之中，人体气血有一定的变化规律，《素问·生气通天论》就言："故阳气者，一日而主外。平旦人气生，日中而阳气隆，日西而阳气已虚，气门乃闭。"故人体活动、起居、饮食、精神要与自然变化的规律相适应，进行适当调节。如《素问·四气调神大论》说："春夏养阳，秋冬养阴，以从其根。"现代研究显示人体存在一些非常有意义的"生物钟"节律，如昼夜节律下的苏醒-睡眠周期，如果这些节律被打破，会造成机体功能紊乱。

2. 锻炼形体

气血调和是机体功能正常的重要保障和体现，锻炼形体不仅可以周流气血，还可以活利关节，壮盛肌肉筋骨，增强精神意志，从而抵抗邪气侵袭和不良情绪刺激。现今多种慢性疾病，如动脉粥样硬化、肥胖、糖尿病等的预防治疗，都主张适当锻炼运动。在具体方法上可选择传统健身术如太极拳、五禽戏、八段锦、易筋经、武术等，也可选择现代运动项目如跑（健）步、舞蹈、游泳、球类运动等。但要注意，不同的人群应根据自身情况选择适合的方式，同时要适度、适时，避免出现过劳、过度；同时要循序渐进，持之以恒，如《备急千金要方·养性》所说："养性之道，常欲小劳，但莫大疲及强所不能堪耳。"《健康中国行动》建议每周进行 3 次以上、每次 30 min 以上中等强度运动（如健步走、慢跑、骑自行车、打太极拳等），或者累计 150 min 中等强度或 75 min 高强度身体活动（如跑步、快速爬山、登楼梯、网球单打等）。

3. 养性怡神

人的精神情志与机体的健康、疾病有着密切联系，异常的精神状态或不良情志刺激，既可以直接伤及人体脏腑，也可以引起人体气机紊乱，损伤正气，抗病能力下降，容易诱发或者加重疾病。养性怡神主要是指调整人的精神情志等以适应机体健康养生和防治疾病的需要，这里的神指精神、情志，性指性格和情操。养性怡神首要宜清净养神，志闲而少欲。这样可以使精气内藏，意志和平，《遵生八笺·清修妙论笺·上卷》言："心源清，则外物不能扰，性定而神明；气海静，则邪欲不能作，精全而腹实。"其次应注意中和情志。要控制和调节自己的喜、怒、忧、思、悲、恐、惊等情志，勿令其过，否则会带来不良刺激，如《灵枢·本神》言："忧愁者，气闭塞而不行。"《素问·举痛论》言："喜则气和志达，荣卫通利。"据说春秋时期，伍子胥因无法潜出韶关借兵报仇，心急如焚，忧愁过度，一夜之间，白发陡增，这便是情志太过所致。再者应注意陶冶情操。人的性格豁达与否，情操高尚与否，常常决定人们是否能坦荡面对刺激，是否能保持心态平和，是否能保持乐观积极，从而影响心境和情志变化，进而影响生理活动。因此加强修养，树立正确三观，培养高尚德行，也有助于促进身心健康，抗病祛邪，譬如《素问·上古天真论》言："恬淡虚无，真气从之，精神内守，病安从来？"

4. 调摄饮食

饮食是供养机体所需之本，合理地摄取食物中的营养既满足生命需要，也可以强壮身体，增进健康，预防疾病。孙思邈就曾说："安身之本，必资于食。"但若饮食失宜，又可导致邪气变生或者损伤脏腑，从而发病。调摄饮食的方法主要包括注意饮食忌宜和利用药膳保健两个方面。

（1）注意饮食忌宜。

一是要合理地调配饮食的种类和性味，克服偏嗜。肥甘厚味过度容易滋生痰湿或酿生湿热，引起脏腑功能紊乱，如现代生活中超重、肥胖就常与脂肪摄入过量相关。食物过于偏素，或者过于精细，又可能造成某些营养缺乏，比如豆类和糙粮摄入不足可能出现脚气病。现代营养学主张荤素搭配，多样合理，《中国居民膳食指南（2016）》提倡平衡膳食模式，谷类为主，多吃奶类、蔬菜、大豆，适量吃鱼、禽、蛋、瘦肉，控糖限酒，少油少盐，每天宜摄入谷薯类食物 250～400 g，蔬菜 300～500 g，水果 200～350 g，油 25～30 g，盐 6 g。此外，食物性味偏嗜太过也会引起脏腑之气偏盛或偏衰，如《素问·五脏生成篇》："多食咸，则脉凝泣而变色；多食苦，则皮槁而毛拔……"辛温燥热之品，容易耗伤阴液，寒凉冷湿之物，容易伤及阳气。因此把握饮食忌宜，有助于调整脏腑功能，抵御病邪，如《素问·生气通天论》所云："谨和五味，骨正筋柔，气血以流，腠理以密。"

二是饮食要有规律。过饥而食或食而过饱都对机体不利，《素问·痹论》就有"饮食自倍，胃肠乃伤"的说法，孙思邈曾提出："先饥而食，先渴而饮，食欲数而少，不欲频而多，常欲令饱中饥。"同时，进食时要注意细嚼慢咽，专心愉悦，进食速度太快、太多，或边进食边使用电子产品工作或玩游戏等都不利于脾胃对食物的受纳腐熟，甚至造成脾胃功能紊乱，损伤正气。

三是要注意饮食卫生。不吃不洁、腐败变质的食物或者病死家禽，防止引起胃肠疾病，感染寄生虫，食物中毒等。

四是要考虑自身的体质和疾病状态，防止饮食不当而诱发或加重疾病。如胆道结石者，若暴饮暴食可能诱发胰腺炎；疾病恢复期进食"发物"，可能导致疾病复发；特禀体质（过敏体质）可能因特殊食物而引起过敏等反应。

（2）药膳保健。

药膳是在中医药理论指导下，将不同药物与食物进行合理组合，通过加工调制而成的膳食。中医药膳药性平和，将药与膳食结合，双重功效，简单方便，利于长期食用，也可以因人、因时、因地灵活化裁，而且适应范围广。正确合理辨证施膳，不仅能满足人体对食物和营养的需求，还具有增强体质、调节机能、养生防病、辅助治疗各种疾病和促进机体康复等作用，是中医颇具特色的扶正抗邪方法。

5. 辅用医技

对于一些正气不足、体质偏差较大、体弱多病者，可以使用一些具有治疗和保健作用的适宜技术，如推拿、按摩、针灸等，直接作用于特定部位，或借助穴位效应，经络系统感应传导，调整气血阴阳平衡，纠正或增强体质，匡扶正气。也可以直接采用药物调养正气，如常用一些滋补或调理气血药物，使人体正气充足、调和，若需长期服用以固本者，可使用丸剂、膏方。西医学中也有采取口服或者注射药物以提高人体免疫力，增强正气抗邪能力的方法，如脾氨肽口服冻干粉、静注人免疫球蛋白、人血白蛋白等。

（二）阻止病邪侵害

邪气是导致疾病发生的重要条件，故未病先防除了增强正气的御邪能力外，还要注意防止各种病邪的侵害。如外感六淫、七情内伤、劳逸失度、饮食失宜等。如今对传染病的预防，就尤其主张保护易感人群，阻止病邪对其侵袭。

1. 回避邪气

邪气是导致疾病发生的重要条件，要想做到未病先防，除了增强正气，提高抗病能力，还应注意回避邪气，避免遭其侵害。《素问·上古天真论》就说"虚邪贼风，避之有时"，《素问·刺法论》虽有"正气存内，邪不可干"之说，但同时也提出要"避其毒气"。具体来说，回避邪气要顺应四时，谨慎起居，以防外感邪气，如春防风邪、冬防寒邪；要注意规避不良环境，防止外伤与虫兽伤；要讲究卫生，防止水和食物污染；合理饮食，防止损伤脾胃；要劳逸适度，防治病邪趁机入侵；疫病流行期间，要回避疫毒，避免接触传染源，勤洗手，注意隔离。

2. 药械防邪

药械防邪是指事先使用某些药物或者器械以防止病邪侵袭，从而起到预防疾病的作用。比如将芳香药物做成香囊佩戴，或者直接点燃药物进行熏香，以辟秽化浊，防止邪气伤人；服用药物防止邪气侵袭，如在"非典""新冠"流行期间，人们使用中药草制成扶正祛邪的"大锅药"群体服用；进行预防接种，防止病邪侵袭，尤其在疫病流行期间具有重大意义。我国早在16世纪就发明了人痘接种术预防天花，开创了人工免疫的先河。在邪气盛行时，应采取佩戴口罩等措施防护口鼻，以阻止邪气侵入。

二、既病防变

既病防变是指在疾病发生的初始阶段或者轻微阶段，应力求做到早期诊断，早期治疗，以防止疾病的深入发展及传变，甚至危变。既病防变与西医学"二级"预防的策略相对应，核心在于早期诊治、防止传变。

（一）早期诊治

疾病的发展一般都有相对固定的规律，在疾病发展的过程中，由于邪正斗争的消长，可能出现由浅入深、由轻到重，由简单到复杂的变化。提倡早期诊治的原因就在于疾病的初期，病位较浅，病情多轻，正气也未衰败，因而易治。故《素问·阴阳应象大论》曰："故邪风之至，疾如风雨。故善治者治皮毛，其次治肌肤，其次治筋脉，其次治六腑，其次治五脏。治五脏者，半死半生也。"这形象地说明越早诊治，预后相对越好，如不及时诊治，病邪就有可能步步深入，病情愈加复杂，治疗也愈加困难。

早期诊治的时机在于把握好不同疾病的发生发展和传变规律，及时作出正确诊断、治疗，并在正气未虚和邪气未传以前，采取某些预防性、前瞻性的措施。对于一些大范围的传染性疾病而言，早期隔离诊治还有助于及时控制传染源。

（二）防止传变

防止传变，是指在掌握疾病的发病传变规律和传变途径的基础上，采取措施防止疾病的发展。包括阻断传变途径与先安未受邪之地两个方面。

1. 阻断传变途径

疾病一般都有相应的传变规律和途径，如外感疾病有六经传变、卫气营血传变、三焦传变，内伤疾病有脏腑五行生克规律传变、经络传变。其中伤寒病的六经传变，初在太阳经，后续发展可往阳明经、少阳经等经传变，甚至由阳入阴，因此病在太阳之时就是其早期诊治、预防传变的关键；温病的卫气营血传变，初在卫分证，后续发展可往气分、营血分传变，因此病在卫分就是温病早期诊治的关键；内伤脏腑病变，由于脏腑之间在生理病理上相互联系和影响，脏腑传变可能不仅局限于两个脏器之间，甚至同时涉及多个脏腑，因此掌握脏腑传变规律，早期诊治，可以阻止其损害波及更多脏腑。这也与现今传染病控制中的切断传播途径有相似的作用内涵。

2. 先安未受邪之地

先安未受邪之地是以疾病的传变规律为指导，提前采取措施对可能被传变部位进行预见性的调养、顾护、治疗，阻止病邪传至该部，从而防止病情进展。如《金匮要略·脏腑经络先后病脉证》言："见肝之病，知肝传脾，当先实脾。"这一基于五行生克理论的"肝病实脾"的理论在《难经·七十七难》中更有明确体现，其言："所谓治未病者，见肝之病，则知肝当传之于脾，故先实其脾气，无令得受肝之邪……"因此，临床上治疗肝病的同时，常辅以调理脾胃的药物，使脾气旺盛不受邪，常收到良效。清代医学家叶桂在《温热论》中更是明确提出"先安未受邪之地"，其言："若斑出热不解者……或其人肾水素亏，虽未及下焦，先自彷徨矣……务在先安未受邪之地，恐其陷入易易耳。"主张在温病伤中焦胃津时，往往需要在甘寒之中加入咸寒，先于病机发展给予滋养肾阴，加强下焦之气，防止温邪深入传变，损耗肾阴。

三、瘥后防复

瘥后防复是指在疾病治愈后，或疾病康复向愈阶段应注意病后调摄，采取多种措施，防止疾病复发。历代医家十分重视病后防复，并且积累了很多相关经验。《素问·热论》就言："热病少愈，食肉则复，多食则遗。"张仲景《伤寒论》有一篇还专论了伤寒病复发及其治疗，如"大病瘥后劳复者，枳实栀子豉汤主之"。瘥后防复的内涵与西医学"第三级"预防的策略相对应。

（一）瘥后复发的原因

瘥后复发的原因主要有以下几方面：一是正气未复。疾病初愈或向愈时正气虽渐复但仍薄弱，气血未定，阴阳未平，导致难以根除余邪，或再次感邪。二是余邪未清。疾病初愈或向愈，若邪未尽祛，稽留体内，在一定条件下，就有可能导致疾病复发。《温热论》所言之"恐炉烟虽熄，灰中有火"即是此理。三是诱因相加。诱因可能助邪伤正或直接变生邪气毁伤正气，导致疾病复发，如饮食失宜、过度劳累、情志失调、用药不当、复感新邪等。根据不同的诱因，临床常有以下几种情况：

1. 食 复

这是指饮食失节导致疾病复发。此时，脾胃尚虚，余邪未尽，若饮食太过，则运化不及，或使余邪假食邪而复作，以致酿生痰湿，阻碍气机等。故疾病初愈时，要注意保证饮食营养，又不可恣意进食，盲目大补，要选择与病情和体质相宜的食物，逐渐向正常过渡。如《伤寒溯源集》就言："凡病新瘥，自宜先用陈仓米少许，煎汤少饮，俟其无恙，渐次增浓，胃气渐旺，谷食渐增……后少进肉味，撙节爱养，自无复证。"

2. 劳　复

这是指因过度劳累而使疾病复发。疾病初愈者，正气尚未全部恢复，合理运动能促进气血畅行，于体有益。但如过度劳累，可能耗伤正气，导致邪失所制，疾病复发。过劳包括劳力过度、劳神过度、房劳过度。故此时宜休息调养，不可过分劳力、烦劳伤神、强行房事等。

3. 情志复

情志复是指因情志失常而导致疾病复发。精神情志活动对疾病发展与转归有较大影响，精神恬静愉快，有利于气机条畅，精气血津液正常运行，使正气旺盛，促进康复。若情志异常，导致气机和气血津液代谢紊乱，脏腑功能失调，疾病复发。如高血压属于阴虚阳亢者，若恼怒不制，可使肝阳上亢，气血上逆，出现眩晕，甚至昏仆倒地，半身不遂，发为中风。

4. 重感复

疾病初愈或向愈阶段，复感邪气，而致旧病复发。

（二）病后防复的方法

根据病后复发的原因，病后防复主要从以下三个方面着手：一是调补正气。要注意顺应自然，适当锻炼，养性调神，起居生活有规律，采取饮食或药膳调理，进行针灸、按摩、推拿等。二是肃清余邪。适当使用药物或者针灸、按摩、推拿等医技手段，祛除余邪，巩固疗效。三是谨防诱因。应注意谨慎起居，合理饮食，勿要作劳，怡情悦性，避免其他各种诱发因素。

➕ 本章小结

本章主要介绍了预防的基本原则、正气与邪气的概念以及保养正气和防御病邪的具体表现；中医治未病的理念，以及其主要策略和措施。其中重点是预防的基本原则；治未病思想的三个主要内容及措施。治未病思想饱含传统中医学深邃智慧，在应对当下疾病谱和医疗模式发生巨大变化的背景下，更应该贯穿于疾病防治过程的始终，这也是在实践过程中需要把握的重点和难点。

第三章思考与练习：

1. 单项选择题

（1）称为先天之本的是（　　　）。

A. 心　　B. 肝　　C. 脾　　D. 肺　　E. 肾

（2）称为后天之本的是（　　　）。

A. 心　　B. 肝　　C. 脾　　D. 肺　　E. 肾

（3）机体的生长发育主要取决于（　　）。

A. 血液的营养　　　　B. 津液的滋润

C. 水谷精微的充养　　D. 肾中精气的充盈

E. 心血的充盈

（4）发病的内在原因是（　　）。

A. 正气不足　　B. 邪气侵袭　　C. 疾病传变　　D. 饮食不当　　E. 诊治不及

（5）"见肝之病，则知肝当传之于脾，故先实其脾气"体现的是（　　）。

A. 顺应自然　　　　　B. 调神养性

C. 先安未受邪之地　　D. 阻断传播途径

E. 阻止病邪侵害

（6）"治五脏者，半死半生也"启示我们应该（　　）。

A. 早期诊治　　　　　B. 防止复发

C. 先安未受邪之地　　D. 阻断传播途径

E. 阻止病邪侵害

2. 多项选择题

（1）预防的基本原则包括（　　）。

A. 保养正气　　B. 防御病邪　　C. 调摄精神　　D. 锻炼身体　　E. 人工免疫

（2）保养正气的预防原则，具体表现在（　　）。

A. 重视精神调摄　　B. 注意饮食起居

C. 加强身体锻炼　　D. 人工预防免疫

E. 顺应自然

（3）中医治未病思想包括（　　）三方面。

A. 未病先防　　B. 既病防变　　C. 瘥后防复　　D. 防止传播　　E. 杜绝发病

（4）以下（　　）可能会导致复发。

A. 饮食不当　　B. 劳倦失度　　C. 饮食不节　　D. 重　感　　E. 情志不调

（5）以下（　　）属于未病先防的范畴。

A. 增强正气　　B. 回避邪气　　C. 早期诊治　　D. 防止传变　　E. 瘥后防复

（6）以下（　　）属于阻止病邪侵害。

A. 谨慎起居　　B. 佩戴口罩　　C. 讲究卫生　　D. 预防接种　　E. 佩戴香囊

3. 判断题

（1）疾病的发生与否，取决于正邪斗争的胜负。（　　）

（2）精是生命的主宰，精能御气，只有在精的统驭下，人体的正气才能保持和顺调达。（　　）

（3）只要正气强盛就不会发病。（　　）

（4）病后初愈的饮食以清淡宜消化为好。（　　）

（5）不同的疾病在体内可以有不同的传变规律。（　　）

（6）养性怡神也可以增强人体正气。（　　）

4. 名词解释

（1）正气：

（2）邪气：

（3）治未病：

5. 简答题

（1）正气的作用具体表现在哪些方面？

（2）如何增强人体正气？

（3）瘥后防复的方法有哪些？

第四章

中医预防策略

📋 本章重点

调气摄神的概念及具体方法；食养、食疗的概念及区别，食性理论和含义；食养的基本原则；传统运动对疾病的作用，太极拳、八段锦、五禽戏、六字诀的招式、预防保健机理、练功要领；经络、腧穴的相关概念，十四经循行分布及常用腧穴在疾病预防中的作用；常用药物预防方法的概念和特点；常用药物预防方法的功效和注意事项。

📋 学习要求

（1）掌握调气摄神的概念和具体方法；食养、食疗的概念和食养的基本原则；太极拳、八段锦、五禽戏、六字诀的招式、预防保健机理、练功要领；经络、腧穴的相关概念和十四经循行分布以及常用腧穴的归经、定位与主治；常用药物预防方法的概念、特点、功效和注意事项。

（2）熟悉怡情调神的具体方法；5~6种传统食疗方的功效及制作方法；太极拳、八段锦、五禽戏、六字诀的概念；中医适宜技术艾灸、推拿、穴位贴敷、拔罐法的操作方法及应用；不同药物预防方法的分类。

（3）了解情志相胜的概念和适用范围；常用食物的性味归经及功效应用；太极拳、八段锦、五禽戏、六字诀的渊源；刮痧、皮内针（揿针）、头皮针的操作方法及应用；不同药物预防方法的历史。

　　中医预防学是在中医学基本理论指导下，运用各种预防方法，包括情志、食养、传统运动、中医适宜技术、药物等，以防止疾病发生、发展、传变或复发的一门学科，是祖国传统医学理论体系中一个重要的组成部分。其中，情志是中医学在研究人的心理活动时归纳的一个概念，概括来讲，即指人的喜、怒、忧、思、悲、惊、恐等七种情绪；情志预防是通过调气摄情、怡情调神、情志相胜等情志调节方法，调节转移不良情绪，恢复健康的精神状态，实现养生目标的预防方法。食养即"饮食养生"，是在中医理论指导下，应用食物起到强身、预防疾病、促进机体康复及延缓衰老的养生方法。传统运动形式繁多，常见的如导引、太极拳、八段锦、吐纳功法等，能够强健体魄、调畅身心、康复预防。常用的中医适宜技术有经络腧穴调摄、艾灸、推拿、穴位贴敷、拔罐、刮痧、皮内针（揿针）、头皮针等，具有简便廉验和应用广泛的特点。药物预防包括药茶、药膳、药酒、药浴、精油、膏方等，选择广泛，应用形式多样，内外兼顾，融合现代科学技术，大众易于接受，有平衡阴阳、调和气血、扶正祛邪、增强体质，提高机体防御、抗病、修复、调节能力的功效。

　　本章主要从情志预防、食养预防、传统运动预防、中医适宜技术预防、药物预防等方面阐述中医预防策略的具体实施。

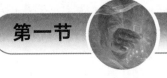

第一节　情志预防

一、情志与疾病预防

　　世界卫生组织提出的三维健康的定义，指出健康不仅仅是身体没有疾病和虚弱状态，还应该具备生理、心理和社会适应力都完满的状态。因此，心理健康作为健康的重要基石应当受到重视。现实生活中，人的精神心理状态会受到诸多因素的影响，维持稳定的情绪、保持积极的心态、进行适当的情绪疏导等，都将影响心理健康状况。

　　党和政府将人民生命安全与身体健康放在第一位，把保障人民健康放在优先发展的战略地位。面对席卷全球的新冠疫情，国家不断调整方针政策，提升公众医疗保障，为居民健康保驾护航。此次疫情期间，中医药为抗击疫情做出了突出贡献。中医始终将"治未病"思想放在首位，认为预防先于治疗，预防重于治疗，人民群众应首先树立预防观念，这是健康防病的首要任务。中医情志预防的理论与方法是中医"治未病"思想的重要体现，有利于中医预防疾病的具体实施，有利于全面推进"健康中国"战略思想，也可为提高国民健康素养贡献力量。

　　中医认为人的心理健康状态与精神情志息息相关，中医将精神情志归属于神的范畴，如何保持精神与形体二者的健康状态是预防疾病的一个关键。五脏皆藏神，五脏功能正常有益于精神情志的健康；反之，精神情志状态失常也会影响人的五脏功能及形体健康。

　　中医预防疾病不仅重视形体健康，更关注精神情志健康。《灵枢·天年》有"失神者死，得神者生"的记载，可见神的重要性。又比如在《素问·上古天真论》所载："恬淡虚无，真气从之。精神内守，病安从来。"中医养生中对神的调节方法多样，本节将介绍调气摄情、怡情调神、情志相胜三类情志养生方法。

二、调气摄情

调气即是调节气机，摄情即为统摄、保养精神。调气摄情，即是通过调节五脏气机，以达到统摄保养精神的目的。通俗而言，调气摄神，即是在人的精神或情绪将要或已经失于清静，发生异常时，采取适当的方法，使情志回归正常的精神养生法。

人的情志也称情感，中医学概称为"七情""五志"，是人在接受各种刺激后的精神与心理活动的综合反应。人的情感表达正常，且有节制，是机体各脏腑组织生理功能正常的外在表现。现代研究也表明，正常且有节制的情感表达有助于人体新陈代谢的平衡，能提高人的免疫功能和抗病能力。

人的情志是不断变化的，外界环境的变化、人体生理或病理改变，都有可能激发人的情志变化，表现为人的情绪状态总是起伏不定。正常人会对外界刺激做出适度且恰当的情绪反应，例如愉快、高兴等正面情绪占比较多，这是人类情绪积极的表现。但若因内外因素影响，导致人的情志出现抑郁、偏激等消极的情绪，一旦超过机体的承受能力，就会影响人体脏腑气机的正常运行，轻则脏腑功能失调，重则导致疾病发生，甚至危及生命，对人体的健康会带来极大危害。《素问·举痛论》曰："怒则气上，喜则气缓，悲则气消，恐则气下""惊则气乱""思则气结"。认为过激的情志，会损伤相应脏腑的气机功能，对我们的健康产生不利的影响。因此，当情志过激时，应及时通过主动地控制和调节脏腑气机，调气摄情，避免不良情绪对人体的进一步损害。"心病还需心药医"，当过激情志产生时，以下方法可酌情选择运用。

（一）调气怡情

调气怡情法是指通过适当的方法调养人体之气，畅行脏腑气机，以增强五脏气化功能，进而调和五脏之神。调气怡情法以调理脏腑的气机为指导，运用调息、调气的方法，使形体、意志、脏腑气机三者合一，以调整脏腑气机，五脏和调故能气顺血和，延年益寿。

人体健康无不与脏腑生理功能、精神活动密切相关。孙思邈在《千金要方·养性》中有"调气法"专篇，论述如何通过调气来调养精神，和畅情志。调气就是通过调整呼吸、吐故纳新的功法锻炼，吸入天地之精气，呼出身中浊气，通过气息锻炼，使气聚精充神旺，形体、精神处于健康状态，有益于实现健康长寿的目标。

调息首要养气，即是通过呼吸调整以调动内息，使之聚集、储存于身体某一部位，同时循经络运行。通过调气可疏通经络气血。经络气血和调，则神自化生。调息行气在中医传统功法中体现得最为充分，例如太极拳、八段锦、易筋经、五禽戏等，功法虽异，但都强调形、意（心）、气三者的结合，通过运动肢体以锻炼形体，通过调整呼吸以调整脏腑气机运行，通过凝神以调和心神，以此达到调身、调息、调心的目的。而调息实乃调身、调心之基础。通过调息，人体经络畅通，气机升降有序，神行气行，形神合一，达到调气安神、神旺体健之目的。

（二）疏泄怡情

疏泄怡情法就是指将积聚、压抑在心中的负面情绪，通过适当的方法发泄出去，以尽快恢复心理平衡的养生预防方法。中医认为五脏中肝主疏泄，主管人的精神情志表达，肝的疏泄功能正常，人的情志和调，即便有不良情绪，也能很快地自行调节，恢复平和的心态。因此，对情绪的调养，就要注重对肝的保养，尤其要重视肝的疏泄功能的调养。

古人有"不如人意常八九，如人之意一二分"之言。很多时候人生中的逆境远多于顺境。当面临较大压力时，应及时适当地宣泄不良情绪，可以采用疏泄怡情之法用以缓解压力，达到调节情志的目的。反之，不良情绪郁积不宣，就会影响脏腑功能，积累过多必然使机体气血失和而变成疾病。疏泄怡情法来源于中医学"郁则发之""结则散之"的防治思想。通过及时地疏泄不良情绪，可使人在压力中得到缓解，能够更好、更快地面对生活中的逆境。

需要疏泄的情志以不良情绪居多，所以宣泄时方法要适当，同时还要注意适度，否则同样会损伤脏腑气血而为病，此所谓"悲哀喜乐，勿令过情，可以延年"。疏泄情志可以采用直接疏泄法，例如哭泣就是最直接的疏泄方法。《素问·宣明五气》曰："五脏化液：心为汗，肺为涕，肝为泪，脾为涎，肾为唾。是谓五液。"流泪是肝气疏泄的表现形式，哭泣后，肝气得以条达，可缓解不良情绪对机体的影响。曾有研究表明，因感情变化而流出的泪液中含有两种神经传导物质，随眼泪排出体外后，悲伤、痛苦的情绪也会随之得到缓解。此外，通过放声歌唱、开怀大笑等情绪释放方式，都可以达到疏泄怡情的目的。还可以通过找人倾诉以排忧解难，或寄情于诗词之间，或挥洒于书画之上，还可以通过运动、旅游、歌唱等方式来实现，这些间接疏泄形式，也可将心中的不良情绪宣达出去。

与人倾诉或交谈是一种较好的疏泄不良情绪的方法，倾诉者通过交谈方式疏泄心中积郁的情感，以减轻或消除心理压力，避免因不良情绪持续堆积引起的精神崩溃，调整好心态，能够适应环境带来的压力。在进行倾诉或交谈时，倾听者应采取同情、关怀与耐心的态度，同时要为讲述者保守秘密，让讲述者能够无所顾忌地畅所欲言。在疏泄达到一定效果后，再给予温和的正确指导。倾听者切忌采用讲"大道理"或者"过度批评"的方式。如果不良情绪已无法通过倾诉方式得到宣泄，可以选择心理医生进行专业的指导，以排解不良情绪。

（三）节制怡情

节制即通过克制、约束情感，防止七情过激，以达到心理平衡的方法。中医认为肝能调节人的情志活动，肝气调畅，则人的气机通畅，气顺血和，有益于延年益寿；而怒气最易伤肝，轻则肝气郁滞，重则伤身损命。因此，节制怡情，首要节制生气、发怒等伤肝的情绪。节制怡情，一方面需要克制情绪过度，另一方面还需要适度抒发不良情绪。

七情压制太过或释放无度，会直接伤及脏腑，引起气机升降失调，气血逆乱，还可能损伤人体正气，使机体的自我调节能力减退。所以情绪既不能太过压抑，也不可释放无度，贵在有节适度。节制怡情法正是基于各脏腑的生理特点，将情绪控制在一定的限度内，机体的生理活动不受情绪波动的影响。若情绪堆积日久，又会变生他病，所以节制怡情法还包含适度且有节制地疏泄不良情绪这一方面。

节制怡情，首先要节制自己的情感，除思虑、戒嗔怒，才能维持心理的协调平衡。现代医学认为，机体内环境的稳定状态受神经系统和内分泌系统调节，而情绪则可直接作用于神经系统影响内环境。

《老老恒言·燕居》中说："人借气以充其身，故平日在乎善养。所忌最是怒，怒心一发，则气逆而不顺，窒而不舒，伤我气，即足以伤我身。"喜怒之情，人皆有之，情绪贵于调和，而怒气对人体健康的危害最大。譬如暴怒不止，可致精神失常，甚至疯狂。因此，节制调节过激情绪首当节制怒气。《素问·生气通天论》说："大怒则形气绝，而血菀于上，使人薄厥。"《医学心悟》归纳了"保生四要"，其中"戒嗔怒"即为一要。

戒怒最重要的是用理智节制怒气，一旦发怒或将要发怒，应先想到怒气伤身，通过理智分析思考，从而节制怒气的发作；或选择冷静片刻，深呼吸以缓冲情绪，消解怒气；或转移注意力，使怒气不妄发。戒怒的方式可以凭借自我的理性控制，也可以由他人进行疏导，以转移怒意，达到节制怒气伤身的后果。

此外，郁郁寡欢的情绪，中医认为"思则气结"，最易致气滞神伤，应尽量避免抑郁、悲伤等消极情绪，使心情处于怡然自得的乐观状态。正如民间俗语所言："身宽不如心宽，宽心者能容天下难容之事"，如此自然气顺血充，健康恬愉。故节制移情法还应包含节制抑郁、离愁这类不良情绪。

三、怡情调神

怡情调神，即是通过转移、暗示、升华、超脱等方法转移人的不良情绪，或是借助媒介以陶冶情操、抒发情感、愉悦心情，恢复积极的心理状态，使不良情志回归正常的精神养生方法。

人的情绪极易受到外界环境的影响，而身体状况的欠佳也会影响人的情绪，严重的甚至会使人产生消极厌世的心理情绪，不益于健康。因此，如何维持积极的情绪，转移消极的不良情绪，是保持心理健康的关键所在。

怡情调神的方法多样，具体使用时可以根据所处的外部环境，选择符合个人兴趣爱好及心理承受能力的方式，有意识地转移不良情绪；或经由他人劝解、开导后，转移不良情绪，恢复积极的心态，使神气内守。比较常见且易操作的怡情方法有：

（一）转移怡情

转移怡情，即通过一定的方法和措施以转移消极情绪和意志，可通过改变周围环境，使人脱离不良刺激因素，从消极状态中解脱出来。转移怡情是中医怡情摄神的方法之一，也是最易被大众所运用的情志调养方法。

中医认为五脏化生人的各种情感，而情绪堆积日久又会影响相应脏腑的正常生理功能。因此，及时转移不良情绪，有利于生理健康。《续名医类案》中记载，用"投其所好"的方式转移人的不良情绪，疾病很快就能痊愈。转移不良情绪，可以恢复积极的心态，有利于身心健康。

转移怡情法的运用与不良情绪的类型相关。生活中往往有人将关注点过度地聚焦于某一事件，导致整日胡思乱想，甚至产生苦闷、烦恼、忧愁、紧张、恐惧等不良情绪和意志。此种情况，可采用多种怡情方式用以分散注意力，转移焦虑点；或通过改变周围环境，使人脱离不良因素的影响。移情的方法有很多，应用时应根据不同人的心理、环境和客观条件，采取不同的措施灵活运用；也可根据需要，将多种怡情方法配合使用，以达到排解不良情绪的目的。以下将介绍几种常用的转移怡情法。

1. 琴棋书画怡情

琴棋书画怡情法是自古以来颇受读书人喜爱的一种兴趣怡情法。古人常在烦闷不安、情绪不佳时，偏好选择能够转移情绪的音乐或戏曲，可使紧张、苦闷等情绪随之转移。现代人也可根据自己的兴趣爱好，从事自己喜欢的活动，诸如书法、绘画、音乐、舞蹈等，可借由兴趣爱好来放松精神，以排解愁绪，舒畅气机，颐养心神，有益于身心健康。

但要注意，运用琴棋书画之乐事以转移不良情绪，应保有开阔的心境，而不宜带有市侩的目的性，正如古人所云："书画赏鉴是雅事，稍一贪痴，则亦商贾。"

现代兴起的各种娱乐方式，只要能够舒缓心情，又能引发人积极向上，都是很好的转移怡情法。同时要注意适度原则，不能沉溺于娱乐、沉迷于游戏。沉迷于娱乐与游戏的放纵方式，是无法转移消极情绪和意志的。

2. 运动移情

运动也是最常见的移情法之一。通过运动不仅可以锻炼形体，保持机体健康状态，以增强生命的活力。同时在运动过程中，还能有效地发泄不良情绪，使机体重新恢复平衡。现代研究表明，人在运动时，大脑会释放内啡肽，这是一种能引起精神愉快的化学物质，使人产生欣快感、放松感。通过适度的运动能增加内啡肽的生成，显著地缓解紧张感，甚至能达到消除失望、沮丧情绪的目的。

如果遇有情绪紧张、郁闷时，不妨选择一项自己喜欢的运动，通过运动的过程以转移注意力，缓解不良情绪。可以选择参加体育活动，或参与适当的体力劳动，以形体的紧张来消除精神的紧张，既强健了体魄，又愉悦了心神。同时要注意运动中的安全防护，才能尽享运动带给我们的愉悦感，又能达到运动怡情的目的。

中国传统的体育运动，如太极拳、太极剑、八段锦等，主张动静结合，形神一体，身心并用，使机体各脏腑达到阴阳平衡状态。锻炼时强调凝神调息，一切不良情绪也会随之转移。特别要提出的是长期患病的人，尤为需要运动移情以疏解积郁的情绪，有助于身体恢复健康。

3. 暗示怡情

暗示怡情就是采用含蓄、间接的方法，对他人的心理或行为进行影响，诱导对象不经逻辑思考和判断，直接接受被灌输的观念，或主动树立被暗示的某种信念，或通过暗示改变原有的情绪行为，达到缓解不良情绪的目的。最常见的是运用语言进行暗示，也可通过手势、表情，或运用药物及其他暗号来进行暗示。

暗示不仅影响人的心理行为，也可影响人的生理功能。例如《三国演义》中"望梅止渴"的故事，即是暗示怡情的实例。《黄帝内经》中就记载了运用暗示法的范例。如《素问·调经论》说："按摩勿释，出针视之，曰我将深之，适人必革，精气自伏，邪气散乱……"意思是说医生在患者针刺的地方先不停地进行按摩，并拿出针给患者看，然后告诉患者即将把针扎得很深，这样患者必然会集中注意力，使精气深伏于内，邪气散乱而外泄，从而提高针刺的疗效。

暗示怡情的方法和手段很多，最常见的是通过语言诱导进行暗示。要注意使用暗示法时，不同的人受到暗示后的结果各不相同，这与个人的心理特征及大脑的思维特点密切相关，亦与年龄有关，而人的智力水平及文化程度在能否接受暗示方面并不起到决定性作用。使用暗示怡情法之前，必须要取得对象的充分信任与合作，注意每次暗示过程应尽量取得成功。如不成功，就容易动摇受暗示对象的信心，影响下一次进行暗示的效果，成功的希望也就相对较小。如若难以取得对方的信任，就应该考虑其他的情志疏导方法，不宜强行采用暗示怡情的方法。对于有精神性疾病的患者，应该由专业人士施以暗示，以免产生不良后果。

（二）升华移情

升华，就是用顽强的意志战胜不良情绪的干扰，用理智化作行动力，不被一时的失意所击倒，志存高远，投身于更伟大的事业中去。

譬如两汉时期的司马迁虽惨受宫刑，但其以坚强不屈的毅力全力投入到《史记》的撰写之中，把身心创伤这一不良刺激变为奋发努力的行动力，以抒志解愁，调整缓解心理矛盾，转移不幸遭遇所带来的痛苦心境。又比如战国时期的著名军事家孙膑，因受庞涓的嫉妒和谋算，受膑刑被人挖去了膝盖骨，但他并未一蹶不振，而是靠顽强的意志力活了下来，帮助齐国建功立业，很快誉满天下，晚年隐居山林，潜心研究军事理论，其所著的《孙膑兵法》成为流芳千古的军事名篇。

因此，一时的失败不是放弃的理由，只要志存高远，坚定信念，坚持奋斗，胜利终将属于永不言弃之人。升华移情好似登高望远，转变视角的高度，从更高的境界看待现在的困境，困难就会变小，苦难也只是人生的一部分，并不是人生的全部，应升华心境，努力成就精彩的人生。

（三）超脱移情

超脱，就是在思想上把事情看淡，在行动上主动脱离导致不良情绪的环境。例如高考落榜，有的考生灰心丧气，感到前途无望，更有甚者竟想轻生。此时应冷静思考，上大学并不是唯一的出路，振作精神，勇敢地面对现实，脚踏实地去寻找适合自己的道路，前途总是光明的。或者选择换个环境，如外出旅行等，暂时脱离现有的环境换个心情，这也是恢复精神心理平衡的方法之一。

音乐巨匠贝多芬，25岁左右时患耳疾，45岁左右时失聪，一生都在和贫困、疾病、失意、孤独等各种磨难作斗争。为了艺术，他牺牲了平庸的私欲，战胜了一切不幸，在困境中大声疾呼："我要扼住命运的咽喉，绝不向命运完全屈服"，创作了响彻世界的《命运》交响曲。一个失聪之人，将生活的磨难转化为自立的动力，将每一次挫折当成个人成长的磨刀石，并在不断的奋斗中获得精神上的满足，向人类想象力所能触及的最高领域翱翔，一再创造出辉煌无比的音乐篇章。

一时的失意并不代表人生的失败，换个心情，换个环境，人生具有无限的可能性。超脱怡情需要使用者具备较高的认知能力，能够在逆境中主观地转移不良情绪，将挫折转化为前进或成长的动力。

四、情志相胜

中医认为五脏藏神，脏腑之间又具有五行生克制化的内在联系。当某一脏腑出现异常时，受制约的脏腑也会出现异常。而五志分属于五脏，因此当不良情绪产生时，又可根据五脏所藏情志的五行生克制化规律，用互相制约、互相克制的情志，转移或干扰原来对机体有害的情志，从而恢复或重建精神平和的状态。

情志相胜，即是通过五行制约的关系，转移和干扰对机体有害的情志，使情绪恢复正常的调节方法。《类经·祝由》称为："因其情志之胜，而更求其胜以制之之法"。

在运用情志预防的养生方法调节患者的异常情绪时，必须要注意刺激的强度，即治疗的情志刺激要超过致病的情志刺激，或是采用突然强大的刺激，或是采用持续不断地强化性刺激。总之，后者要超过前者，才能达到以情胜情的目的。

还要注意对象的性情特征，要对刺激情绪具有一定的承受能力，并且不能具有极端性格。对于有明确精神类疾病诊断的患者，应由专业医生进行治疗，不适用情志相胜法调节情绪，以避免意外的发生。另外，情志相胜法对对象造成的情志转换冲击往往较大，因此该法不适宜作为情志预防的首选方法，在实际应用中应有专业医生给予评估是否采用本法进行情志调节。

（一）怒胜思

本法适用于长期思虑不解，脾气郁结，情绪异常低沉之人。五行生克关系中，木克土。脾属土，思为脾志，长期或过度思虑会导致脾气郁结，脾气运化失常；肝属木，怒为肝志，木克土，故发怒会令肝气升发，郁结之气可得宣散。

案例 4-1

思伤脾者，以怒胜之

清代《续名医类案》中记载着一则病案：有一位有钱人家的夫人，因常年思虑太过，已经失眠两年有余。名医张子和诊脉后认为，女子两手皆为缓脉，是因思虑伤脾所致。故与该女子的丈夫暗中约定，用情志刺激法来治疗这个疾病。于是张子和每次上门给该女子看病时，只是一味地要求主人家用好酒好菜招待，但从不开具处方，每次还要收取重金。经过几次这般的诊疗后，该女子果然大发雷霆，发怒同时还伴有汗出，当天晚上女子就感到疲倦，并十分想睡眠。此次发怒后又过了八九天，该女子的食欲逐渐转好，脉象转为平和，疾病获得痊愈。

此病例说明了思虑过度会导致人的行为和脾的调节功能失常。脾气郁滞日久，机体阴阳失调，最终造成失眠。当用情志刺激法引起患者发怒，肝气怒则上逆，冲开了结聚的脾气，机体的阴阳之气发生调整，汗出而泄，阴阳之气再次平衡后疾病自愈。这就是"怒胜思"的运用案例。

通过这则案例请思考：长期思虑过度或抑郁的情绪，可以通过一定的外界刺激达到调整情绪的目的，这种方法使用时需要注意什么？什么情况下才可使用这类情制养神法呢？请结合本节内容，谈谈自己的看法。

（二）思胜恐

本法适用于因受到惊吓或感到恐惧，出现坐卧不宁、多疑善惊的情况。五行生克关系中，土克水。肾属水，恐为肾志，恐则气下，惊则气乱，神气涣散不能敛藏；脾属土，思为脾志，思则气结，土克水，故思考可以收敛因惊吓而导致涣散的神气，通过思考可以使患者自行排解某些不良情绪的困扰，以达到康复的目的。

案例 4-2

杯弓蛇影

"杯弓蛇影"这个寓言故事说的是乐广的一位朋友误认为自己在宴席上饮用了有蛇的酒后，终日恐惧不已，最终担忧成病。乐广知道这个情况后找到这位朋友，再次邀请他来自己家中，还选择当日宴席就座的地方，同时再斟来一杯酒，放在同样的位置后，请朋友仔细观察。宴席当日墙上挂有一张角弓，当朋友端起酒杯后，发现杯子的"蛇影"原来只是墙上角弓的倒影，顿时恍然大悟，压在心上的石头被搬开，病也随之而愈。

"杯弓蛇影"这个成语说明因恐惧引起的疾病可以用"深思"的方法来解除其恐惧、紧张的心理状态，善于思考，善于发现，不被事情的假象所迷惑，弄清事情的真相，从而消除疾病，恢复健康。此即"思胜恐"。

通过这则案例请思考：运用"思胜恐"的方法时需要注意什么？什么情况下才可使用这类情制养神法呢？请结合本节内容，谈谈自己的看法。

（三）恐胜喜

本法适用于因听到令人高兴的消息，造成神情过度兴奋、甚至狂躁的情况。五行生克关系中，水克火。心属火，喜为心志，过喜则心气涣散不收，神不守舍，严重者表现为精神恍惚，嬉笑不休；肾属水，恐为肾志，水克火。神情过度兴奋时骤然听到令人惊恐的消息，能收敛涣散的心气，从而达到调节情志的作用。

案例 4-3

喜伤心者，以恐胜之

《儒门事亲》一书中记载着一则医案：一位姓庄的医生曾医治一位因开心过度而生病的患者。庄医生在给患者诊脉时故意装作非常惊讶的样子，开药时故意说缺少几味药，必须亲自回去取药。但是离开后就一去不返。病人渐渐开始怀疑，"医生不回来了，是不是因为我自己患了重病？"于是从开始怀疑，逐渐转为担心，甚至感到恐惧，认为自己患的是绝症将要不久于人世，甚至开始为自己感到悲伤而痛哭流涕。当庄医生听到这个消息后，知道患者的疾病很快就能痊愈，于是登门拜访，告知患者生病的原因，以及他所用的情制治疗方法，再好言安慰病人。不久后病人就痊愈了。

这一病例就是用恐惧的情绪，调节因过度兴奋而造成的心神涣散不收的情志疾病。此即"恐胜喜"。

通过这则案例请思考：运用"恐胜喜"的方法时需要注意什么？什么情况下才可使用这类情制养神法呢？请结合本节内容，谈谈自己的看法。

（四）喜胜悲

本法适用于因悲伤过度，表现为情绪抑郁低沉者。五行生克关系中，火克金。肺属金，悲为肺志，过度悲伤会导致肺气不敛、制节失职；心属火，喜为心志，火克金。心气喜好和缓散达，可以制约失于清肃的肺气，使肺气收敛，得以恢复正常宣降。

案例 4-4
悲伤肺者，以喜胜之

《医苑典故趣拾》一书中曾有一个医案：清代有位巡抚大人，整日愁眉苦脸，郁郁寡欢。家人担忧他的身体，于是请一名医上门诊治。名医问完病因后，又诊脉许久，最后竟然给巡抚大人下了"月经不调"诊断。巡抚大人听后大笑不止，连声说道"我是堂堂男子，怎么可能生妇人的疾病。还诊断为月经不调，这简直是荒唐之极。"以至于后来每次想到这个事情就大笑一番，不久后他郁郁寡欢的情绪也不药自解了。

这位名医治病十分高明，故意犯常识性错误引得患者大笑不止，从而用兴奋的情绪达到了治疗的目的。此即"喜胜悲"。

通过这则案例请思考：运用"喜胜悲"的方法时需要注意什么？什么情况下才可使用这类情制养神法呢？请结合本节内容，谈谈自己的看法。

（五）悲胜怒

本法适用于因情绪抑郁，导致气机郁结患者；或因愤怒，导致情绪亢奋不宁患者，尤其适用于时常自我感觉总想痛哭为快之人。五行生克关系中，金克木。肝属木，怒为肝志，暴怒会导致人体气血逆乱，严重时会出现神志不清，甚至昏厥不治；肺属金，悲忧为肺志，金克木。肺气收敛，悲伤情绪会消耗怒气，因而随肝气上逆的血气得肺气收敛后，怒气消散，情绪就会恢复正常。

案例 4-5
怒伤肝者，以悲胜之

《儒门事亲》中有一个病例，名医张子和曾治疗一个病情复杂的女子，该女子的病情曾由多位医生诊治后仍未痊愈。张子和根据四诊的结果推测出此女得的是"少阳病"，为了确定诊断，张子和又问女子是否时常无缘无故总想大哭一场。女子肯定了张子和的推测，说自己的确有上述症状。张子和分析女子的病因是由于肝火灼伤了肺金。肺主悲忧，肺金受损，故总想通过哭泣的方式排解抑郁的肝气。于是张子和鼓励女子尽量痛哭一场，借助哭泣排解抑郁的情绪。女子接受了张子和的建议，大哭后病情得以缓解，并经进一步诊治后病情得以痊愈。此即"悲胜怒"。

张子和分析该女子的病因后，认为肝胆气郁是此病的原因，因此鼓励女子通过哭泣的方式舒缓郁结的肝气，从而达到了治疗此病的目的。此即"悲胜怒"。

通过这则案例请思考：运用"悲胜怒"的方法时需要注意什么？什么情况下才可使用这类情制养神法呢？请结合本节内容，谈谈自己的看法。

第二节 食养预防

食养即"饮食养生"，是在中医药理论指导下，应用食物强身、预防疾病、促进机体康复及延缓衰老的养生方法。"养生之道，莫先于食"，饮食是气血化生的主要来源，是脏腑生理功能的物质基础，是生命活动的基本保障。

人类文明从"燧人氏始钻木取火，炮生而熟"即开启了通过饮食保养生命、益寿延年的历史。先秦时期的周朝就已存在"掌和王之六食、六饮、六膳、百羞、百酱、八珍"的食医之职。饮食养生被古代养生学家奉为瑰宝，《备急千金要方·食治序论》云："安身之本，必资于食……不知食宜者，不足以存生也"。

饮食养生立足于人体健康与疾病两种状态，研究内容分为食养和食疗两大部分。食养是根据人的不同体质、年龄、性别以及气候、地理等环境因素的差异，选择适宜的饮食以调节人体脏腑功能，滋养气血津液、强身健体和预防疾病。食疗又称食治，即饮食治疗，它是以疾病为研究对象，包括不同疾病的饮食治疗，且有安全无毒、副作用小、简单易行、行之有效、易为人们接受的特点，特别在一些慢性疾病、孕期疾病、小儿疾病等方面，更具有不可替代的治疗作用。

食养、食疗含义并非完全等同，食养和食疗均在中医药理论指导下，研究食物预防疾病和治疗疾病。食养重在"养"，主要应用于健康人群、亚健康人群及疾病高危人群，以达到养生的目的，或应用于疾病恢复期的人群，以促进健康的恢复；而食疗重在"疗"，主要应用于患病人群，以达到治疗疾病的目的，正确使用食疗能提高临床疗效。

一、食物性能

食物性能理论是前人在长期的生活与临床实践中对食物的保健和医疗作用的经验总结。《黄帝内经·太素》云"五谷、五畜、五果、五菜，用之充饥则谓之食，以其疗病则谓之药。"按照药食同性之观点，食物与药物之间具有某些相同的性能特点。古代医家在长期实践中将这些特性和作用加以概括，并与阴阳、五行、脏腑、经络等中医基础理论紧密联系在一起，从而指导人们有效、合理地选择食物。

食物的性能主要有性、味、归经、升降沉浮等方面。

（一）四　性

四性即四气，是指食物具有寒、凉、温、热四种性质。温与热、寒与凉具有共同性，温次之于热，凉次之于寒，即在共同性质中又有程度上的差异。寒凉性食物，多具有滋阴、清热、泻火、凉血、解毒等作用，主要用于热性体质或热性病症，这类食物如苦瓜、鸭梨、鱼腥草等。温热性食物，多具有温经、助阳、活血、通络、散寒等作用，主要用于寒性体质或寒性病症，这类食物如姜、葱白、韭菜等。还有一类食物，寒热性质倾向不太明显，作用比较和缓，则归于平性食物，如乌骨鸡、白扁豆、莲子等。

（二）五　味

食物的"味"，原来是指食物的主要味道，后经历代医家概括为"五味"理论，五味包括酸（涩）、苦、甘（淡）、辛、咸。《本草备要》云："酸者能涩能收，苦者能泻能燥能坚，甘者能补能和能缓，辛者能散能润能横行，咸者能下能软坚，淡者能利窍能渗泄，此五味之用也"。概括而言，酸收、苦降、甘补、辛散、咸软。滋味相同者，作用相近；滋味不同，作用相异。

酸：具有收敛、固涩的作用，如乌梅治自汗、久咳。

苦：具有清热、泻火、燥湿、解毒、降气等作用，如苦瓜，其味苦能清泄热邪，善治火热内盛、痈肿丹毒。

甘：具有补益和缓解疼痛、痉挛等作用，如大枣健脾和中；饴糖缓急止痛，用于胃脘腹痛。

辛：具有发散、行气、活血等作用，如生姜、葱白用于外感表证，韭菜、茴香、黄酒用于气滞血瘀证。

咸：具有泻下、软坚散结和补益阴血等作用，如紫菜、海带用于瘿瘤（甲状腺肿大）。

涩：具有收敛固涩作用，与酸味食物作用相近。如石榴皮用于小儿泄泻，花生红衣用于治崩漏。

淡：具有渗湿利尿作用。如治水肿、小便不利的冬瓜、薏苡仁等。

（三）归　经

归经显示某种食物对人体某些脏腑、经络、部位等的突出作用，它表明食物的重点选择性，某经病变选用归该经的食物，往往能取得较好的养生治疗效果。此外，食物的归经与五味有关，正如《素问·至真要大论》所说："夫五味入胃，各归其所喜……物化之常也。"即酸味入肝经，苦味入心经，甘味入脾经，辛味入肺经，咸味入肾经。在应用时，必须将归经与四性、五味等性能综合考虑。

归心经的食物：小麦、酸枣、龙眼肉等。

归肝经的食物：芹菜、胡萝卜、黑芝麻等。

归脾经的食物：粳米、大枣、牛乳等。

归肺经的食物：梨、枇杷、白果等。

归肾经的食物：山药、黑芝麻、乌骨鸡等。

归胃经的食物：粳米、土豆、牛肉等。

归大肠经的食物：马齿苋、菠菜、木耳等。

归小肠经的食物：赤小豆、冬瓜、莴笋等。

归膀胱经的食物：玉米、水芹、鲤鱼等。

（四）升降浮沉

食物的升降浮沉是指食物作用的趋向性。升是上升，降是下降，浮是发散，沉是泻利等。食物的气味性质与其阴阳属性决定食物作用趋向。一般来说，质地轻薄、食性温热、食味辛甘淡的食物，其属性为阳，多具有升浮的作用趋向（如姜、蒜、花椒等），具有发散、宣通开窍等功效，如香菜、薄荷能解表而治疗感冒，菊花、绿茶能清利头目而治疗头痛；反之，质地沉实，食性寒凉，食味酸苦咸的食物，其属性为阴，多具有沉降的作用趋向（如杏仁、梅子、莲子、冬瓜等），具有清热、平喘、止咳、利尿、敛汗、止泻等功效，如西瓜清热而治热病烦渴，冬瓜利尿而治小便不通，乌梅收敛而止泻痢等。

二、食养原则

（一）阴阳平衡

《素问·阴阳应象大论》云："阴阳者，天地之道也，万物之纲纪，变化之父母，生杀之本始，神明之府也"。人体的正常活动是阴阳两个方面保持着对立统一的协调关系，处于动态平衡的结果。如果阴阳双方失去相对的动态平衡，出现阴阳偏盛或偏衰，则会引起疾病的发生发展和变化。《素问·生气通天论》云："阴平阳秘，精神乃治""阴阳匀平，以充其形"。因此，阴阳平衡是饮食养生的基本原则。正如《素问·生气通天论》云："阴之所生，本在五味，阴之五宫，伤在五味"，可见饮食调和阴阳平衡的重要性。

（二）脏腑调和

人体是以五脏为中心，配合六腑、形体、官窍，通过经络系统的联络作用而构成的一个有机整体。各脏腑、经络、形体、官窍等在生理上协调统一，密切配合，在病理上相互影响。脏腑有病变，可反映于相应的形体官窍，即所谓"有诸内，必形诸外"（《孟子·告天下》）。在临床诊察时，可通过观察分析形体、官窍、色脉等外在表现，了解内在脏腑的虚实、气血的盛衰以及正邪的消长，从而做出正确诊断。故《灵枢·本藏》云："视其外应，以知其内藏，回则知所病矣。"如病人出现心慌、心悸、面色苍白、失眠、多梦等症，心主血脉、主神志，其华在面，诸症为心血不足所致，可予以大枣、莲子、百合、龙眼肉等以补气养血、安神助眠。

（三）三因制宜

人类生活在自然界中，与自然界相通相应。如《灵枢·邪客》说："人与天地相应"。

自然环境的各种变化，寒暑更替、昼夜晨昏、地域差异等必然会对人体的生理病理产生直接或间接影响。同时，人体的生理病理状况，随着年龄的变化、体质不同而产生明显差异。故在制定饮食养生措施时，应因时、因地、因人制宜，对具体情况具体分析，区别对待。

1. 因时制宜

因时制宜是指根据不同季节气候特点及其与内在脏腑、气血、阴阳的密切关系而选用适宜的食材进行饮食养生。一年间气候变化规律为春温、夏热、秋凉、冬寒，食材性能亦有温热寒凉之差异，因此，饮食养生应顺应四时而调整。如《素问·六元正纪大论》"用寒远寒，用凉远凉，用温远温，用热远热，食宜同法"中指出的四时用药施食的具体原则。春季阳气升发，可食用辛散之品，如韭菜、香菜等，以振奋阳气；夏季天气炎热，宜食寒凉清热之品，如苦瓜、绿豆等；长夏炎热挟湿，宜食健脾化湿之品，如薏苡仁、白扁豆等；秋季气候凉燥，宜食甘润之品，如百合、枇杷；冬季气候寒冷，又逢阳气潜藏之时，宜食补益温阳之品，如羊肉等。

2. 因地制宜

因地制宜是根据不同地区的地理特点合理选择饮食养生的方法。地域气候的差异，地理环境、生活习惯以及饮食特点的不同，在一定程度上影响着人体的生理机能与病理变化。因此，在饮食养生过程中，要因地制宜，尽可能减少地域环境对机体的影响。如东方温热潮湿，宜食清淡健脾利湿之品，如茯苓、茭白等；南方温暖湿润，宜食健脾利湿和胃之品，如薏苡仁、藿香等；西北地区寒冷干燥，宜食温补辛润之品，如海参、银耳、蜂蜜等。

3. 因人制宜

因人制宜是根据人体年龄、性别、体质等为依据合理选择相应的食材。不同个体在形态结构、生理功能、心理状态、适应能力等方面都存在差异，即使同一个体，在不同时期其生理特点也各有特点，运用食材防病养生也亦有区别。如小儿为"纯阳之体"，生理特点为"稚阳未充，稚阴未长"，故应重在补气健脾和补肾益精；老年人身体机能衰退，以健脾补肾、益气养血为主；妇女在月经期以补血为主，妊娠期以补肾固胎、健脾养血为主，产后以补气益血、通经下乳为主，绝经期以补肾益气血为主；按体质而言，气虚者以补气健脾为主，如红枣、莲子等；血虚者以补血为主，辅以补气，如当归、桂圆、动物肝脏；阴虚者以滋阴润燥为主，如银耳、蜂蜜等；阳虚者以温补阳气为主，如羊肉、韭菜等。此外，痰湿者化痰除湿，火盛者清火等。

三、谷菜充养

饮食可以补养脏腑，是脏腑实现生理功能，维持生命活动的物质基础。《素问·脏气法时论》云："五谷为养，五果为助，五畜为益，五菜为充，气味合而服之，以补精益气"，这作为世界上较早的平衡饮食原则强调了饮食的重要性，对饮食结构也给出了合理建议。

（一）五谷为养

"五谷"是饮食与养生的根本，《寿世青编·养脾说》里云："《经》曰：安谷则昌，绝谷则亡。"《灵枢·五味》中记载："谷不入，半日则气衰，一日则气少"，突出五谷对人体"养"的主体作用。

对于"五谷"，古代有多种不同说法，最主要的有两种说法，一是指稻、麦、稷、黍、菽；另一是指麻、麦、稷、黍、菽。现代所说的五谷泛指谷类和豆类，如米、谷、麦、豆类等五谷杂粮。谷类是我国居民能量和蛋白质的主要来源，提供了人体所需50%～70%的能量、40%～70%的蛋白质和 60%以上的维生素 B_1。豆类尤其是大豆类含有丰富的蛋白质，消化吸收率高，是饮食中优质蛋白质的重要来源。

1. 粳　米

【性味】味甘、性平。

【归经】脾、胃、肺经。

【功效】补气健脾，除烦渴，止泻痢。

【应用】

（1）淡竹沥一合，粳米一合（炒，以水二盏同研，去滓取汁）。上二味，和匀顿服之。治霍乱狂闷，烦渴，吐泻无度，气欲绝者。(《圣济总录》)

（2）米半升。水研取汁，入油瓷瓶中，蜡纸封口，沉井底一夜，平旦服之。治赤痢热躁。(《普济方》)

2. 小　麦

【性味】味甘、性凉。

【归经】心、脾、肾经。

【功效】养心，益肾，除热，止渴。

【应用】

（1）小麦 30 g，大枣 10 枚，甘草 9 g，加适量水煎服。适用于妇人脏躁，喜悲伤欲哭。(《金匮要略》)

（2）白面一斤，炒令焦黄，每日空心温水调（服）一匙头。治滑痢肠胃不固。(《饮膳正要》)

3. 玉　米

【性味】味甘、性平。

【归经】胃、大肠经。

【功效】调中开胃，利尿消肿。

【应用】

（1）玉米须 100 g，煎水服，忌食盐，利尿治水肿。(《中医验方汇编》)

（2）山药粉 15 g，粳米 100 g，玉米粉 15 g。将粳米淘洗干净，下锅煮粥，同时把玉米粉、山药粉用冷水调和，待粥将成时，加入山药、玉米粉，再略煮即成，健脾补气。(《食疗粥谱》)

4. 薏苡仁

【性味】味甘、淡，性微寒。

【归经】脾、肺、肾经。

【功效】利湿健脾，舒筋除痹，清热排脓。

【应用】

（1）生山药 60 g，生薏苡仁 60 g，柿饼 30 g。先把薏苡仁煮至烂熟，尔后将山药捣碎，柿饼切成小块，同煮成糊粥。适宜于阴虚内热、痨嗽干咳、大便泄泻、食欲减退等肺气虚的病症。(《医学衷中参西录》)

（2）薏苡仁、白扁豆各 30 g，粳米 100 g，共煮成粥。每日 2 次，适用于暑湿外感，头身困重。(《中国药膳大全》)

5. 黄 豆

【性味】味甘、性平。

【归经】脾、心、大肠经。

【功效】健脾利水，宽中导滞，解毒消肿。

【应用】

（1）黄大豆 30 g，籼米 60 g。先将黄大豆用清水浸泡过夜，淘洗干净，再与洗净的籼米一同下锅，加水煮粥。适用于脾气虚弱者。(《食疗粥谱》)

（2）黄豆 30 g，制何首乌 15 g，猪肝 150 g，黄酒、盐、糖适量。将制何首乌加沸水煮 20 分钟，滤汁去渣。起油锅，待油熟后下黄豆煸炒至出香味，加首乌汁，煮沸后下猪肝，并用文火煮至豆酥烂，调味起锅。适用于肝肾精血亏虚引起的须发早白等。(《膳食保健》)

（二）五菜为充

"充"即补充、充实。古代的五菜是指葵、韭、藿、薤、葱。《灵枢·五味》云："葵甘、韭酸、藿咸、薤苦、葱辛"。五菜是从性味角度列举蔬菜的代表，泛指各种蔬菜。蔬菜可补充人体对维生素尤其是维生素 C、胡萝卜素、矿物质和膳食纤维等的需要。

1. 菠 菜

【性味】味甘，性平。

【归经】肝、胃、大肠、小肠经。

【功效】养血敛阴，清热解毒，润燥通便。

【应用】

（1）菠菜 250 g，鲜姜 25 g，精盐 2 g，酱油 5 g，香油 5 g，花椒油 2 g，味精、醋适量。菠菜洗净切断焯水后沥出，把鲜姜丝及调料一起加入凉菠菜中，拌匀入味即成。适用于老年性便秘、习惯性便秘及高血压患者。(《保健药膳》)

（2）菠菜 250 g，猪肝 200 g，炒熟淡食；或鲜菠菜 500 g，捣烂取汁，每日 2 次。用于夜盲症。(《食物疗法》)

2．韭　菜

【性味】味辛，性温。

【归经】肝、胃、肾、肺、脾经。

【功效】补肾，温中行气，散瘀，解毒。

【应用】

（1）生韭或根五斤（洗），捣汁。灌少许，即吐胸中恶血。治胸痹，心中急痛如锥刺，不得俯仰，自汗出或痛彻背上，不治或至死。（《孟诜方》）

（2）韭菜白八两，胡桃肉（去皮）二两。同脂麻油炒熟，日食之，服一月。治阳虚肾冷，阳道不振，或腰膝冷疼，遗精梦泄。（《方脉正宗》）

3．萝　卜

【性味】味辛、甘，性凉；熟者味甘，性平。

【归经】脾、胃、肺、大肠经。

【功效】消食，下气，化痰，止血，解渴，利尿。

【应用】

（1）萝卜捶碎，蜜煎，细细嚼咽。治翻胃吐食。（《普济方》）

（2）生萝卜捣涂之，子亦可。治汤火伤灼，花火伤肌。（《圣济总录》）

4．大　葱

【性味】味甘，性温。

【归经】肺、胃经。

【功效】发表通阳，解毒杀虫。

【应用】

（1）葱白一虎口，豉一升。以水三升，煮取一升，顿服取汗。治伤寒初觉头痛，肉热，脉洪起一、二日。（《补缺肘后方》）

（2）人乳四合，葱白一寸。上二味相和煎，分为四服。治小儿初生不小便。（《外台秘要方》）

5．薤　白

【性味】味辛、苦，性温。

【归经】肺、心、胃、大肠经。

【功效】理气宽胸，通阳散结。

【应用】

（1）薤白一升。当归四两。水五升，煮二升，分二服。治妊娠胎动，腹内冷痛。（《古今录验方》）

（2）薤一虎口。以水三升煮，取半，顿服，不过三作。治霍乱干呕不息。（《独行方》）

6．苦　瓜

【性味】味苦，性寒。

【归经】心、脾、肺经。

【功效】祛暑清热，明目解毒。

【应用】

（1）苦瓜根二两，冰糖二两。加水炖服。治痢疾腹痛、滞下粘液。（《众集验方》）

（2）鲜苦瓜捣烂敷患处，治痈肿。（《泉州本草》）

四、果畜助益

（一）五果为助

"五果"具有辅助滋养的作用，正如李时珍在《本草纲目》中提出的五果"辅助粒食，以养民生"。古代五果主要指桃、李、杏、枣、栗五种具有代表性的果品，现代泛指水果类和坚果类。水果种类很多，含有大量水分以及丰富的果糖、维生素、有机酸等，蛋白质和脂肪含量通常不超过 1%。坚果类是指多种富含油脂的种子类食物，如花生、瓜子、核桃、松子等，其特点是高热量、高脂肪，所含脂肪中不饱和脂肪酸的含量较高，富含维生素 E。

1. 桃　子

【性味】味甘、酸，性温。

【归经】肺、大肠经。

【功效】生津，润肠，活血，消积。

【应用】

（1）鲜桃三个，削去外皮，加冰糖 30 g，隔水炖烂后去核，每天一次。适用于虚劳喘咳。（《药用果品》）

（2）桃枭（桃子在树上经冬不落者）一个，霜梅二个，葱根七个，灯心二根，陈皮一钱，稻根、大麦芽各一撮，加水二盏煎服。（《本草纲目》）

2. 李　子

【性味】味甘、酸，性平。

【归经】肝、脾、肾经。

【功效】清热，生津，消积。

【应用】

（1）鲜李子捣绞汁冷服。适用于骨蒸劳热或消渴引饮。（《泉州本草》）

（2）李子鲜食。适用于肝肿硬腹水。（《泉州本草》）

3. 杏　子

【性味】味酸、甘，性温。

【归经】肺、心经。

【功效】润肺定喘，生津止渴。

【应用】

（1）杏子一枚，黄连一节，甘草一寸。凡三物治下，棉絮裹之。内着口中含之。

（《医心方》）

（2）用杏仁一两，去皮尖，熬后磨细，和米煮粥，空心吃二合。用于喘促浮肿，小便淋沥。（《本草纲目》）

4. 大　枣

【性味】味甘，性平。

【归经】脾、胃经。

【功效】补脾和胃，益气生津，调营卫，解药毒。

【应用】

（1）大枣十枚，蒸软去核，配人参一钱，布包，藏饭锅内蒸烂，捣匀为丸，如弹子大，收贮用之，用于补气。（《醒园录》）

（2）大枣二十枚，葱白七茎。上二味，以水三升，煮一升，去滓顿服。用于虚劳烦闷不得眠。（《千金方》）

5. 栗　子

【性味】味甘、微咸，性平。

【归经】脾、肾经。

【功效】益气健脾，补肾强筋，活血消肿，止血。

【应用】

（1）栗楔风干，每日空心食七枚，再食猪肾粥。治肾虚腰膝无力。（《经验方》）

（2）栗子磨粉，煮如糊，加白糖适量喂服。治幼儿腹泻。（《食物中药与便方》）

（二）五畜为益

"五畜"为"血肉有情之品"，具有补益作用。五畜曾经是我国先民的主食，在古籍中有许多关于主食演变的记载，如《新语·道基篇》云："民人食肉、饮血、衣皮毛，至于神农，以为行虫走兽难以养民，乃求可食之物，尝百草之实，察酸苦之味，教民食五谷。"五畜多指牛、犬、猪、羊、鸡。现代认为五畜类主要包括畜肉类和禽肉类，"两足而羽翼谓之禽""四足而毛谓之兽"。畜禽肉类食物可供给人体生长发育所需的优质蛋白质、脂类、矿物质和维生素等。一般肌肉中含蛋白质、脂肪较多；内脏中富含维生素和矿物质，脂肪较少。

1. 猪　肉

【性味】味甘、咸，性平。

【归经】脾、胃、肾经。

【功效】补肾滋阴，养血润燥，益气，消肿。

【应用】

（1）鲜猪肉数斤，切大块，急火煮清汤，吹净浮油，恣意凉饮，乃急救津液之无上妙品。治疫证邪火已衰，津不能回者。（《温热经纬》）

（2）猪肉煮汤，吹去油饮。治液干难产，津枯血夺，火灼燥渴，干嗽便秘。（《随息居饮食谱》）

2．牛　肉

【性味】味甘，水牛肉性凉，黄牛肉性温。

【归经】脾、胃经。

【功效】补脾胃，益气血，强筋骨。

【应用】

（1）黄犍牛肉焙干为末，与山药、莲肉等益气健脾之品相配，以大枣泥和丸后服食。适用于虚损劳倦。（《乾坤生意》）

（2）牛肉500 g，蒸熟，以姜、醋空心食之。适用于水气大腹浮肿，小便涩少。（《食医心镜》）

3．羊　肉

【性味】味甘、性热。

【归经】脾、胃、肾经。

【功效】温中健脾，补肾壮阳，益气养血。

【应用】

（1）当归三两，生姜五两，羊肉一斤。上三味，以水八升，煮取三升，日三服。治产后身痛及腹中寒疝，虚劳不足。（《金匮要略》）

（2）肥羊肉三斤，干姜、当归各三两，生地黄二升。上四味细叹，以水二斗，煮羊肉，取一斗三升，下地黄汁及诸药，煮取三升，分四服，尤宜羸瘦人服之。治崩中去血，积时不止。（《千金方》）

4．狗　肉*

【性味】味咸，性温。

【归经】脾、胃、肾经。

【功效】补脾暖胃，温肾壮阳，填精。

【应用】

（1）肥狗肉半斤，以米、盐、豉等煮粥，频吃一、二顿。治脾胃冷弱，肠中积冷，胀满刺痛。（《食医心镜》）

（2）熟狗肉蘸蓝汁，空心食。治痔漏。（《世医得效方》）

5．鸡　肉

【性味】味甘，性温。

【归经】脾、胃经。

【功效】温中益气，补精填髓。

【应用】

（1）黄雌鸡一只，去毛后，从背上破开，纳入生百合 20 g，粳米 100 g，缝合后酌配调料加水煮熟，开腹取出百合及米饭，和鸡汤、鸡肉作羹食用。用于气血不足之虚损羸弱，久病不复。（《太平圣惠方》）

---

*注：本书所载某些动植物等，仅用于中医学知识的学习，其使用均需遵守国家的相关法律法规等。

（2）乌雄鸡一只，去毛、爪、内脏，以黄酒煮熟食。用于肾虚所致的耳聋、小便频数、遗精。(《本草纲目》)

五、养疗食品举例

凡具有食养或食疗作用的传统食品，统称为养疗食品。养疗食品的组成应根据其主要功效特点及具体情况，结合季节和地域特点，辨体施养，在普通食物和药食两用物质中选择合适原料，根据君臣佐使原则对其各自用量加以考究斟酌，最终形成具有特定功效偏性的养疗食品。根据养疗食品的功效特点，将其分为14类：解表类、泻下类、清热类、温里散寒类、利湿类、消食醒酒类、祛痰止咳类、固涩类、安神类、行气解郁类、理血类、治风类、治燥类和补益类。

（一）解表类

姜糖苏叶茶（《本草汇言》）

【组成】生姜 6 g，紫苏叶 3 g，红糖适量，沸水适量。

【制法与服法】生姜切丝，苏叶捻碎和红糖放入瓷杯中，以沸水冲泡，温浸片刻。

【功效】发散风寒，温中止呕。

【主治】外感风寒表证，脾胃虚寒证。

【按语】生姜和苏叶皆为辛温发散风寒之品。生姜兼温胃降逆，苏叶兼理气解海鲜食物中毒之功效，红糖补中温中，诸味相须配伍共奏行气解表，温中降逆，除胀止泻之效。

【注意】阴虚内热、温热内蕴、里热炽盛及外感风热者忌用。

（二）泻下类

蜂蜜决明茶（《食物本草》）

【组成】生决明子 15 g，蜂蜜适量。

【制法与服法】将决明子捣碎，加水 200～300 mL，武火煮开，再改文火煮 5 min，去渣取汁，调入适量蜂蜜，代茶饮。

【功效】润燥通便。

【主治】肠燥便秘证。

【按语】决明子质润滑利，入大肠经，宜于肠燥便秘之证；蜂蜜润肠通便，善于治疗肠燥津亏便秘之证。两味合用，润肠，清热，通便。

【注意】决明子通便，宜生用，打碎入药，不宜久煎。

（三）清热类

马齿苋粥（《太平圣惠方》）

【组成】马齿苋 150 g，粳米 100 g。

【制法与服法】马齿苋摘洗干净，切成碎段备用。粳米淘洗干净备用。马齿苋与粳米放入锅中，加清水，旺火烧沸后，再改用小火煮至粥成。不加盐、醋，空腹淡食。

【功效】清热解毒，凉血止痢。

【主治】热毒血痢。

【按语】马齿苋为主，清热解毒，凉血止痢；以粳米为辅佐，健脾止痢，合用而成清热解毒、凉血止痢之方。

【注意】本品性寒滑利，脾胃虚寒，肠滑便泻者不宜食用。

（四）温里散寒类

当归生姜羊肉汤（《金匮要略》）

【组成】当归 20 g，生姜 12 g，羊肉 300 g，胡椒粉、花椒粉各 2 g，食盐适量。

【制法与服法】当归、生姜用清水洗净后顺切大片，羊肉（去骨）剔去筋膜，入沸水锅内焯去血水后，捞出晾凉，切成约 5 cm 长、2 cm 宽、1 cm 厚的条备用。

取净锅（最好是砂锅）掺入清水适量，然后将切成条的羊肉下入锅内，再下当归和生姜，在武火上烧沸后，打去浮沫，改用文火炖约 1.5 h 至羊肉熟烂即可。

【功效】温经散寒，养血止痛。

【主治】用于寒凝血虚所致的寒疝腹痛，产后腹痛等症。

【按语】方中当归甘补辛散，温通质润，具有良好的补血、活血、止痛功效，是为主药；生姜温中散寒，羊肉温中暖下，补益气血，皆为辅品。佐以胡椒、花椒调味，又能温中散寒。诸品合用，共奏温经散寒、养血止痛之功效。

【注意】凡实热证、阴虚证、湿热证等不宜服用。

（五）利湿类

赤豆鲤鱼汤（《外台秘要》）

【组成】赤小豆 50 g，活鲤鱼 1 尾（约 250 g），生姜 1 片，盐、味精、料酒、食用油适量。

【制法与服法】将鱼去鳞、鳃及内脏，洗净，赤小豆洗净浸泡。先煎鲤鱼，后加入清水以及赤小豆、洗净生姜，加料酒少许。武火煮沸后改文火焖至赤小豆熟，调入盐、味精即可。随量食用，每周 3 次。

【功效】利水消肿。

【主治】水湿泛溢之水肿、咳喘。

【按语】方中赤小豆利水消肿，和血解毒；鲤鱼利水下气。两者合用，可奏理气和血、利尿消肿之功。

【注意】恶性肿瘤、系统性红斑狼疮、血栓闭塞性脉管炎等病证忌食。

（六）消食醒酒类

山楂汤（《简便单方》）

【组成】山楂 100 g，冰糖适量。

【制法与服法】山楂冲洗干净，去核切片，放入锅中，加清水，煮约 20 min，调以冰糖进食。

【功效】消食化积。

【主治】食滞不化，肉积不消，积滞腹痛。

【按语】本品单用山楂一味，消食化积，助脾健胃，尤擅消油腻肉食积滞。此方为肉食积滞常用方。

【注意】孕妇、哺乳期妇女不宜使用。无积滞、脾胃虚者不宜用。胃酸分泌过多者慎用。

（七）祛痰止咳类

蜜蒸百合（《经验广集》）

【组成】白花百合 50 g，蜂蜜 50 g。

【制法与服法】百合洗净，脱瓣，浸清水中半小时后捞出，放入碗内，加入蜂蜜，隔水蒸约 1 h 即成。

【功效】滋阴润肺。

【主治】虚火劳嗽，咯血。

【按语】方中以百合为主，滋阴清肺，润肺止咳；以蜂蜜为辅佐，润肺止咳以助百合之力，兼可调味。两者合用，共成滋阴润肺之方。

【注意】本品滋阴润肺，痰热咳嗽者不宜食用。

（八）固涩类

浮小麦饮（《卫生宝鉴》）

【组成】浮小麦 15～30 g，大枣 10 g。

【制法与服法】将浮小麦与大枣洗净后加入适量水，煎汤饮。或将浮小麦炒香研为细末，枣汤或米汤送服，每日 2～3 次。

【功效】固表止汗，益气养阴。

【主治】卫表不固证，气阴两虚证。

【按语】方中浮小麦轻浮善敛，益心气，敛心液。配以健脾益气、养血安神之大枣，助浮小麦益气固表之效，并能补脾生血助已耗之阴，二味标本兼治以止虚汗。

【注意】表邪未解、热病多汗者忌用。

（九）安神类

甘麦大枣汤（《金匮要略》）

【组成】甘草 9 g，浮小麦 15 g，大枣 10 枚。

【制法与服法】水煎服。上三味，以水六升，煮取三升，温分三服。

【功效】养心安神，和中缓急。

【主治】脏躁证。

【按语】方中浮小麦为君药，养心阴，益心气，安心神，除烦热；甘草补益心气，和中缓急为臣药；大枣益气和中，润燥缓急，为佐使药。三药合用，甘润平补，养心调肝，使心气充，阴液足，肝气和，则脏躁诸症自可除。

【注意】痰火内盛之癫狂不宜使用。

（十）行气解郁类

糖渍金橘（《随息居饮食谱》）

【组成】金橘 500 g，白糖适量。

【制法与服法】金橘洗净，压扁去核，加白糖腌渍 1 日，待金橘浸透糖后，再用文火煨熬至汁干，放凉后拌入白糖，放入盘中风干数日，装瓶备用。作零食，适量食用。

【功效】疏肝理气，化痰解郁。

【主治】肝郁气滞所致食积诸症，如胸闷郁结，不思饮食，或食积胀满。

【按语】金橘理气调中、疏肝解郁；白糖缓急止痛。二者合用具有疏肝理气、化痰解郁作用，适用于肝气郁结胁痛轻症。

【注意】脾弱气虚者不宜多食，糖尿病患者忌食。

（十一）理血类

玫瑰花汤（《饲鹤亭集方》）

【组成】玫瑰花初开者 30 朵，冰糖适量。

【制法与服法】玫瑰花去心蒂，洗净，放入砂锅中，加清水浓煮，调以冰糖进食。

【功效】理气解郁，和血散瘀。

【主治】适用于肝郁吐血，月经不调等症。

【按语】方中以玫瑰花为主，理气和血以止血；以冰糖为辅佐，补益滋润，兼能止血，合用而成理气和血止血方。本品若专用于调经，则可用红糖，以增强活血调经的效果。

【注意】孕妇禁服。

（十二）治风类

钩藤荔枝饮（《中华药膳宝典》）

【组成】钩藤 12 g，荔枝干 15 g，杭白菊 9 g，冰糖 9 g。

【制法与服法】将钩藤、荔枝干、杭白菊稍煎煮，加入冰糖，代茶饮。

【功效】平肝息风，清利头目，养血安神。

【主治】适用于肝阳上亢，肝风上扰之头晕目眩，目赤目眩，失眠多梦等症。

【按语】方中钩藤清热平肝、息风止痉；杭白菊清肝明目，平抑肝阳，同时可疏散风热，二者相配既可清肝热，平肝阳，又可以息风散邪，清利头目。荔枝干补血益气，养血安神。稍加冰糖，可干缓和中以矫味。诸药合用，共奏平肝熄风，清利头目，养血安神之效。

【注意】钩藤的有效成分钩藤碱加热后易被破坏，故不能久煎。

（十三）治燥类

五汁饮（《温病条辨》）

【组成】梨 1 000 g，荸荠 500 g，鲜苇根 100 g，麦冬 500 g，莲藕 500 g。

【制法与服法】取原料洗净榨汁过滤，临时斟酌多少，和匀凉服。不甚喜凉者，重汤炖温服。

【功效】甘寒清热，生津止渴。

【主治】治太阴温病，热灼津伤，口渴，吐白沫，粘滞不快者。

【按语】方中梨清热生津，润肺止咳；鲜藕清热凉血，生津止渴；鲜芦根甘寒，清热生津；鲜麦冬养阴润肺，清心除烦，益胃生津；荸荠清热养阴，消食止咳。以上五者合用，共奏滋阴润肺、清热养胃之功。

【注意】脾胃虚寒、大便溏薄者慎用。

（十四）补益类

生脉饮（《备急千金要方》）

【组成】人参 10 g，麦冬 15 g，五味子 10 g。

【制法与服法】人参、麦冬、五味子水煎，取汁，不拘时温服。

【功效】益气复脉，养阴生津。

【主治】用于气阴两亏，心悸气短，脉微自汗。

【按语】方中人参益气生津，为大补元气的第一要药；麦冬养阴清热、润肺生津，两药相配，则益气养阴之功益彰。五味子性味酸温，敛肺止汗、生津止渴。三药合用，一补一清一敛，共奏益气养阴、生津止渴、敛阴止汗之功，使气复津生，汗止阴存，脉得气充，则可复生，故名"生脉"。

【注意】外邪未解，或暑病热盛，气阴未伤者，不宜用本方。

第三节 传统运动预防

传统运动是结合我国中医学、人体经络学等知识所创造出的可以疏通经络气血、改善脏腑功能、调和精神情志、提高生命质量、延年益寿的养生方法。传统运动在遵循自然界生命运行规律的基础上，通过将医疗和养生相结合，以中国传统运动的方式实现对机体的锻炼，既可以锻炼外在身体形态组织，又可以调摄内在精神气血，能有效增强人体免疫功能和综合素质。

传统运动主要是通过对机体调身、调息和调心等多方面的作用来实现对疾病的预防。中医养生生命观认为，"形"是人体生命活动的场所，"气"是生命活动的动力，"神"是生命的主宰，"形、气、神"三者相互关联、相互影响，其中某一环节如果出现问题必然会影响身体健康。传统运动养生，就是采用各种手段和方法将"形、气、神"三者共同进行调控和锻炼，三位一体，达到生命最优状态，远离疾病。传统运动中具有代表性的有太极拳、八段锦、五禽戏、六字诀等，下面就这几方面进行介绍。

一、太极拳

太极拳，作为中国武术的典型拳种之一，所蕴含的"阴阳循环、天人合一"的中国传统哲学思想和养生观念，在博大精深的中华文化中独具特色。武术谚语有云："拳起于易，理成于医"。太极拳是受中国传统儒道哲学思想和中医基础理论影响，以太极学说立论；以阴阳五行学说、中医经络学说、精气神学说为理论基础；博采历代各家拳法之长，结合古代吐纳导引行气运劲之法而创编出来的，集技击、健身、养生于一体的运动形式。

太极拳是一种柔和、缓慢、轻灵的拳术，其动作圆活，连绵不断，前后贯穿。它以八法（掤、捋、挤、按、采、挒、肘、靠）和五步（进步、退步、左顾、右盼、中定）为技术核心；技法上讲究以柔克刚、引进落空、借力打力、四两拨千斤；练习上要求心静、身灵、气敛、整劲、神聚，追求"意、气、劲、形"四者的有序化配合；注重炼养结合、内外兼修，从而达到调畅情志、活络气血、平衡脏腑、延年益寿的功效，正所谓"详推用意终何在，延年益寿不老春"。

太极拳是中国为世界体育和世界文化的多样性发展做出的卓越贡献，并于 2020年 12 月 17 日被列入联合国教科文组织人类非物质文化遗产代表作名录。

（一）历史渊源

"太极"一词最早可追溯到《易经·系辞》一书中，"易有太极，是生两仪。"在宋代周敦颐的著作《太极图说》一书中也有关于太极的解释，"太极动而生阳，动极而静，静而生阴，静极复动"。实际上太极图是我国古人世界观的一种体现，在此思想的基础上，古人将拳术和太极学说相结合逐步发展出太极拳术。而关于太极拳的记载最早能够追溯到王宗岳的《太极拳论》一书中，"太极者，无极而生，阴阳之母也。"当前对于太极拳的创始人以及创始时间方面存在较多的争议，其中影响较大的有两种说法，一是认为太极拳是由陈王廷在 17 世纪中叶创造的，另一种说法认为在南朝时期便已经有太极拳，后经程灵洗、张三丰以及陈长兴等人逐步发展完善。太极拳的产生不仅与宋代"套路"武术的发展有关，而且与古代的导引、气功的发展有密切联系。可以说，太极拳集中华传统文化之大成，从这个层面上来讲，太极拳并非一人、一时、一地所创，而是前人不断总结、整理、创新、发展而来。

（二）运动要领

1. 心静体松、精力集中

心静体松是练习太极拳的核心要领。"心静"，是指思想上排除杂念，让心神宁静，这样意识才能集中，思绪才能专一。"体松"，包括皮、肉、筋、脉、骨、膜、关节、内脏等的放松，做形体放松练习时需要将意念贯注于所放松的形体之中。心不静，则杂念丛生，意识散乱；体不松，则身体僵滞，动作不能自如。心神宁静才能形体放松，形体放松才能周身灵活、气机顺畅，起承开合、前进后退，处处恰合。

2. 势正招圆、连绵不断

太极拳动作圆活、势势相连，在练习中不能产生断续、散漫、歪斜的现象。首先应"虚领顶劲、尾闾中正"，将含胸、拔背、裹裆、护臀、提顶、吊裆、松肩、沉肘和虚实分明等法则，逐个掌握好。其次要求速度匀称，自然缓慢；运用意念时，似有似无、绵绵若存；呼吸自然平顺，做到匀、细、绵、长。

3. 以腰为轴、上下相随

练习太极拳上下相随的关键在于"以腰为轴"。只有在腰的带领下，才能做到周身一体，才能"劲整"。正如拳谚所云，"其根在脚，发于腿，主宰于腰，形于手指"。由腰发出的劲，向下通过腿输布到脚，向上通过脊背、肩臂贯于手指。腰脊敛气，气由脊发，机体之气注于腰间，上下呼应、紧密配合，身法、手法、眼法、步法联成一体，全身内外、上下、左右、前后方能协调一致。

4. 循序渐进、内外结合

练习太极拳应从"招熟"渐而"懂劲"，再到"神明"。初习太极拳应力求动作规范熟练，随着习练深入，才能去除拙力，生出新力，进而身灵步活，达到以意导形、以意导气、内外结合。太极拳内外结合不仅要求动作上下内外的协调一致，还要求呼吸、意念、劲力的运用也要与动作紧密配合。

（三）太极拳的预防保健作用

太极拳属于一种综合性运动，练习太极拳时要求将平静舒缓的呼吸方式和动作加以结合，通过意念对动作加以引导，各动作应尽可能做到形神兼备，确保全身各器官功能以及组织均得到良好的锻炼。"内练精气神、外练筋骨皮"，经常有目的地、适度地进行太极拳练习，能疏通经络，增强新陈代谢；调畅情志，改善心理健康；安定脏腑，强身健体。通过这几方面的作用，从而达到防治疾病、延年益寿的养生保健功效。

1. 疏通经络

经络的活动主要是体表和内脏之间相互影响的活动，太极拳练到一定阶段会出现腹鸣或指尖发麻、发胀、发热等感觉，这正是人体经络通畅、气血流动的表现。太极拳一方面通过身型和动作的要求来促进经络气血的运行，如练习上强调"虚领顶劲""含胸拔背""腰为轴枢""尾闾中正"，都能够起到通调任脉、督脉、带脉和冲脉的作用；另一方面通过呼吸锻炼、意念导引追求"气沉丹田"，丹田的鼓荡能够调节人体十二正经之气血，最终达到"固本培元"的效果。

2. 安定脏腑

心，为君主之官，神明之主也。"主明则下安"，才能排除杂念，让脏腑安宁，各司其职，才能"筋骨健强，耳目聪明"。太极拳以"心静体松"为要旨，要求"心劲一发，而周身之筋脉骨节，无不随之"。周身之劲从丹田发出，周身元气又皆"处于肾""养于胃""藏于肝""涵泳于心""壮于胆""运于脾""佐以大肠""又辅以小肠"。心身和谐统一，互补得意，脏腑安定，身强体健。

3. 调养"精、气、神"

人有三宝，"精、气、神"。太极拳是通过人体外形的手、眼、身、步作为锻炼的基础，并在此基础上追求"精、气、神"的。练习讲究以意导形，形神合拍，如此才能心意相合，意气相随；并强调眼随手动，目随势注，以求"神聚于眼"，如云手动作练习时，视线周而复始地从左手到右手，又从右手移到左手。太极拳动作柔和缓慢，有助于在初级阶段的自然呼吸中养成深、长、匀、细的呼吸节奏，然后在适当的时候采用腹式呼吸和意念呼吸的方法，气沉丹田，以推动后天气的产生。因此，规律化、长期性习练太极拳，有助于"积神生气，积气生精"，从而精充气足神旺。

（四）对太极拳的现代研究

在人口老龄化、慢性病负担、环境污染、医疗负荷加大等世界共同面临的这些健康问题的大背景下，被世界公认的健康项目太极拳引起了国内外的广泛关注，世界各国研究机构等开展了大量关于太极拳健康促进和疾病干预等方面内容的科学研究和临床试验。现代研究表明，太极拳不仅对机体各个系统功能改善方面具有良好作用，而且在多种疾病的预防与治疗方面也能够发挥良好作用。已有的研究证明，太极拳练习在如骨质疏松、失眠、帕金森病、冠心病、动脉粥样硬化、高血压、高脂血症、焦虑、慢性阻塞性肺病（COPD）、腰间盘突出等多种疾病的预防与治疗中均显示出良好的效果。

1. 对运动系统的作用

首先，进行太极拳锻炼，能够极大增加机体骨骼密度，减小骨量丢失，并可有效锻炼肌肉，增强核心力量，提高机体的协调性、平衡性、控制力。其次，练习太极拳还可以使关节间隙改善，进而提高关节灵活性。现有研究表明，周期性的太极拳练习活动有利于帕金森病、骨质疏松患者以及老年慢性病患者提高其身体的协调性，从而降低其意外摔倒的风险。

2. 对神经系统的作用

练习太极拳，能够有效地对大脑和精神进行锻炼，而且因为太极拳动作整体较为舒缓，不会对机体产生显著刺激作用。通过太极拳的锻炼，能够使机体节律性地转换神经系统兴奋和抑制状态，从而增强中枢神经系统紧张性，同时使机体中各系统和器官间的功能相协调，有效地提高大脑对机体的调节作用，改善中枢系统功能。

3. 对心血管系统的作用

长时间练习太极拳，能够使动脉血管壁厚度增加，提高血管弹性和柔韧性，从而有利于控制血压，并且对机体的新陈代谢也会产生促进作用。同时由于其能够促进机体各循环器官功能，可以使机体中的瘀血得到有效消除，因此对动脉硬化以及心脑血管疾病等可起到极佳的预防效果。

4. 对呼吸系统的作用

太极拳练习追求腹式呼吸，借助横膈肌的上下移动实现呼吸作用，有利于提高呼吸肌能力，显著增强腹部肌群力量，增大胸廓和肺部之间的相互作用，使肺活量以及呼吸深度得到有效提高，对心肺功能具有非常积极的影响。

5. 对消化系统的作用

太极拳练习讲求呼吸调控，呼吸运动对胃肠道起着良好的按摩刺激作用，有助于提高胃肠消化功能，预防便秘、痔疮；太极拳练习极为注重意念修炼，可促进神经系统的活动能力，从而有助于预防因神经系统紊乱而引起的消化系统疾病，并促进内分泌系统稳定，缓解肝脏瘀血以及胃肠疾病等；太极拳运动有利于肠道微生态系统平衡，提高胃液分泌水平从而增强胃肠功能。

6. 对生殖系统的作用

太极拳练习"以腰为轴枢"，一身之劲皆发于腰。通过对腰和脊柱的旋转，能够对机体内部脏器起到良好的挤压效果，锻炼其周围肌肉，进而对其功能加以改善；同时还能够很好地刺激机体生殖系统的各器官，尤其是女性的卵巢和男性的睾丸等。通过改善血液循环、疏通经络等来增强机体各脏器功能，对于肾虚等疾病具有很好的预防作用。

7. 对免疫系统的作用

长期进行太极拳锻炼能够使机体免疫能力得到有效提升，使机体中免疫细胞数量增加，进而使机休具有更强的疾病抵抗力，有效预防外界细菌、病毒等的侵袭。

8. 对心理功能的作用

由于练习太极拳要求"心静体松"，可使脑中杂念得到良好清除，在心无旁骛的状态下进行各项动作的练习，所以可以很好地对机体的各种不良情绪和浮躁状态加以改善。当前许多研究机构均表示太极拳为借助形体运动改善心理状态的一种极佳的手段。

二、八段锦

八段锦是在我国漫长历史中传承下来的一项系统性的、综合性的、全身性的健身功法之一，通常分为坐式八段锦和立式八段锦，坐式为文，立式为武。现代多以立式八段锦研究为主。其功法动作缓慢柔和，柔中带刚，整体连贯，动静相兼，松紧相适，通过调身、调息和调心，使机体精、气、神达到最佳状态，神形合一，气寓其中。习练八段锦能够畅通气血，互补阴阳，使机体处于稳定、和谐的健康状态之中。长期习练，可健身祛病，具有极佳推广效果。

（一）历史渊源

八段锦功法的起源最早能够追溯到北宋时期，目前尚未确定其创始人。随着其不断流传，在明清时期得到进一步的完善与发展，明朝时期出现许多记载八段锦内容的书籍，如《摄生要义》中绘有八段锦坐功图，对八段锦的普及和发展起到了积极作用。中华人民共和国成立后，在党和政府的重视下，国家有关部门编写了第一部八段锦书目——《八段锦》。2003年国家体育总局发布"健身气功·八段锦"，从此八段锦运动迎来了发展的春天，深受国内外人士的喜爱。

（二）运动要领

1. 松静自然

进行八段锦练习时，要保证松静自然，其中"松"代表的是在进行练习时需要保证形体以及精神均处于放松状态,"静"主要是指练功时思想和情绪要平稳、安宁,"自然"则代表的是道法自然。

2. 准确灵活

进行八段锦练习时,需要保证各动作均能够准确进行,即学练时要做到动作规范、姿势工整。同时进行动作练习时,应当保证其灵活性,基于自身实际情况,灵活调整各动作幅度、用力、姿势、练习的次数、呼吸的状态以及意念等。

3. 练养相兼

练习八段锦时,需要做到练养相兼,其中"练"指的是将心理调节、呼吸调节以及形体运动相联系的整体性锻炼过程,"养"则指借助这一锻炼过程,对身体机能实现的静养效果。

4. 循序渐进

只有经过一段时间和一定数量的习练,才会做到姿势逐渐工整,方法逐步准确,动作的连贯性与控制能力得到提高,对动作要领的体会不断加深。

(三)八段锦的预防保健作用

八段锦练习中以"调身""调息""调心"分别对应"形""气""神"。"调身"不仅仅是我们肉眼所见的这个身躯,它还应该包含血、精、筋等的调理。"调息"是对呼吸的调整,人体气机的升降出入发生在脏腑、经络等各个组织器官,一呼一吸为一息,通过对"息"的调整,配合到八段锦每一个动作的开合之中。"调心"是练习者的心理活动的调整。心藏神,是生命活动的主宰,控制着人的精神、情志以及意念等。八段锦将形体运动与呼吸相配合,通过和缓、温和的运动,可以起到调理阴阳平衡,宣畅气血,增强脏腑功能,协调精气神的作用。

1. 疏通经络气血

中医认为经络是人体运行全身气血、联络脏腑肢节、沟通上下内外的通路,其中十二经脉和任、督二脉是经络的主体部分。练习八段锦能够疏通十二经脉,达到"骨正筋柔、气血以流"的目的。整套功法,内可以按摩五脏六腑,外可以舒筋缓骨,有助于全身脏腑经络气血的畅通和人体阴阳的平衡。

2. 改善脏腑功能

健康状态下的机体,其内部环境处于稳定协调的状态,而这一状态的保持是需要通过各脏腑生理功能之间的协调配合而实现的。八段锦主要是借助不同形式的运动,实现对机体内部各脏器的调节,以保证五脏六腑的内部协调性。通过进行八段锦练习,可以很好地保证机体整体系统功能的稳定、平衡,有利于机体各系统器官功能的改善。

(1)中医认为肾藏精,主骨生髓,精气对于机体的生长发育起到极大的促进作用。中医学认为肾中所含的精气包含肾阴以及肾阳两个方面,分别被称之为元阴和元阳,也被叫作命门之水和命门之火。通过八段锦练习,能够借助其意念以及呼吸方面的调和作用，实现对命门的有效锻炼，增强其整体功能，使得机体具有充足肾气，实现阴阳平衡。同时肾主纳气，练习八段锦时，练习者呼吸往往十分平和且深长，因此对于肾纳气的这一功能具有极佳的促进作用，有利于机体的气体交换。

（2）中医学认为心主神明、主血脉。在做八段锦练习时通过机体的运动，有利于心神调节，让练习者处于身心平和的状态；同时借助四肢活动带动身体整体运动，有利于机体血液循环，促使血液处于充盈状态以确保心气充沛，有效减小血液循环中的阻碍，保证各系统、脏器的正常功能。

（3）中医学认为肝脏疏泄功能的实现得益于肝藏血的功能，通过进行八段锦练习，能够显著提高肝藏血的能力。对八段锦各个动作进行分析，发现其动静兼具，对于肝脏具有极佳的调节作用，可以促使其疏泄功能的增强。同时肝主筋，借助八段锦练习能使肝中血液循环得到良好的改善，从而很好地对机体的筋骨进行滋养，增强机体运动能力和改善机体体质。

（4）中医认为，呼吸之气以及全身之气均是通过肺部活动以及功能加以调节的，要实现机体气机调畅，需要肺所具有的呼吸作用处于良好的调和状态。而通过练习八段锦可以很好地实现调息作用，不仅能够降低机体消耗的能量，同时对于呼吸也会产生积极的影响，实现"积气以成精，积精以全神"的效果。

（5）中医学认为脾主运化，对机体中的水谷、水液进行运化，将水谷中所具有的精微物质输送到身体上部，借助心肺功能，实现气血化生，滋养全身的作用效果。八段锦中的"调理脾胃臂单举"，就能实现在脾胃功能方面的调节作用。八段锦的练习能够有效地保证机体三焦通畅，改善脾胃功能，使机体气血调和。八段锦中的各个动作能够对机体脾、肾、心、胃、肺以及三焦等部位进行良好的锻炼从而发挥良好的疾病预防和治疗作用。

3. 协调精气神

精气神是人体活动的最基本要素。《黄帝内经》中说"恬淡虚无，真气从之，精神内守，病安从来。"锻炼身体，养生延年的最根本就是培育和协调人体的精气神。传统运动对于人体精气神的调控是相辅相成的。对神的调控需要落实到精与气的调理；对气的调理也离不开协调配合对神、精的调理；对精的调理同时也离不开对神和气的影响。三者共养，协调配合，可以促使生命组织动态优化，保持生命活动平衡有序。

（四）对八段锦的现代研究

八段锦发展至今，对其相关研究不断深入。随着中医药事业的蓬勃发展，国内外掀起了八段锦研究的热潮。现代医学研究发现，长时间地练习八段锦，对于机体多系统均具有显著积极影响。

1. 对神经系统的作用

有大量学者研究了八段锦对神经系统的作用，认为练习八段锦可使人体中枢神经系统处于兴奋的状态，可以有效促进新陈代谢，降低人体紧张感，舒缓压力。

2. 对呼吸系统的作用

八段锦在呼吸系统的应用多见于对慢性阻塞性肺疾病（COPD）的干预。八段锦运动时要求"松紧结合"，即要求紧中有松，松也有紧。练习者的气血不畅之处在一松一紧之间得以畅通，配合呼吸的调节，使肺泡得以充盈，从而能够提高肺活量和呼吸肌耐力水平，提高患者生活质量。另外，练习八段锦对于呼吸系统疾病新型冠状病毒肺炎患者也有积极作用，世界中医药学会联合会肺康复专业委员会和中国民族医药学会肺病分会组织专家制订的《新型冠状病毒肺炎中医康复专家共识》（第一版）中提到，八段锦的训练适合轻型患者、普通型患者以及恢复期且没有禁忌症的患者练习。

3. 对心血管系统的作用

八段锦是一种中小强度的有氧运动训练，可以安全有效地调节血流动力学，降低血压。在临床上对冠心病、慢性心力衰竭等心血管疾病的辅助治疗和预防有较好效果。

4. 对骨骼肌肉系统的作用

八段锦运动通过左右对称、上下呼应的练习动作，可以对全身关节、肌肉和骨骼有良好的锻炼作用，尤其对颈腰椎、四肢关节的作用最佳。通过一紧一松、缓慢柔和的练习方式，可以有效增加关节稳定性和灵活性。

三、五禽戏

五禽戏是东汉名医华佗结合"天人合一"思想，运用中医藏象、五行、阴阳、经络、精气等理论，通过观察不同禽类的运动情况，借助吐纳以及导引之术，结合前人养生经验及自身锻炼感悟，研究虎、鹿、熊、猿和鸟这五种动物的运动特点与人体脏腑生理属性相对应，首创的一套传统导引功法。五禽戏在强五脏、炼内气、调心境等养生、养形方面发挥着独具特色的健身作用。其模仿五禽各具风格的躯体动作，可自我按摩相应脏腑，牵伸肢体筋骨，疏通所属经脉，强身健体、安养五脏，针对性强。2011年五禽戏被国务院批准为第三批国家级非物质文化遗产项目。

（一）历史渊源

中国古代模仿动物的功法早在汉代之前就出现过，如《庄子·刻意》中记载"熊经鸟申，为寿而已矣"。在20世纪70年代湖南长沙马王堆汉墓出土过帛书四十四幅《导引图》，其中就有"龙登""鹞背""熊经"等不少描绘模仿动物的姿势。东汉末年的医学家华佗，将以前的功法进行了总结，同时组合成套，通过口授身传的形式进行传播。最开始五禽戏并没有文字流传，直到南北朝时期，陶弘景在《养性延命录》中才用文字将其记录下来。五禽戏发展至今，已形成了多个不同的流派，功法各有不同。当前在华佗故里（安徽亳州）主要流传的为董文焕和刘时荣传承下来的五禽戏功法。

（二）运动要领

五禽戏，强调"形、神、意、气"。

形，即形体、身型。要求动作练习时，要合乎形体姿势的规范，以达到练功对身形量度的要求。形正是对身型动作的总体要求，也是达到正确练习反应和功效作用的前提与基础，形正才能气顺、意宁、神安。

神，即神态、神韵。如"虎之威猛""鹿之安舒""熊之沉稳""猿之灵巧""鸟之轻捷"，在练习时应力求蕴涵五禽的神韵，并做到"惟神是守"，只有"神"守于"中"，而后才能"形"全于"外"。

意，即意念、意境。在练习时要思想宁静、情绪稳定，排除不利于身体健康的情绪和思想；并逐步将自己带入"五禽戏"的意境。通过模仿不同动物的动作，达到意随形动，气随意行，使意、气、形合一，从而达到疏通经络、调畅气血的作用。

气，即指练功时对呼吸的调控，也称调息。练习者有意识地通过调整呼吸，不断去体会、掌握、运用与自己身体状况或与动作变化相适应的呼吸方法。呼吸和动作的配合有以下规律：起吸落呼，开吸合呼，先吸后呼，蓄吸发呼。常见的呼吸形式主要有自然呼吸、腹式呼吸、提肛呼吸等，可根据动作姿势变化或劲力要求以及自身实际情况而选用。不论选用何种呼吸形式，都应在松静的状态下去练习，循序渐进，切忌憋气和强吸硬呼。

（三）五禽戏预防保健作用

1. 对身、息、心的调控作用

五禽戏和其他传统运动功法一样，通过调身、调息和调心三者的综合调整作用，实现预防疾病、强身健体的作用。首先，调身方面，通过对五种动物的模仿，使人体的姿势形态获得与动物特点类似的特征，调整骨骼、关节和肌肉的相对位置，松弛状态，从而提升整体神经系统和运动系统的协调性，改善因为姿势不良、额外负荷等造成的关节骨骼不适状况。其次，调息方面，通过调节呼吸深浅快慢，使呼吸形式"长、深、细、匀、慢"，从而提高呼吸效率，改善氧气供应总量，从而达到保健的目的。第三，调心方面，通过积极主动地将意识与形态、气息进行配合，可使大脑皮层进入抑制状态，从而调节中枢神经系统，改善皮层下自主神经系统的功能，降低交感神经的兴奋性，促进交感神经和副交感神经的协调，使人放松，降低呼吸频率和心率，减轻心肺负担，从而能更准确地适应环境，起到预防疾病的作用。

2. 对五脏的调控作用

五禽戏功法以五行木、火、土、金、水相生为序；与五季"春、夏、长夏、秋、冬"和五化"生、长、化、收、藏"相关联，所对应人体五脏"肝、心、脾、肺、肾"。"鹿运两胁疏肝木，猿运心胸益心火，熊运脘腹健脾土，鸟运胸肺补肺金，虎运肾腰固肾水"。因为五禽戏的每一个动作都与五脏有关，所以每一个动作都必须在形式和精神上相似，才能达到形神兼备的效果。练习时讲究开吸合呼、形随气动、静心怡神，联想五禽的生活意境，物化入静，强健五脏，调气活血。即专注、情绪稳定，并根据动作的变化，用适当的呼吸方法来实现形、意、气的统一。五禽戏是一种刚柔兼容，注重内外结合、形神结合的练习方法。这种修炼方法有利于关节，强健筋骨，强身健体，疏通脏腑，疏通经络，调节精神，使身心全面发展。这些针对性的仿生动作，能够很好地起到按摩脏腑、疏通经脉的效果。练五戏，强五脏，五脏相生，生生不息。

（四）对五禽戏的现代研究

五禽戏通过模仿五禽的动作与神韵，具有形神兼备、动静结合、练养相兼的特点，以"通"与"和"为目的，动诸关节，而行周身之气，对机体多个系统体现出独特的养生保健作用，如免疫系统、运动系统、心血管系统、呼吸系统和心理方面等各方面均有一定的良性影响，不仅可以调节心理情绪，还可以提高机体免疫功能，且简单易学，适用人群广泛，具有良好的推广价值，发挥其"治未病"的作用。

1. 对免疫系统的作用

现代医学研究表明，五禽戏作为中小强度的有氧锻炼，可促使人体产生愉悦情绪，进一步提高自然杀伤细胞（NK）的细胞活性，提高机体免疫球蛋白水平，对 T 淋巴细胞亚群进行干预，从而调节免疫功能，提高机体对疾病的抵抗力，预防疾病发生，实现未病先防。

2. 对运动系统的作用

在运动系统方面，五禽戏能够调气活血、通调脏腑，明显改善上下肢运动功能，提升平衡能力，缓解肌肉疼痛症状，增加脊柱屈伸肌群和核心肌群力量，延缓因年龄增长引起的骨密度下降，同时可以明显改善脊柱的关节活动范围，进而提高生活质量。

3. 对心血管系统的作用

循环系统承担着向全身输送血液和营养的生理任务。有研究表明，坚持五禽戏的练习，可以增加代偿性心脏泵血力和心肌收缩力，增加心脏搏血量，改善血管弹性和血液流变学，降低缺血性心血管疾病的绝对风险。同时五禽戏可显著调节血脂水平高低，干预血脂、血压变化，降低心血管疾病发病风险。

4. 对呼吸系统的作用

五禽戏的调息作用，使气运行于人体内，而作用于精、血、体液等物质的交换过程，使各器官之间生理功能相互关联。研究表明，五禽戏能显著提高实验组慢性阻塞性肺疾病（COPD）患者出院过渡期的肺功能，患者运动耐力显著提高，减轻疼痛，改善生活质量，恢复呼吸功能。尤其是五禽戏中的鸟戏功法可以明显提高肺功能，对哮喘的控制也有积极的意义。

四、六字诀

六字诀是我国流传下来的中医传统运动疗法，通过借助不同发音口型"嘘、呵、呼、呬、吹、嘻"六个字与动作进行配合吐纳，通过对应人体的五脏和其所属经络的联络作用，与人体形体、六腑、官窍乃至情志等部分进行关联，达到调节机体气血、锻炼脏腑和滋养肺气等功效。

六字诀是基于《内经》"百病生于气"为理论基础。内伤七情、外感六淫以及劳逸失节等能够引起脏腑元气亏虚和气机升降失调，是脏腑病症的基本病机。六字诀以呼吸吐纳为主，配合特定的发音，辅以肢体导引和意念，来调控体内气息的升降出入和脏腑气机的平衡，驱邪固本，调和形神，以达到祛除疾病、养生保健的目的。

（一）历史渊源

六字诀起源最早可以追溯到南北朝时期，陶弘景在《养性延命录》中有相关文字记载："纳气有一，吐气有六。纳气一者，谓吸气也；吐气六者，谓吹、呼、唏、呵、嘘、呬，皆出气也。"六字诀的名字也来源于此。随后隋·巢元方沿袭了陶弘景"吹、呼——心、呵——肝、唏(嘻)——脾、嘘——肺、呬——肾"的五脏配属关系，并首次将呼吸吐纳调气与肢体导引相结合，即"调息"与"调身"合一，以增强行气疗病功效。明·冷谦首次命名六字诀并与四季进行配属，提出六字诀的练习应遵循四季气候变化规律，并使之发展为四季养生的方法之一。六字诀的读音，其发音标注为：嘘（xū）、呵（hē）、呼（hū）、呬（xì）、吹（chuī）、嘻（xī）。

（二）运动要领

1. 校准口型，体会气息

六字诀最为独特的练功方法就是吐气发声，因此在练习中一定要特别注意六字发声时口型的变化和身体中气息的流动。一般来说，呼吸时气息通过嘴唇、牙齿、舌头和喉咙会对口型的变化产生很大的影响。基于这个原因，六字诀中六种口型就产生了六种完全不同的、特定的气息运动方式，从而对胸腔和腹腔产生不同的压力，对气血的运行和相应脏腑的功能产生一定的影响。因此，练习者在进行练习的时候，必须要注意对于口型的特殊要求，力求做到口型的正确与标准：一是在出声时，字音应准确无误；二是注意体会在练习每个字的时候，气流在口腔内的流动方式。初次学习的人需要保证进行动作练习时应基于"先出声，后无声"的原则。开始时可以采取吐气出声的方法，方便及时地纠正口型和读音，防止产生憋气的情况；待熟练掌握各个动作后，再逐步转换成轻声吐气，进而逐步实现吐气无声。

2. 寓意于气，寓意于形

这主要是强调意念要与动作、吐气发声相结合，寓意于气，寓意于形，注意与自然相协调，不过度强调意念在练习中的作用。如果太过于重视意念，练习者的动作就可能僵硬不自然、呼吸粗重急促，反而会离融于自然的要求越来越远。同时，在形体上也要尽量地做到轻松自然，不要过度拘泥于肢体动作的规范性，只有整个身体放松下来，才能做到平缓呼吸、降低脉搏频率，使气机的升降开合达到一种最佳的状态。如果做不到这一点，势必会使肢体的动作显得僵硬，进而破坏机体内部的平衡状态，当然也就无法起到调畅气机的作用。六字诀中强调"吐纳为主，导引为辅"的要求，就是要求练习者能够将二者有机地结合在一起，而不是简单地做到"吐纳加导引"。

3. 注意呼吸，微微用意

当前常见的呼吸方法可分为自然呼吸（胸式呼吸）和腹式呼吸两种，后者又可进一步划分成顺腹式呼吸以及逆腹式呼吸两种。逆腹式呼吸为六字诀中的主要呼吸方式。这种呼吸方式的要领是：用鼻子进行吸气时，慢慢地将胸腔扩张开来，腹部随之微微地内收，用口呼气时则与此动作相反。经常使用这种方法进行呼吸，可以使横膈膜升降幅度增大，对人体内的脏腑产生一种类似于按摩的作用，对于促进全身气血的运行有很大的帮助，并且功效明显。初学者还应切记，在呼吸时，一定要稍稍添加一些自己的意念，让呼吸细细绵绵，似有意却无意，有绵绵无绝之感，但一定不要用力，故意用力使得腹部鼓胀或者收缩都是不可取的。

4. 动作舒缓，协调配合

六字诀是围绕呼吸吐纳法并配合多种动作的一种强身健体功法。其能够借助不同动作的练习对关节、筋骨进行良好的锻炼，增强其功能。练习的时候一定要将呼吸吐纳和吐气发声协调配合，动作练习的时候要尽量做到松柔舒缓，在不破坏呼吸吐纳和吐气发声的基础上，以均匀、细长、柔和的呼吸为佳。

5. 循序渐进，持之以恒

练习时，最好选择一处空气清新、环境幽静的地方，穿着宽松的运动服装有利于动作的顺畅和身体气血的畅通。同时需要机体以及精神均处于放松状态，凝神静气进行练习。在练习六字诀的过程中要做到循序渐进，切不可急于求成，尤其是年老体弱的人在练习的时候，一定要根据自己的情况把握好练习时动作的幅度、运动量的大小、呼吸的长短和练功的次数，量力而行。在每次练习结束之后，还可以额外地做一些简单的保健功法，比如说搓手、擦面、拍打全身及散步等，都可以帮助人体从练习的状态中快速地恢复到正常的状态当中来。同时，在练习的过程中还要树立信心与恒心，坚持不懈地去练习，相信一定可以起到强身健体、养生康复的作用。

（三）六字诀的预防保健作用

六字诀动作十分舒缓平和，通过调节各种口型、发音、动作，引导呼吸、锻炼意念，能够有效协调机体不同器官功能，改善机体机能，激发人体潜在能力。六字诀适用于脏腑实证，通过呼气发音，并延长呼气时间来实现调理脏腑的功能。

1. 嘘字诀对肺的调控作用

《诸病源候论》中有记载，患有肺脏疾病的病人会出现体、胸、背痛满，四肢烦闷等症状，可以通过嘘气等使肺部气机通畅。《养性延命录》也记载有"嘘以散寒"等内容。中医认为肺主气，肺脏相关疾病的发生与机体中气血瘀积存在很大关联，若人体气机郁滞，无法良好运行时一般会长吁短叹，其中吁与嘘同音。前人通过日常生活观察发现，通过发出"嘘"的声音能够促进气机通畅。

2. 呼、吹字诀对心的调控作用

《诸病源候论》中记载，心脏疾病的患者，其"体有冷热，若冷，呼气出，若热，吹气出"等。心脏疾病需要借助吹、呼两字诀加以预防。心脏病患者极易出现心火亢盛的热症，此时需要借助吹字诀去除体内热气；若患者畏寒，则可采用呼字诀加以治疗。在进行吹呼两字诀的练习时，患者可以通过左侧卧位的姿势，将四肢伸直，舒展身体，通过鼻呼气、口吸气，重复练习，能够很好地缓解因心脏疾病带来的心下胃脘不适症状。

3. 呵字诀对肝的调控作用

患有肝脏病的病人，往往会出现忧思过重、烦恼易怒、头晕眼痛等症状，通过呵字诀的练习可以有效缓解上述病症。当机体中出现气机阻滞、肝气上逆等现象时，极易导致其郁而化火，进而引发肝脏疾病。借助呵字诀的练习可以很好地实现导滞、降气以及散热的功效，对肝脏疾病发挥极佳的预防效果。

4. 嘻字诀对脾的调控作用

患有脾脏病的病人，往往会出现身体痛、痒，以及心中烦闷等症状，通过嘻字诀的练习能够加以缓解。通过练习嘻字诀能够很好地放松精神，使身心处于愉悦状态，利于气机的沉降，改善肠胃功能，利于脾胃运化。在进行脾脏疾病治疗时，可以将嘻字诀和腹部按摩动作联合使用，促进脾胃经络的疏通，从而发挥良好的健脾功效。

5. 呬字诀对肾的调控作用

患有肾脏病的病人，往往会出现腹满耳聋、咽喉窒塞等症状，可以通过呬字诀的练习加以缓解。当前在相关研究中，对于六字诀里除呬字诀的其他字诀发音都具有统一的认识，但是在呬字的读音方面存在较大争议。基于其要求呼吸调节匀、细、柔、长这一方面考虑，通常认为应以 sī 发音。中医认为肾藏精，具有纳气的作用，对于机体来说精气对其生长发育起到极大的促进作用。通过练习呬字诀能够使得机体中神气得以收敛，有效发挥降气作用，从而改善肾脏功能。在进行呬字诀的练习时，患者可以通过平坐，交叉放置两足踝，用右手握左足、左手握右足的方式，以仰头姿势尽可能将足部往后拉，能够使肾气得到很好的疏通。

（四）对六字诀的现代研究

六字诀将呼吸吐纳与动作相互配合，可以将导引和呼吸的作用叠加放大。研究发现六字诀是一种全身心的运动，对呼吸系统、心血管系统、心理健康、认知功能等方面具有良好的预防与治疗恢复作用，能有效提高人们的生活质量，缓解人们的心理压力。现代研究六字诀的作用机制时，有八度理论、微振理论以及声波共振理论等，可以对其在医疗保健方面所具有的积极作用加以解释。

八度理论认为，只要两种声音振动的频率相同或是成倍数关系，则可产生共鸣。另外有研究表明，人体周身所有细胞在大脑皮层的统一指导下，都在按一定的节律做着微小的振动，即微振。因此当某种声音频率与人体细胞微振运动频率相一致时，便会产生共振，则人体微振运动会随之加强。因此，当有意识地对人体相应脏腑进行声音的引导，引起脏腑共振运动，可以达到协调脏腑功能的作用。人声音的产生是一个过程性活动，通过喉、咽、鼻、口以及唇腔五个腔室共同发生振动而产生，声带为发声之源，肺为声音的产生提供气流。从物理学角度来看，声音是一种能量信息，可以作用于人体。声音通过与人体内器官发出同频率的声波产生谐振，正向引导和调节人体的功能信息系统和生理全息系统，从而对机体起到调控作用。

第四节　中医适宜技术预防

一、经络腧穴调摄与疾病预防

经络学说是研究人体经络系统的循行分布、生理功能、病理变化及其与脏腑相互关系的一门学说。经络学说在人体生理、病理、诊断以及治疗等方面均有重要意义，《黄帝内经》提到："经脉者，所以能决死生，处百病，调虚实，不可不通。"

外邪侵入人体时，经络可以由浅入深传导病邪，正如《素问·缪刺论》说："夫邪之客于形也，必先舍于皮毛，留而不去，入舍于孙脉，留而不去，入舍于络脉，留而不去，入舍于经脉，内连五脏，散于肠胃，阴阳俱感，五脏乃伤。"在治疗疾病时，可以通过刺激体表腧穴，疏通经络，调节人体脏腑气血功能，使病邪外出。

腧穴是一切穴位的总称，一般分布在经脉上，而经脉又分别隶属于一定的脏腑，故腧穴－经脉－脏腑之间形成了既相互联系、又相互影响且密不可分的关系。

经络腧穴学说是中医各项预防技术的基础，无论是针刺、艾灸、拔罐，还是按摩、贴敷、刮痧均需以经络腧穴学说为基础，将各项技术作用于经络、腧穴以激发人体经气，达到调和气血、通利经络、增进人体健康，从而达到未病先防、既病防变的目的。

（一）经络概述

1. 经络的概念及组成

1）经络的概念

经络是经脉和络脉的总称，是人体运行气血、联络脏腑、沟通内外、贯穿上下的通道。经脉是经络系统的主干，多循行于深部，纵行于固定的路径。络脉是经脉的细小分支，纵横交错、遍布全身。《灵枢·经别》曰："经脉为里，支而横者为络，络之别者为孙。"

2）经络系统的组成

经络系统由经脉和络脉组成。经脉包括十二经脉、奇经八脉和附属于十二经脉的十二经别、十二经筋、十二皮部。络脉包括十五络脉和难以计数的浮络、孙络等。经络系统的具体组成如下（图 4-1）：

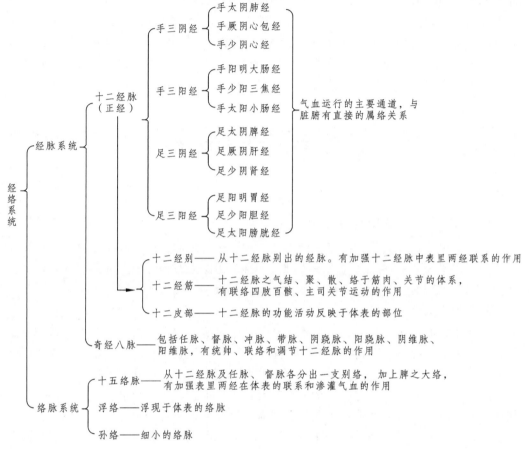

图 4-1　经络系统简表

2. 十二经脉

1）定　义

十二经脉即手三阴经（肺、心包、心）、手三阳经（大肠、三焦、小肠）、足三阳经（胃、胆、膀胱）、足三阴经（脾、肝、肾）的总称。十二经脉是经络系统的主体，故又称为"正经"。

2）命　名

根据阴阳消长所衍化的三阴三阳，结合循行于上肢或下肢的特点，以及与脏腑所络属的关系确定十二经脉的名称。如将隶属于肺，循行于上肢内侧前缘的经脉称为手太阴肺经；隶属于胆，循行于下肢外侧中间的经脉称为足少阳胆经。

3）体表分布规律

十二经脉左右对称分布于人体的头面、躯干与四肢，纵贯全身。正立姿势、两臂自然下垂、掌心向内、拇指向前为标准体位。十二经脉中六条阳经分布于四肢外侧和头面、躯干，其中上肢外侧为手三阳经，下肢外侧为足三阳经，其分布规律为阳明在前、少阳在中（侧）、太阳在后。六条阴经分布于四肢内侧和胸腹，其中上肢内侧为手三阴经，下肢内侧为足三阴经。手三阴经的分布规律是太阴在前、厥阴在中、少阴在后；足三阴经在内踝上 8 寸*以下的分布规律是厥阴在前、太阴在中，少阴在后；在内踝上 8 寸以上，太阴交出厥阴之前，分布规律为太阴在前、厥阴在中、少阴在后。

4）循行走向与交接规律

循行走向规律是：手三阴经从胸走手；手三阳经从手走头；足三阳经从头走足；足三阴经从足走腹（胸）。交接规律是：相表里的阴经与阳经在四肢末端相交接；手足同名阳经在头面部交接；相互衔接的阴经在胸部交接。

5）表里络属关系

手足三阴、三阳经，通过经别和别络的互相沟通，组合成六对"表里相合"的关系。即手阳明大肠经与手太阴肺经相表里；手少阳三焦经与手厥阴心包经相表里；手太阳小肠经与手少阴心经相表里；足阳明胃经与足太阴脾经相表里；足少阳胆经与足厥阴肝经相表里；足太阳膀胱经与足少阴肾经相表里。在循行路线上，凡有表里关系的两条经脉，分别循行于四肢内外两侧的相对位置，在四肢末端交接。十二经脉的表里关系，不仅使互为表里的两条经脉加强了联系，而且互为络属的脏腑在生理上相互配合、病理上相互影响，在治疗时，相表里经脉的腧穴可交叉使用。

6）流注次序

十二经脉气血运行流注顺序有一定规律。始于手太阴肺经，依次传至足厥阴肝经，再传至手太阴肺经，形成一个周而复始、如环无端的流注系统。具体流注次序见图 4-2。

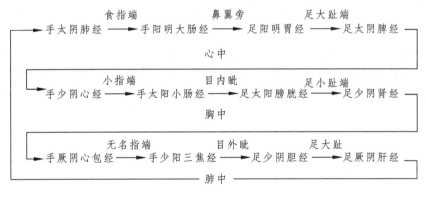

图 4-2 十二经脉流注次序表

3. 奇经八脉

奇经八脉是督脉、任脉、冲脉、带脉、阴跷脉、阳跷脉、阴维脉、阳维脉的总称。奇经八脉是十二经脉之外的特殊通路，与十二正经有所不同，既不直属脏腑，又无阴阳表里相配，且无循环流注和交接规律，有的经脉与奇恒之腑（脑、髓、骨、脉、胆、女子胞）有密切联系，故统称"奇经"。其生理功能主要是沟通十二经脉之间的联系，并对十二经气血有蓄积和渗灌等调节作用。

---

*注：中医里的"寸"是以患者体表某些部位折定分寸，作为量取的长度单位。通常采用拇指同身寸法。

督、任、冲三脉均起于胞中，出会阴后别道而行，称为"一源三歧"。其中任脉行于胸腹部正中，上抵颏部，能总任一身阴经，称为"阴脉之海"。督脉行于腰背正中，上至头面，能总督一身阳经，称为"阳脉之海"。又因任、督二脉有专穴，故常与十二经脉并称为"十四经"。冲脉与足少阴肾经并行，上至目下，并与足阳明胃经、督脉、任脉均有联系，故称为"十二经之海"，亦称"血海"。带脉起于胁下，绕腰一周，约束纵行诸经。阴跷脉起于足跟内侧，随足少阴肾经上行，至目内眦与阳跷脉会合。阳跷脉起于足跟外侧，伴足太阳膀胱经上行，至目内眦与阴跷脉会合，沿足太阳经上额，于项后会于足少阳经。跷脉主宰一身左右的阴阳，共同调节肢体运动和眼睑开合。阴维脉起于小腿内侧，沿腿股内侧上行，与六阴经相联系，至咽喉与任脉会合，主一身之里。阳维脉起于足跗外侧，沿股膝外侧上行，与六阳经相联系，至项后与督脉会合，主一身之表。维脉维系一身表里之阴阳，加强了机体的统一性。

（二）腧穴概述

腧穴是人体脏腑经络之气输注于体表的部位，是针灸、推拿以及其他一些外治法的施术部位。腧穴通过经络与脏腑密切联系，脏腑的生理、病理变化可以反映到腧穴，同样给予腧穴适当刺激，也可调整脏腑功能。

1. 腧穴的治疗作用

1）近治作用

每一个腧穴都能治疗该穴所在部位及邻近组织、器官的病症。近治作用是腧穴最基本的治疗作用，体现了腧穴主治作用的普遍性。如眼区的睛明、承泣、四白穴均能治疗眼病。

2）远治作用

在十四经腧穴中，尤其是十二经脉在四肢肘膝关节以下的腧穴，不仅能治疗局部病证，还能治疗本经循行所过远隔部位的组织、器官、脏腑病证。如合谷穴不仅能治疗上肢病证，还能治疗头面部疾患。

3）特殊作用

某些穴位具有特殊的治疗作用。如至阴穴矫正胎位、少泽穴通乳、大椎穴退热等。

2. 腧穴的定位方法

常用的腧穴定位方法有体表标志定位法、"骨度"分寸定位法、指寸定位法和简便取穴法四种。

1）体表标志定位法

体表标志定位法是以解剖学的各种体表标志为依据来确定腧穴位置的方法。体表解剖标志可分为固定标志和活动标志两种。

（1）固定标志：不受人体活动影响而固定不移的标志，如人体的毛际、指甲、五官、乳头、肚脐及各部位由骨骼和肌肉形成的凹陷和隆起。例如眉头定攒竹、脐中旁开 2 寸定天枢。

（2）活动标志：利用关节、肌肉、皮肤随活动而出现的凹陷、突起或皱纹等作为取穴标志的一种方法。如张口在耳屏前凹陷处取听宫。

2）"骨度"分寸定位法

该定位法是以体表骨节为主要标志折量全身各部的长度和宽度，定出分寸，作为腧穴定位的方法（表4-1）。

表4-1　骨度折量寸表

部位	起止部位	折量寸	度量法	适应部位
头面部	前发际正中至后发际正中	12寸	直寸	头部腧穴的纵向取穴
	两眉间至前发际正中	3寸	直寸	前额腧穴的纵向
	第七颈棘突下（大椎）至后发际	3寸	直寸	颈部腧穴纵向
	两眉间至第七颈椎棘突下	18寸	直寸	头颈部腧穴纵向
	前额两发角之间	9寸	横寸	头前部腧穴的横向
	耳后两乳突之间	9寸	横寸	颈部及头部腧穴的横向
胸腹胁部	胸骨上切迹（天突）至胸剑联合中点（岐骨）	9寸	直寸	胸部腧穴的纵向
	胸剑联合中点至脐中	8寸	直寸	上腹部腧穴纵向
	脐中至耻骨联合上缘	5寸	直寸	下腹部腧穴纵向
	两乳头之间	8寸	横寸	胸部腧穴的横向
	腋窝顶端至第十一肋游离端	12寸	直寸	胁肋部腧穴直寸
背腰部	肩胛骨内缘至后正中线	3寸	横寸	背腰部腧穴横向
	肩峰缘至后正线	8寸	横寸	肩背部腧穴横向
上肢部	腋前、后纹头至肘横纹（平肘尖）	9寸	直寸	上臂部的腧穴纵向
	肘横纹至腕掌或背侧横纹	12寸	直寸	前臂部的腧穴纵向
下肢部	耻骨联合上缘至股骨内上髁上缘	18寸	直寸	大腿部内侧三阴经腧穴纵向
	胫骨内侧髁下方至内踝尖	13寸	直寸	胫部三阴经腧穴纵向
	股骨大转子至腘窝横纹	19寸	直寸	大腿部三阴经腧穴纵向
	腘窝横纹至外踝尖	16寸	直寸	胫部三阳经腧穴纵向

3）指寸定位法

该法是依据患者本人手指所规定的分寸以量取腧穴的方法，又称"手指同身寸取穴法"（图4-3）。

（1）中指同身寸：以患者中指中节侧屈时桡侧两端横纹头之间的距离作为1寸。

（2）拇指同身寸：以患者拇指指间关节的宽度作为1寸。

（3）横指同身寸（一夫法）：让患者将食指、中指、无名指和小指并拢，以中指中节横纹为准，其四指的宽度作为 3 寸。

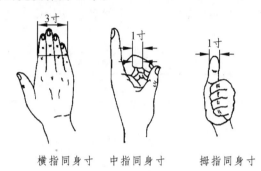

横指同身寸　　中指同身寸　　拇指同身寸

图 4-3　指寸示意图

4）简便取穴法

简便取穴法是指应用一种简便易行的定位方法取穴。如两虎口平直交叉，食指尖下取列缺。此法是临床经验的总结，是一种辅助取穴方法。

（三）十四经循行及常用腧穴

1. 手太阴肺经

1）经脉循行

起于中焦，下络大肠，返回胃上口，通过横膈，属于肺，由肺与喉咙相连处横出腋下（中府），沿上臂内侧，行手少阴、厥阴经之前，下行肘窝中，沿前臂内侧前缘，入寸口，过鱼际，沿其边缘，出拇指桡侧端（少商）。

其支脉，从腕后桡骨茎突上分出，走向食指桡侧端（商阳），交手阳明大肠经（图4-4）。

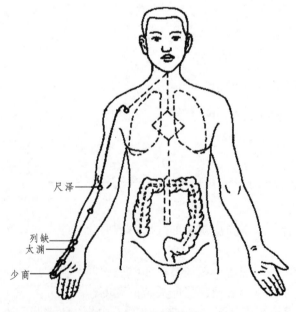

图 4-4　手太阴肺经循行及其常用腧穴分布示意图

2）主治概要

本经腧穴主治喉、胸、肺部病证，以及本经循行部位的病证。本经 11 穴，左右共 22 穴。

3）常用腧穴

（1）尺泽。

定位：在肘横纹中，肱二头肌腱桡侧凹陷处。

主治：咳喘，咯血，咽喉肿痛，急性吐泻，小儿惊风，肘臂挛痛等。

（2）太渊。

定位：在腕掌横纹桡侧，桡动脉搏动处。

主治：咳喘，咯血，咽喉肿痛，胸痛，腕痛无力，无脉证等。

2. 手阳明大肠经

1）经脉循行

起于食指桡侧端（商阳），沿食指内侧向上，通过第一、二掌骨之间（合谷），向上进入两筋（拇长伸肌腱和拇短伸肌腱）之间，沿前臂外侧面前缘，至肘外侧，再沿上臂外侧前缘，上走肩端，经肩峰前缘交会于第七颈椎棘突下，进入锁骨上窝，下络于肺，通过横膈，属于大肠。

其支脉，从锁骨上窝出走颈部，经过面颊入下齿龈，回绕至上唇，交叉于人中，左脉向右，右脉向左，至鼻孔两侧（迎香），交足阳明胃经（图 4-5）。

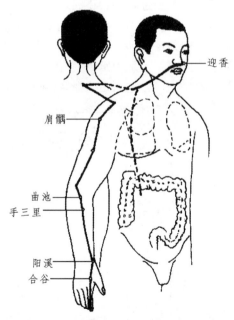

图 4-5 手阳明大肠经循行及其常用腧穴分布示意图

2）主治概要

本经腧穴主治热性病证、头面、五官、咽喉、胃肠病证，以及本经循行部位的病证。本经共 20 穴，左右共 40 穴。

3）常用腧穴

（1）合谷。

定位：半握拳，在手背第一、二掌骨之间，当第二掌骨桡侧中点处。

主治：感冒，发热，头痛，咽喉肿痛，失音，牙痛，面肿，鼻衄，目赤肿痛，耳鸣耳聋，牙关紧闭，晕厥，口眼歪斜，上肢瘫痪，多汗，腹痛，吐泻，便秘，痛经，难产，风疹等。

（2）曲池。

定位：在肘横纹外侧端，屈肘时，当尺泽与肱骨外上髁连线中点。

主治：发热，吐泻，眩晕，牙痛，风疹，肘痛，上肢麻木、瘫痪等。

（3）迎香。

定位：在鼻翼外缘中点旁，当鼻唇沟中。

主治：鼻塞，鼻渊，鼻衄，口眼歪斜，面肿等。

3. 足阳明胃经

1）经脉循行

起于鼻翼旁（迎香），夹鼻上行到鼻根部，入目内眦，与足太阳膀胱经脉交会于晴明穴，下沿鼻柱外侧，入上齿中，回出绕唇，向下交会于承浆穴，再沿下颌角上行，经耳前及发际抵前额。

下行支脉，从下颌部下行，沿喉咙入锁骨上窝，下过横膈，属于胃，络于脾。

直行经脉，由锁骨上窝分出，经过乳头，下行腹部，挟脐旁到达腹股沟处。

另一支脉，从胃口分出，沿腹壁内下行到腹股沟处，与循行于体表的经脉相会，由此沿大腿外侧前缘及胫骨外侧到足背部，走向第二趾外侧端。

胫部支脉，从膝下 3 寸处分出，至足中趾外侧端。

足背支脉，从足背（冲阳）分出，进入足大趾内侧端，交足太阴脾经（图 4-6）。

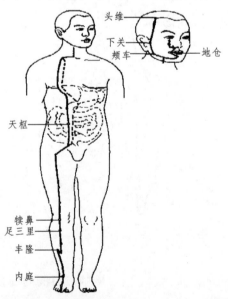

图 4-6　足阳明胃经循行及其常用腧穴分布示意图

2）主治概要

本经腧穴主治胃肠病和头面、目、鼻、口齿病和神志病，以及经脉循行部位的其他病证。本经共 45 穴，左右共 90 穴。

3）常用腧穴

（1）天枢。

定位：在腹中部，脐中旁开 2 寸处。

主治：腹痛，腹胀，泄泻，痢疾，便秘，肠痈，痛经，月经不调等。

（2）足三里。

定位：在小腿前外侧，犊鼻穴下 3 寸，距胫骨前缘一横指处。

主治：胃痛，腹痛，腹胀，呕吐，泄泻，痢疾，便秘，疳疾，黄疸，下肢不遂、瘫痪，膝胫痠痛，头晕耳鸣，心悸气短，失眠多梦，体虚赢瘦，癫狂，昏厥，乳痈，产后血晕，遗尿，水肿等。本穴为全身保健要穴。

（3）丰隆。

定位：在小腿前外侧，当外踝尖上 8 寸，距胫骨前缘 2 横指处。

主治：痰多，咳喘，头痛眩晕，呕吐痰涎，癫狂痫证，便秘，下肢不遂等。

4. 足太阴脾经

1）经脉循行

起于足大趾内侧端（隐白），沿大趾内侧赤白肉际，上行至内踝前，沿小腿内侧正中上行，至内踝尖上 8 寸交出于足厥阴经之前，经膝股内侧前缘进入腹中，属于脾，络于胃，上膈挟咽，连舌根，散舌下。

其支脉，从胃分出，向上过膈，注于心中，交手少阴心经（图 4-7）。

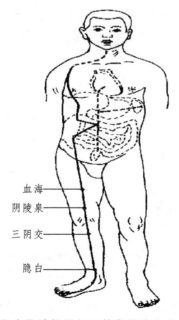

血海

阴陵泉

三阴交

隐白

图 4-7　足太阴脾经循行及其常用腧穴分布示意图

2）主治概要

本经腧穴主治脾胃病证，妇科病证，前阴小便病证，以及本经循行部位病证。本经共 21 穴，左右共 42 穴。

3）常用腧穴

（1）三阴交。

定位：在小腿内侧，内踝尖上 3 寸，胫骨内侧缘后方处。

主治：腹胀，肠鸣，泄泻，月经不调，崩漏，带下，痛经，闭经，不孕，难产，阴挺，阳痿，早泄，遗尿，小便不利，失眠多梦，下肢痿痹等。

（2）阴陵泉。

定位：在胫骨内侧髁后下方凹陷处。

主治：腹胀，水肿，小便不利或失禁，膝痛，泄泻，黄疸等。

5. 手少阴心经

1）经脉循行

起于心中，出属"心系"（心与其他脏腑相连系的组织），向下通过横膈，络于小肠。

其支脉，从"心系"上行挟咽，连于目系。

直行经脉，从心抵肺，向下浅出腋窝，沿上臂内侧后缘下行过肘窝，经前臂内侧后缘入掌，经四、五掌骨之间，沿小指桡侧出其端（少冲），交手太阳小肠经（图 4-8）。

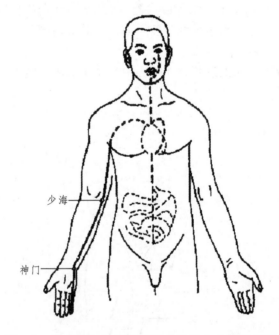

图 4-8　手少阴心经循行及其常用腧穴分布示意图

2）主治概要

本经主治心、胸、神志病证，以及本经脉循行部位的病证。本经共 9 穴，左右共 18 穴。

3）常用腧穴

神门

定位：在腕掌横纹尺侧端，当尺侧腕屈肌腱的桡侧凹陷处。

主治：失眠健忘，心烦，心悸，心痛，癫狂病，癔病等。

6. 手太阳小肠经

1）经脉循行

起于小指尺侧端（少泽），循手背外侧至腕，出尺骨茎突，沿前臂后边尺侧直上，至尺骨鹰嘴与肱骨内上髁之间，上达肩部，绕肩胛，交会于大椎穴，入锁骨上窝，下络于心，沿食管，过横膈，抵胃部，属于小肠。

其支脉，从锁骨窝上行，循颈达面颊，至目外眦，转入耳中。

另一支脉，从面颊部分出，至目内眦，交足太阳膀胱经（图4-9）。

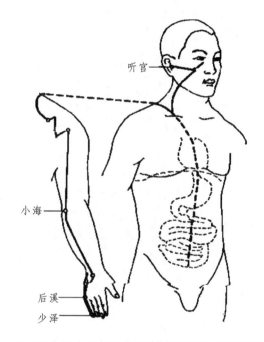

图 4-9　手太阳小肠经循行及其常用腧穴分布示意图

2）主治概要

本经腧穴主治头颈、耳目、咽喉病证，热性病证，神志病证，以及本经循行部位的病证。本经共19穴，左右共38穴。

3）常用腧穴

（1）后溪。

定位：在手掌尺侧，微握拳，当小指本节（第5掌指关节）后的远侧掌横纹头赤白肉际。

主治：头项强痛，肩背腰痛，耳鸣耳聋，目赤生翳，落枕，癔病，癫痫，手指挛痛等。

（2）听宫。

定位：在面部，耳屏前，下颌骨髁状突的后方，张口时呈凹陷处。

主治：耳鸣，耳聋，聍耳，牙痛，头痛，癫狂等。

7. 足太阳膀胱经

1）经脉循行

起于目内眦（睛明），上额，交会于头顶（百会）。

其支脉，从头顶分出到耳上角。

直行经脉，从头顶入颅内，络于脑，复出项部，分开下行。一支交会于大椎穴，沿肩胛内侧，挟脊柱（正中旁开 1.5 寸），达腰部，入内络于肾，属于膀胱。

其支脉，再从腰部挟脊柱下行，过臀部进入腘窝中。

另一支脉，从项分出，沿肩胛内缘下行，过臀部，沿大腿后外侧至腘中，与腰部下行的支脉会合，由此向下，过腓肠肌，至足外踝后，沿足背外侧缘到足小趾外侧端（至阴），交足少阴肾经（图 4-10）。

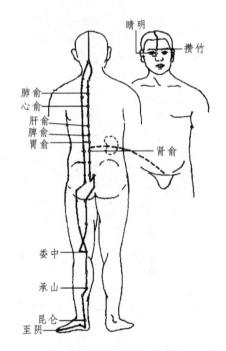

图 4-10　足太阳膀胱经循行及其常用腧穴分布示意图

2）主治概要

本经腧穴主治头目、项背、腰腿部病证，与背部十二俞穴相应的脏腑病证，热性病证，以及本经循行部位的病证。本经共 67 穴，左右共 134 穴。

3）常用腧穴

（1）睛明。

定位：在目内眦角上方凹陷处。

主治：目赤肿痛，视物不清，雀盲，流泪等各种目疾。

（2）肺俞。

定位：在第三胸椎棘突下，旁开 1.5 寸。

主治：咳嗽，气喘，喉痹，胸闷，背痛，咯血，潮热盗汗，感冒，鼻塞等。

（3）心俞。

定位：在第五胸椎棘突下，旁开 1.5 寸。

主治：心悸怔忡，心绞痛，心烦失眠，癫狂，痫病，胸背疼痛等。

（4）肝俞。

定位：在第九胸椎棘突下，旁开 1.5 寸。

主治：胁痛，黄疸，肝胆病，吐血，胃痛，眼疾，癫狂，痫证，腰背疼痛等。

（5）脾俞。

定位：在第十一胸椎棘突下，旁开 1.5 寸。

主治：食少腹胀，胃痛呕吐，泄泻，痢疾，黄疸，水肿，血虚体弱，背痛等。

（6）胃俞。

定位：在第十二胸椎棘突下，旁开 1.5 寸。

主治：胃痛，胁腹胀痛，胸脘痞满，纳食不化，恶心呕吐，泛酸，胃下垂等。

（7）肾俞。

定位：在第二腰椎棘突下，旁开 1.5 寸。

主治：腰痛，阳痿，遗精，早泄，不育，不孕，水肿，月经不调，痛经，带下，遗尿，小便不利，耳聋耳鸣，肾虚气喘等。

（8）委中。

定位：在腘横纹中央，当股二头肌腱与半腱肌腱的中央处。

主治：腰背疼痛，腰腿扭伤，小腿挛急，下肢瘫痪，痹证，腹痛，急性吐泻，高热抽搐，中风昏迷，膝痛等。

8. 足少阴肾经

1）经脉循行

起于足小趾下，斜行足心（涌泉），出舟骨粗隆之下，沿内踝后，进入足跟，上行小腿内侧后缘，至腘内侧，经大腿内侧后缘，入脊柱（长强），属于肾，络于膀胱。直行者，从肾到肝，过横膈，入肺，沿喉咙到舌根。

另一支脉，从肺出，络心，注入胸中，交手厥阴心包经（图 4-11）。

2）主治概要

本经腧穴主治前阴、妇科、咽喉、肺、肾、神志方面病证，以及本经循行部位的病证。本经共 27 穴，左右共 54 穴。

3）常用腧穴

（1）涌泉。

定位：在足底部，卷足时足前部凹陷处，约当足底第二、三趾趾缝纹头端与足跟连线的前 1/3 与后 2/3 交点上。

主治：晕厥，小儿惊风，癫证，痫病，足心热，头顶痛等。

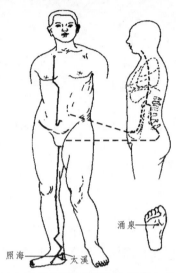

图 4-11　足少阴肾经循行及其常用腧穴分布示意图

（2）太溪。

定位：在内踝尖与跟腱之间的凹陷处。

主治：咳喘，胸痛咯血，头痛眩晕，耳聋耳鸣，咽痛，牙痛，月经不调，阳痿，遗精，尿频，腰痛，踝痛，足跟疼痛等。

9. 手厥阴心包经

1）经脉循行

起于胸中，属于心包，向下过膈，从胸至腹历络上、中、下三焦。

其支脉，从胸分出，至腋下，沿上臂内侧中线入肘窝，行前臂两筋之间，入掌中，出中指末端。

另一支脉，从掌中分出，走向无名指端，交手少阳三焦经（图 4-12）。

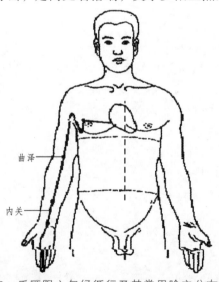

图 4-12　手厥阴心包经循行及其常用腧穴分布示意图

2）主治概要

本经腧穴主治心、胸、胃、神志病证，以及本经循行部位的病证。本经共 9 穴，左右共 18 穴。

3）常用腧穴

内关

定位：在腕横纹上 2 寸，当掌长肌腱与桡侧腕屈肌腱之间。

主治：心悸，心痛，胸闷胸痛，胃痛，恶心呕吐，呃逆，失眠多梦，眩晕头痛，热病，癫狂，痫病，中风偏瘫，肘臂疼痛等。

10．手少阳三焦经

1）经脉循行

起于无名指尺侧端（关冲），经手背第四、五掌骨间，沿前臂外侧桡、尺骨之间，上过肘尖，再沿上臂外侧达肩，入锁骨上窝，布于胸中，络于心包，下过横膈，从胸至腹，历属上、中、下三焦。

胸中支脉，从胸向上，出锁骨上窝，行颈外侧，沿耳后直上，达额角，再屈而下行面颊，至目眶下。

另一支脉，从耳后入耳中，出走耳前，至目外眦，交足少阳胆经（图 4-13）。

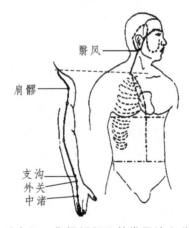

图 4-13　手少阳三焦经循行及其常用腧穴分布示意图

2）主治概要

本经腧穴主治头面、耳目、咽喉、胸胁病证，热性病证，以及本经循行部位的病证。本经共 23 穴，左右共 46 穴。

3）常用腧穴

（1）外关。

定位：在腕背横纹上 2 寸，当桡骨与尺骨之间。

主治：热病，头痛，颊痛，目赤肿痛，耳鸣耳聋，胸胁疼痛，肩痛，上肢痹痛，麻木不遂等。

（2）支沟。

定位：在腕背横纹上 3 寸，当桡骨与尺骨之间。

主治：胁痛，便秘，热病，失音，耳鸣耳聋等。

（3）翳风。

定位：在耳垂后方，当乳突与下颌角之间的凹陷处。

主治：耳鸣耳聋，面瘫，头痛，颊肿，牙痛，牙关紧闭，聍耳等。

11. 足少阳胆经

1）经脉循行

起于目外眦，上达头角，下行耳后，再折上额角，向后沿颈下行到肩，交会于大椎，进入锁骨上窝。

其支脉，从耳后入耳中，出耳前，至目外眦后方。

另一支脉，从目外眦，下走面颊，与手少阳经会于眼眶下，经颊车，循颈入锁骨上窝，与前面的经脉相会，然后下入胸中，通过横膈，络于肝，属于胆，沿胁内，出于腹股沟，绕毛际，入髋关节处（环跳）。

直行经脉，从锁骨上窝下行腋下，沿胸侧，过胁肋，下会前脉于髋关节处，下沿大腿外侧，至膝关节外缘，下行腓骨前，至腓骨下端，出外髁前，沿足背入第四趾外侧端（足窍阴）。

足背支脉，从足背分出，沿第一、二跖骨之间，至足大趾外侧端，回贯趾甲，布于趾甲后丛毛中，交足厥阴肝经（图4-14）。

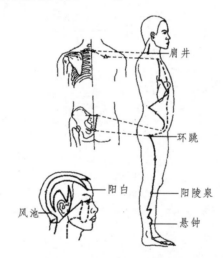

图 4-14　足少阳胆经循行及其常用腧穴分布示意图

2）主治概要

本经腧穴主治头、耳、目、咽喉病证，肝胆病证，热性病证，神志病证，以及本经循行部位的病证。本经共19穴，左右共38穴。

3）常用腧穴

（1）风池。

定位：在枕骨下，当胸锁乳突肌与斜方肌上端之间的凹陷处。

主治：颈项强痛，头痛眩晕，感冒，发热，鼻塞，目赤，耳聋耳鸣，癫痫等。

（2）肩井。

定位：在肩上，当大椎穴与肩峰端连线的中点处。

主治：肩背疼痛，手臂不举，中风瘫痪，落枕，难产，乳汁不下，乳痈等。

（3）环跳。

定位：在股外侧部，侧卧屈股，当股骨大转子最高（凸）点与骶管裂孔连线的外1/3 与中 1/3 交点处。

主治：腰胯疼痛，下肢痹痛，半身不遂，瘫痪等。

（4）阳陵泉。

定位：在腓骨小头前下方凹陷处。

主治：胁痛，呕吐，口苦，黄疸，膝痛，下肢痿痹，半身不遂，小儿惊风等。

12. 足厥阴肝经

1）经脉循行

起于足大趾丛毛中（大敦），沿足背，过内踝前，上行胫骨内缘，至踝上八寸处交出足太阴脾经之后，上至膝内缘，沿大腿内侧上行，绕阴器，抵小腹，挟胃旁，属于肝，络于胆，过横膈，布胸胁，循喉至咽，上连目系，上经前额，至巅顶，与督脉会合。

其支脉，从目下行面颊部，环绕唇内。

另一支脉，从肝分出，通过横膈，上注于肺，交手太阴肺经（图 4-15）。

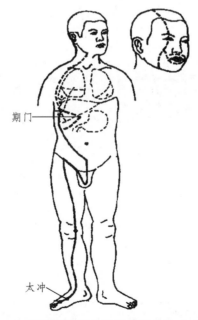

图 4-15 足厥阴肝经循行及其常用腧穴分布示意图

2）主治概要

本经腧穴主治头目、胸胁、腹部、前阴、妇科、肝胆病证，以及本经循行部位的病证。本经共 14 穴，左右共 28 穴。

3）常用腧穴

太冲

定位：在足背第一、二跖骨结合部前的凹陷处。

主治：头痛眩晕，目赤肿痛，咽痛，胁痛，黄疸，癫狂，惊风，遗尿，癃闭，月经不调，痛经，下肢痿痹等。

操作：直刺 0.5~0.8 寸；可灸。

13. 任　脉

1）经脉循行

起于胞中，下出会阴，前行阴阜，沿前正中线，上经腹、胸到达咽喉，上行环唇，沿面颊分行，至目眶下（图 4-16）。

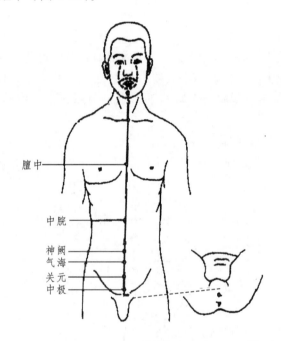

膻中

中脘

神阙
气海
关元
中极

图 4-16　任脉循行及其常用腧穴分布示意图

2）主治概要

本经腧穴主治胸腹、头面部病证，以及相应的内脏器官病证，某些腧穴具有强壮保健作用。本经共 24 穴。

3）常用腧穴

（1）关元。

定位：在下腹前正中线，脐下 3 寸处。

主治：腹痛，久泻久痢，尿频，尿闭，遗尿，遗精，阳痿，月经不调，痛经，经闭，不孕，崩漏，带下，中风虚脱，脾胃虚寒，虚劳体弱等。该穴为固本强身之保健要穴。

操作：直刺 1~1.5 寸；可灸。

（2）气海。

定位：在下腹前正中线，脐下 1.5 寸处。

主治：腹痛，腹胀，泄泻，便秘，遗尿，遗精，月经不调，经闭，不孕，带下，身体虚弱，中风虚脱等。该穴为保健要穴。

操作：直刺 1～1.5 寸；可灸。

（3）神阙。

定位：在脐窝正中处。

主治：中风虚脱，四肢厥冷，绕脐腹痛，肠鸣泄泻，脱肛，水肿鼓胀等。

操作：宜灸；禁针。

（4）中脘。

定位：在上腹前正中线，脐上 4 寸处。

主治：胃脘疼痛，恶心呕吐，嗳气吞酸，食少腹胀，肠鸣泄泻，黄疸等。

操作：直刺 1～1.5 寸；可灸。

14．督　脉

1）经脉循行

起于胞宫，下出会阴，向后沿脊柱内上行，至项后入颅内，络脑，上行巅顶，沿头正中线，至前额，达鼻柱，止于上唇系带（龈交）处（图 4-17）。

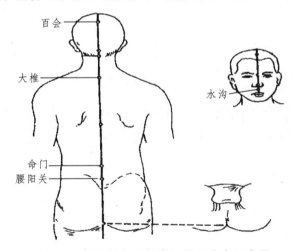

图 4-17　督脉循行及其常用腧穴分布示意图

2）主治概要

本经腧穴主治腰背、头项部病证，神志、生殖方面病证，以及热性病证和相应的内脏病证。本经共 28 穴。

3）常用腧穴

（1）命门。

定位：在第二腰椎棘突下。

主治：阳痿，遗精，月经不调，带下，腰痛，尿频，泄泻等。

操作：直刺 0.5 ~ 1 寸；可灸。

（2）大椎。

定位：在第七颈椎棘突下。

主治：热病，感冒，咳喘，头项肩背疼痛，骨蒸盗汗，癫痫等。

操作：向上斜刺 0.5 ~ 1 寸；可灸。

（3）百会。

定位：在头部，当前发际正中直上 5 寸。

主治：昏厥，中风失语，头痛头晕，失眠健忘，癫狂，脱肛，阴挺等。

操作：平刺 0.5 ~ 0.8 寸；可灸。

（四）经络腧穴叩击法在疾病预防中的应用

1. 叩击部位

经脉叩刺：选取与疾病相关的经脉，循经脉走行叩刺，视病情需要叩击一条或数条经脉，也可叩一条或数条经脉中的一段或几段。

穴位叩刺：选取与疾病相关的穴位叩刺。单纯叩刺腧穴，主穴多叩、重叩，配穴轻叩、少叩。一般每穴 5 ~ 20 下为准，频率、手法依据穴位处肌肉组织多少决定，同时结合病人的体质情况以及不同病症所属经脉的情况而定。

2. 叩击强度

弱刺激：用较轻的腕力叩刺，皮肤颜色无明显改变，仅有略红，叩刺时肌体仅有微微震动感。

中等刺激：叩刺的腕力介于弱、强刺激之间，叩击时皮肤潮红，第 2 天出现黄青色斑点。

强刺激：用较重的腕力叩刺，叩时皮下痛感明显。叩刺后皮下出现黄青色斑点，后转为青紫色斑点。

二、艾灸技术

艾灸疗法，又称灸法，是用艾草或非艾草为燃烧材料熏灼或温熨体表一定部位（腧穴），通过经络的调整作用，达到防治疾病的一种外治疗法。

（一）施灸材料

艾叶，气味芳香，辛温易燃，具有祛寒、通经作用，故多用作灸料，因此灸法常被人们称为"艾灸"。

（二）艾灸的种类

艾灸分为艾炷灸、艾条灸、温针灸和温灸器灸。

1. 艾炷灸

将纯净的艾绒放在平板上，用拇、食、中指边捏边转，把艾绒捏紧成大小不同规格的圆锥形小体，称为艾炷。根据其大小分为大、中、小三号。大号者，其高和炷底直径均约 1 cm，如蚕豆大；中号者，其高和炷底直径均约 0.5 cm，如黄豆大或半个枣核大；小号者，其高和炷底直径均约 0.3 cm，如麦粒大。施灸时，每燃烧 1 个艾炷即为 1 壮。艾炷灸可分为直接灸和间接灸两类。

（1）直接灸：将艾炷直接放在皮肤上施灸的一种方法（图 4-18）。如将皮肤烫伤化脓，愈后留有瘢痕者称为瘢痕灸；如以局部皮肤充血、红晕，不灼伤皮肤，灸后不留瘢痕者，称为非瘢痕灸。临床上，瘢痕灸多用小艾炷施灸，治疗哮喘、慢性胃肠炎、瘰疬、发育障碍等疾病。非瘢痕灸多用中、小艾炷施灸，治疗慢性腹泻、风寒湿痹和皮肤疣等。

（2）间接灸：又称隔物灸，是在艾炷与皮肤之间加一层间隔物而施灸的方法。常用的间隔物有生姜、大蒜、食盐、附子饼等。

① 隔姜灸：将鲜生姜切成厚约 0.3 cm 的薄片，中间用针刺数孔后置于施术部位，上面放艾炷点燃灸之，当艾炷燃尽后，换炷再灸，一般灸 5 ~ 10 壮，以皮肤红润而不起泡为度（图 4-19）。此法适用于一切虚寒性疾患。

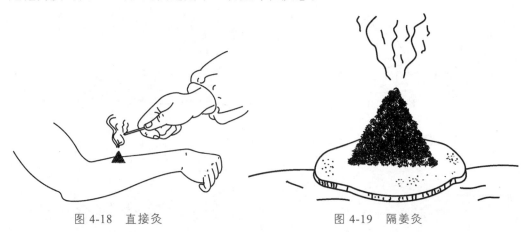

图 4-18　直接灸　　　　　　　　　图 4-19　隔姜灸

② 隔蒜灸：将鲜大蒜切成约 0.3 cm 的薄片，灸法同上。此法适用于痈疽初起、肺痨、毒虫咬伤等。

③ 隔盐灸：用纯净的细食盐填平肚脐，然后置艾炷施灸。此法有回阳救逆之功，适用于寒性腹痛、中风脱证等。

④ 隔附子饼灸：用附子研粉，以酒调和成饼为施灸的衬垫物。此法温肾回阳，适用于肾阳虚衰的寒冷痼疾等。

2. 艾条灸

艾条灸，也称艾卷灸，是指将艾条一端点燃，对准腧穴或病患处进行熏烤的一种方法。常用的有温和灸、雀啄灸、回旋灸三种方法。

（1）温和灸：将点燃的艾条对准腧穴或患处约 2 ~ 3 cm 处进行烤灸，使局部有温热感而无灼痛为宜，一般每穴灸 10 ~ 15 min，至皮肤红润为度（图 4-20）。此法临床应用广泛，适用于一切灸法使用的病证。

（2）雀啄灸：将点燃的艾条，对准腧穴或患处，如鸟雀啄食状，一上一下移动熏灸（图 4-21）。此法热感较强，适用于患部面积小或小儿疾患、胎位不正等。

（3）回旋灸：将点燃的艾条，在腧穴或患处，做左右方向的移动，或反复的旋转烤灸（图 4-22）。此法热感较广，适用于患部面积大或风寒湿痹、瘫痪等。

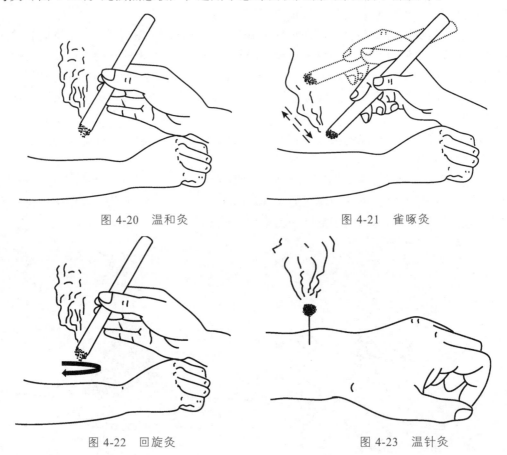

图 4-20　温和灸　　　　　　　　图 4-21　雀啄灸

图 4-22　回旋灸　　　　　　　　图 4-23　温针灸

3. 温针灸

针刺得气后在留针的时候，将一小团艾绒捏裹在针柄上，或用一小段艾条穿孔套在针柄上，点燃施灸，使热力通过针身传入穴位深处（图 4-23）。此法适用于既需留针又需艾灸的病证。

4. 温灸器灸

温灸器灸法，是将艾绒置于灸器内旋灸的艾灸方法，其作用温和。温灸器有温灸筒、温灸盒和苇管等。

（三）艾灸的作用及注意事项

1. 艾灸的作用

（1）温经散寒：适用于风寒湿痹和寒邪所致的胃痛、腹痛、泄泻等。

（2）扶阳固脱：适用于中气下陷、阳气欲脱所致的虚脱、昏厥、脘腹坠胀、脱肛、阴挺、崩漏等各种虚脱证和虚寒证及寒厥证。

（3）活血化瘀：适用于瘀血痛经、瘰疬、瘿瘤等。

（4）预防保健：如常灸足三里、关元、气海、中脘等穴，能温养气血，预防保健，益寿延年。此乃称之为"保健灸"。

2. 艾灸的注意事项

（1）施灸后，若局部皮肤出现小水泡，注意不要擦破，数天后可自行吸收而愈；水泡大者，可用消毒毫针刺破水泡，放出水液，涂以龙胆紫。

（2）内有实热、阴虚阳亢及热毒炽盛者，慎用灸法。

（3）孕妇腹部和腰骶部，不宜灸；颜面、五官、关节活动部位和有大血管处，不宜瘢痕灸。

三、推拿技术

（一）推拿手法概述

1. 定　义

用手或肢体的其他部分，按各种特定的技巧动作，在人体体表特定部位施行的操作方法，称为推拿手法。

2. 分　类

推拿手法种类很多，根据手法的动作形态作为命名原则，将推拿手法分为摆动类、摩擦类、挤压类、叩击类、振动类和运动关节类等六大类手法，每一大类手法又由数种手法组成。

3. 基本要求

推拿手法操作的基本要求，应做到持久、有力、均匀、柔和，从而达到深透。"持久"是指手法持续运用一定时间，不能断断续续；"有力"是指手法必须具有一定的力量，这种力量是根据病人的体质、病证、部位的不同而灵活增减；"均匀"是指手法动作要有节奏性，速度不要忽快忽慢、压力不要时轻时重；"柔和"是指手法要轻而不浮，重而不滞，用力以柔和为贵，但柔中带刚，刚中带柔，刚柔相济，相须并用。以上四个方面是密切相关、相辅相成的。

4. 常用介质

目前，推拿临床中运用的介质种类颇多，既可减少皮肤损伤，又可借助某些药物的辅助作用来提高治疗效果。一般常用介质有葱姜汁、薄荷水、医用滑石粉、红花油等，临床应用时可根据患者病情与药物作用合理选用。

（二）常用推拿手法

1. 摆动类手法

以指或掌、腕关节作协调的连续摆动手法，称为摆动类手法。该类手法包括一指禅推法、滚法、揉法等。

1）一指禅推法

（1）定义：用大拇指指端或罗纹面着力于一定部位或穴位上，沉肩、垂肘、悬腕，通过腕关节的摆动和拇指关节的屈伸活动，使产生的力持续作用在治疗部位，称为一指禅推法（图 4-24）。

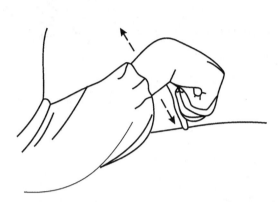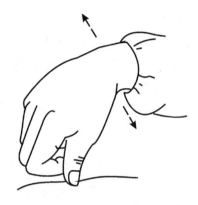

图 4-24　一指禅推法

（2）动作要领：手握空拳，拇指伸直盖住拳眼，自然着力，不可蛮力下压；腕部摆动时，肘关节略低于腕，桡侧要高于尺侧，以肘为支点，前臂作主动摆动，带动腕部和拇指指间关节作屈伸活动；压力、频率、摆动幅度要均匀灵活，频率 120 ~ 160 次/分。

（3）临床应用：适用于全身各部穴位及压痛点。

2）㨰　法

（1）定义：用手背尺侧及小鱼际着力于一定部位上，通过腕关节的屈伸和前臂的旋转运动，使手掌背部近 1/2 的面积持续作用在治疗部位上，称为㨰法（图 4-25）。

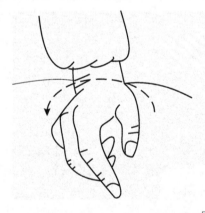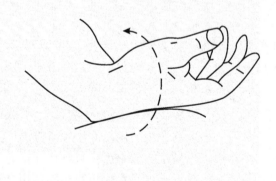

图 4-25　㨰　法

（2）动作要领：肩臂及腕关节放松，肘关节屈曲 120° ~ 140°；小鱼际及手背尺侧紧贴皮肤，不要来回拖擦滑动；压力、摆动幅度要均匀，频率 120 ~ 160 次/分钟。

（3）临床应用：适用于肩背、腰臀和四肢肌肉丰厚处。

3）揉　法

用手指、掌根或大鱼际等，吸定于一定部位或穴位上，作轻柔缓和的环旋转动，称为揉法（图 4-26）。操作要求肘关节微屈，腕关节放松；手法轻柔，动作协调而有规律，频率 120～160 次/分钟。此法可用于全身各部，其中，指揉法多用于穴位；掌根揉法多用于背、腰、臀、下肢等肌肉较丰厚处；大鱼际揉法主用于头面、胸腹部及外伤初起处。

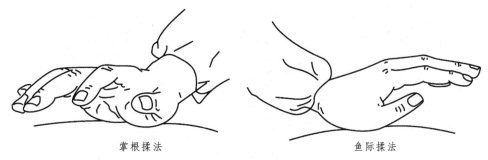

掌根揉法　　　　　　　　　　　　　鱼际揉法

图 4-26　揉法

2. 摩擦类手法

以掌、指或肘贴附于体表作直线或环旋移动，称摩擦类手法。该类手法包括摩法、擦法、搓法、抹法等。

1）摩　法

（1）定义：以手指指面或手掌掌面，附着于一定部位或穴位上，以腕关节为中心，连同前臂作有节律的环旋运动，称摩法（图 4-27）。

（2）动作要领：腕关节放松，肘关节微屈，指、掌自然伸直，动作缓和而协调；手法轻柔，仅在皮肤上操作，不带动皮下组织。频率约 120 次/分钟。临床应用于全身各部，为胸腹、胁肋的常用手法。

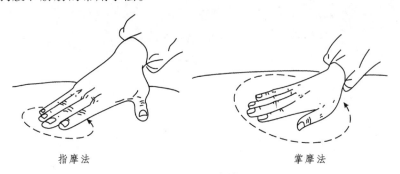

指摩法　　　　　　　　　　　　　掌摩法

图 4-27　摩法

2）擦　法

（1）定义：用手掌掌面、大鱼际或小鱼际附着在一定部位上，进行直线来回推擦，称擦法（图 4-28）。

（2）动作要领：操作时腕关节伸直，手指自然伸开，以肩关节为支点，上臂主动带动手掌作前后或上下往返移动；掌下压力不宜过大，推动幅度宜大，作直线来回摩擦，不可歪斜；用力宜稳，动作均匀，呼吸自然，不宜憋气，频率约 100 次/分钟；操作时在治疗部位上应涂抹介质（如红花油、麻油等）。临床应用于胸胁背腹部。大鱼际擦法多用于四肢；小鱼际擦法多用于腰背部及下肢部。

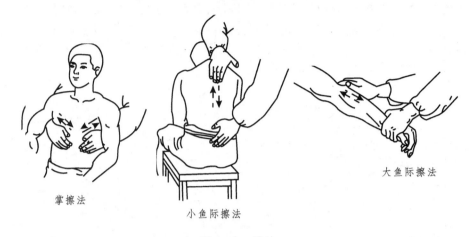

掌擦法

小鱼际擦法

大鱼际擦法

图 4-28　擦法

3）搓　法

用双手掌面挟住患者肢体的一定部位，相对用力作快速搓揉，同时作上下往返移动，称搓法（图 4-29）。操作要求双手用力要对称，紧搓慢移。此法适用于腰背、胁肋及四肢部，而以上肢最为常用。

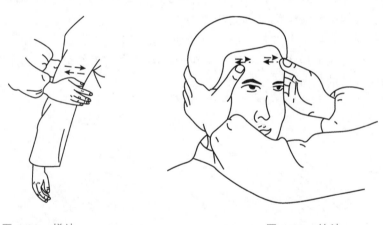

图 4-29　搓法

图 4-30　抹法

4）抹　法

用单手或双手拇指罗纹面紧贴皮肤，作上下或左右往返移动，称抹法（图 4-30）。操作要求压力均匀，动作缓和，用力轻而不浮，重而不滞。本法常用于头面及颈项部。

3. 挤压类手法

用指、掌或肢体的其他部位对患者肢体进行挤压，或对称性挤压体表，称挤压类手法。本类手法包括按法、拿法、捏法等。

1）按　法

（1）定义：用指、掌或肘在患者体表的一定穴位或部位上着力按压，按而留之，称为按法（图 4-31）。

（2）动作要领：着力部位要紧贴体表，不可移动，用力由轻到重，不宜暴力按压；腹部施用按法时，应在患者呼气时徐徐向深部按压；按法常与揉法结合使用，组成"按揉"复合手法。临床应用于全身各部穴位上。掌按法适应于腰背臀及下肢部；肘按法主要用于肌肉丰厚处，如臀、股后、及腰脊柱两旁。

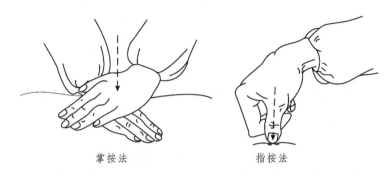

掌按法　　　　指按法

图 4-31　按法

2）拿　法

（1）定义：用拇指和食、中二指，或用拇指与其余四指相对用力，在一定穴位或部位上进行节律性地提捏，称为拿法（图 4-32）。

（2）动作要领：操作时用力宜由轻到重，不可突然加力；动作要缓和而连贯，不宜忽快忽慢、时轻时重。临床应用于颈项、肩部和四肢部病症。

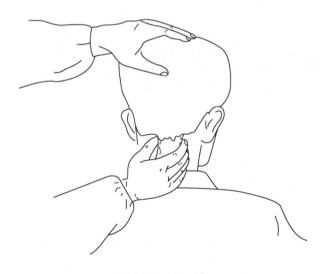

图 4-32　拿　法

3）捏　法

用拇指与其他手指相对用力，将治疗部位的皮肤夹持、提起并捻搓前移，称为捏法（图 4-33）。操作要求用力要由轻渐重，均匀而有节奏性。此法多用于头部、颈项、肩背及四肢部。

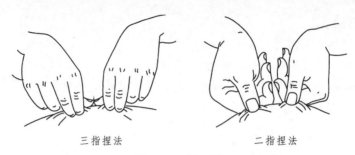

三指捏法   二指捏法

图 4-33 捏 法

4. 叩击类手法

用手掌、拳背、手指、掌侧面等叩打体表，称叩击类手法。本类手法包括拍法、点法等。

1）拍 法

用虚掌拍打体表，称拍法（图 4-34）。操作时手指并拢，掌指关节微屈，虚掌；以手腕发力，平稳而有节奏的拍打体表。此法适应于肩背、腰臀及下肢部。

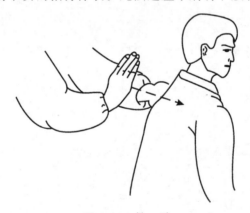

图 4-34 拍 法

2）点 法

用屈曲的指间关节突起处为着力点，按压于某一治疗点上，称为点法（图 4-35）。操作要求据患者病情酌情用力，不宜猛然暴力按压。此法作用面积小，刺激性强，适应于全身各部位，尤常用于肌肉较薄的骨缝处。

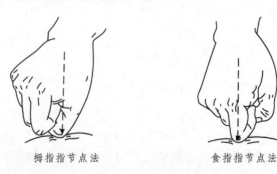

拇指指节点法   食指指节点法

图 4-35 点 法

5．振动类手法

以较高频率的节律性轻重交替持续刺激作用于人体，称振动类手法。本类手法包括抖法、振法等。

1）抖　法

双手握住患者的上肢或下肢远端，稍用力做小幅度上下连续颤动，使关节有松动感，称抖法（图 4-36）。操作要求幅度小、频率快；医者肩关节放松、肘关节微屈，动作连续、有节奏感。此法适用于四肢部位，以上肢为常用。

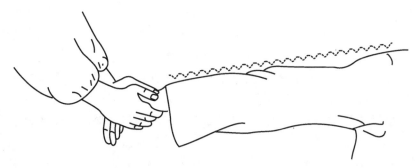

图 4-36　抖　法

2）振　法

用手指或掌面按压在人体穴位或一定部位，做连续不断的快速颤动，使被治疗部位产生振动感，称为振法（图 4-37）。操作要求医者力量集中于指端或手掌上，振动频率较高、着力稍重。此法可适用于全身各部位和穴位。

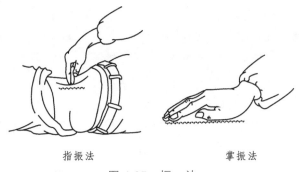

指振法　　　　　　　　掌振法

图 4-37　振　法

6．运动关节类手法

对关节作被动性活动的一类手法，称运动关节类手法。本类手法包括摇法、扳法、拔伸法等。

1）摇　法

（1）定义：用一手握住关节近端的肢体，另一手握住关节远端的肢体，使关节作被动的环旋运动，称为摇法。

颈项部摇法：患者坐位，医者立于侧后方，一手托住其下颌部，一手扶住枕后部，双手相反方向用力，做前后左右的环转摇动（图 4-38）。

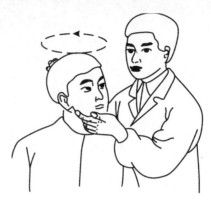

图 4-38　颈项部摇法

肩关节摇法：患者坐位，医者立于侧方，一手托住肘部，另一手挟其肩部，做肩关节的小幅度环转运动，称托肘摇法（又称小幅度摇法）；若一手握住其腕部，另一手挟其肩部，做肩关节的大幅度环转运动，称为肩关节大幅度摇法（图 4-39）。

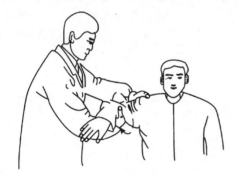

肩关节小幅度摇法

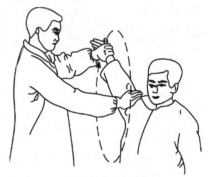

肩关节大幅度摇法

图 4-39　肩关节摇法

髋关节摇法：患者仰卧位，屈膝屈髋；医者立于患者一侧，一手握住患者足跟，另一手扶其膝部，做髋关节的环旋运动（图 4-40）。

踝关节摇法：患者仰卧位，下肢自然伸直。医者一手托住患者足跟部，另一手握住其足趾部，做踝关节环转运动（图 4-41）。

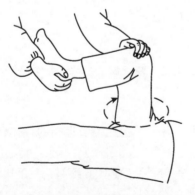

图 4-40　髋关节摇法

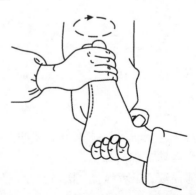

图 4-41　踝关节摇法

（2）动作要领：① 必须在各关节的生理活动范围内进行操作；② 操作时动作要缓慢，用力要稳，幅度由小到大。

（3）临床应用：临床应用于四肢关节，颈椎、肩、髋、踝关节。

2）拔伸法

（1）定义：固定肢体或关节的一端，牵引另一端的方法，称为拔伸法。

头颈部拔伸法：患者坐位，医者位于其背后，两手拇指顶其枕骨下方，两掌根托其两侧下颌角的下方，两前臂尺侧下按其两肩的同时，两手用力向上，作相反方向的拔伸（图 4-42）。

肩关节拔伸法：患者坐位，医者以双手握住患侧的腕或肘部，逐渐用力牵拉，嘱患者向另一侧倾斜（或有一助手帮助固定患者身体），医者用双手握住患者腕或肘部，作相反方向用力牵拉（图 4-43）。

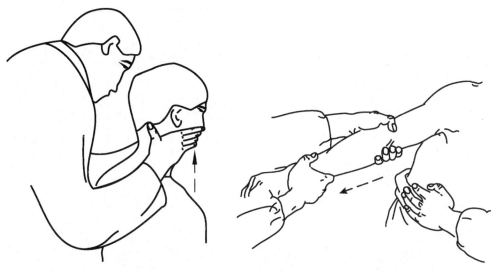

图 4-42　颈项部拔伸　　　　　　图 4-43　肩关节拔伸

腕关节拔伸法：患者坐位，医者一手握其前臂下端，另一手握其手部，两手同时作相反方向用力，逐渐牵拉。

指间关节拔伸法：用一手握住被拔伸关节的近侧端，另一手捏住其远侧端，双手同时作相反方向的用力牵引。

（2）动作要领：操作时用力要均匀而持久，动作要缓和。

（3）临床应用：临床应用于颈椎、腰椎及四肢关节部。

（三）推拿的适应证

推拿疗法应用广泛，临床各科均有使用，其中以骨伤科、儿科、内科应用较多。其中骨伤科多用于治疗腰椎间盘突出症、腰椎退行性关节炎、腰椎小关节紊乱、腰肌劳损、坐骨神经痛、颈椎病、落枕、肩周炎、膝关节退行性关节炎、肱骨外上髁炎、腱鞘炎、腱鞘囊肿、腕管综合征、各种扭挫伤等；内科多用于治疗头痛、咳喘、半身不遂、失眠、慢性胃肠炎等。

四、穴位贴敷技术

穴位贴敷技术是将中药配制成药液、药糊、药膏等剂型，贴敷于腧穴或病变局部等部位，从而起到养生作用的一门技术。贴敷法具有疗效确切、副作用小、使用方便等特点，在疾病预防领域具有独特的优势。

贴敷最早源于《五十二病方》，至晋代、隋唐、宋明时期，药物贴敷疗法的应用已经相当普遍。清代出现了不少中药外治的专著，其中以《急救广生集》《理瀹骈文》最为著名，逐渐形成了较为完整的理论体系。时至今日，穴位贴敷法仍是一种广为流传、行之有效的方法。

敷贴按剂型可分为鲜药剂、药液剂、药糊剂、软膏剂、硬膏剂等，此外还有药袋剂、橡胶膏剂、涂膜剂等高分子聚合物制成的新型制剂。

（一）操作方法

1. 药物的选择

对于药材的选择，应以扶正祛邪、辨证用药为基本原则，通常选用芳香走窜、益气活血、温经通络、补阴壮阳的药物。

（1）通经活络类药物：常用冰片、麝香、丁香、薄荷、樟脑、皂角、乳香、没药、花椒、肉桂、细辛、白芷、姜、蒜等。

（2）刺激发泡类药物：常用白芥子、斑蝥、毛茛、蒜泥、生姜、甘遂、石龙芮、铁线莲、威灵仙、旱莲草等。

（3）气味俱厚类药物：常用生半夏、附子、川乌、草乌、巴豆、生南星、苍术、牵牛、斑蝥、大戟等。此类药物气味俱厚，药力峻猛，甚至有毒。

2. 剂型的选择

目前常用的剂型有以下几种，新型制剂多为药厂生产。

（1）鲜药剂：把新鲜的生药洗净后切碎捣成药泥，直接敷于穴位上；或用纱布挤压过滤药泥制成药汁，再用消毒纱布块在药汁里浸泡后固定于穴位，外盖塑料薄膜，用胶布固定。适用于某些煎煮后药效易减弱的药物，此法药易变质，应现用现制，冷藏保存。

（2）药液剂：将药物放于砂锅内煎煮去渣取液，用纱布在药液里浸泡后，固定在穴位或患处，外盖塑料薄膜，用胶布固定。多种药物在煎煮过程中相互作用，可充分发挥复方方剂的特点，但药液易变质，需冷藏保存。

（3）药糊剂：将药物制成粉末，再加入酒、醋、油、蜜、面粉等，调和均匀制成糊状，药效释放缓慢，可缓和药物的毒性。饼剂、锭剂是药糊剂的不同形式：饼剂可蒸熟趁热贴敷穴位，起到药物和温热的双重作用；锭剂是将药糊制成长方形等形状，烘干备用，使用时取适量药物加水磨成糊状敷于穴位，长期使用同一方药的慢性疾病患者，使用锭剂可以减少配药制作的麻烦，便于储存并随时取用。

（4）软膏剂：将药粉和油脂类物质如硅油、液蜡、凡士林等调和均匀，制成软膏剂。软膏制剂柔软、滑润，黏着性、扩展性好，渗透性较强，药物作用迅速，对皮肤刺激性小，制剂呈半固体状，易保存。

（5）硬膏剂：俗称膏药，古称薄贴，是将药物配合植物油、红丹等基质熬制成硬膏，再将药膏摊涂在一定规格的布、桑皮纸上而成。将膏药烤软后进行搓揉，药物遇温融化，能黏贴在患处，应用方便，药效持久，便于储藏携带。

3. 腧穴的选择

以经络学说为基础，根据不同的需求、不同体质、不同疾病的特点，合理选取相关穴位，组成处方进行应用。操作时力求少而精，一般以 4～8 穴为宜，对需要长期调理的人员，可采用几组穴位交替贴敷，如大椎、神阙、足三里、涌泉以及背俞穴中的肺俞、心俞、脾俞、肾俞等穴位是贴敷防病技术的常用穴位。

4. 贴敷方法

贴敷药物之前用 75%酒精棉球或 0.5%碘伏棉球擦拭局部消毒，然后用纱布或胶布固定药贴，贴敷时间一般成人为 3～6 h，视药物刺激程度和个体敏感性的不同，贴敷时间可做适当调整，以患者耐受为度；如需再贴敷，应待局部皮肤基本恢复正常后或更换部位再敷药；换药时，可用消毒干棉球蘸温水或植物油或液状石蜡轻轻揩去粘在皮肤上的药物，擦干后再敷药。

5. 特殊贴敷防病方法

1）三伏贴

三伏贴是在夏季"三伏天"应用穴位贴敷法防治冬季易发疾病时使用的一类药贴。

（1）药物：将白芥子、延胡索、细辛和甘遂按 2∶2∶1∶1 的比例共研细末，作为基础方，可根据辨证适量加减辛夷、白芷、苍耳子等药物，用姜汁、蜂蜜、植物油调制成药糊剂。

（2）选穴：主穴选取大椎、肺俞、膏肓；酌情加减配穴定喘、脾俞、肾俞、足三里。

（3）用法：将 1～2 g 药物摊于 5 cm×5 cm 内径 1.5 cm 的无纺布空白药贴上，再贴在穴位上。于夏季三伏天中的初、中、末伏各贴药 1 次，连续 3 年为 1 疗程。

（4）功效：根据"冬病夏治"的原则，夏季时人体具有气血旺盛、腠理开泄等特点，所以在"三伏"天时贴敷温阳祛寒的药物，两阳相和可更好地发挥扶阳祛寒、扶助正气、祛除冬病根因的功效。

（5）适应证：适用于经中医辨证属虚寒证的支气管哮喘、慢性支气管炎、肺气肿、肺心病、慢性咳嗽、体虚感冒、慢性鼻炎等多种肺系疾病，缓解冬季发作时的症状。

2）三九贴

三九贴是冬季"三九天"应用穴位贴敷防治疾病时使用的一类药贴。

药物、选穴、功效、适应证与三伏贴基本相同，但贴敷时间不同，为冬至数九开始；在冬季最寒冷的"一九、二九、三九"时进行穴位贴敷，能够格阴护阳，格拒寒冷，保护阳气，抵抗外邪，预防疾病，对夏天三伏贴的疗效起到加强和巩固的作用；此外，冬至是自然界和阳气初动之时，此时贴药亦有激发阳气和承上启下的作用。

3）脐　贴

脐贴是对脐部应用贴敷法防治急病时使用的一类药贴。肚脐（神阙穴）是脐贴部位，位于腹部中央，外联经络毛窍，内应五脏六腑，为诸脉汇聚之处，根据不同病证选择的药物贴敷于该穴位，可以激发经络脏腑之气、疏通经络、通调水道、调和气血，达到预防疾病的目的。

（1）药物：红参、海马各 5 g，鹿茸 3 g，炙甘草、吴茱萸各 1 g，加凡士林、甘油等制成软膏药。

（2）用法：每贴 2 g，每次贴敷 3 ~ 24 h，隔日 1 次，每 14 天为 1 疗程。

（3）功效：温壮元阳，补精益气。

（二）功效机制

贴敷以中药作用于穴位，渗透于经络及局部病灶，可以发挥药物和经络的双重作用，两者相互激发，相得益彰，协调人体各脏腑之间的功能。

1. 疏通经络、扶正祛邪

《素问·刺法论》曰："正气存内，邪不可干。"正气不足是疾病发生的内在原因，在穴位上贴敷中药刺激穴位，使药经相和，扶助正气，进而增强人体防病能力。

2. 通调三焦、平衡阴阳

《素问·生气通天论》曰："阴平阳秘，精神乃治。"体虚患者多阴阳失衡，通过贴敷，可调整和改善三焦、脏腑的阴阳平衡状态，达到养生的目的。

3. 活血化瘀、调和气血

《素问·长刺节论》曰："迫藏刺背，背俞也。"背俞穴是脏腑气血汇聚之处，通过贴敷药物，药随经行，导入脏腑，直达病所，可以活血化瘀，调和气血，恢复脏腑功能。

（三）贴敷禁忌

（1）皮肤病患者、局部皮肤有破损者、脐病患者、脐部感染者，禁止在皮肤损伤部位贴敷。

（2）过敏体质者、疾病发作期患者、发热患者、严重高血压患者、糖尿病患者、严重心肺肝肾疾病患者、严重传染病患者禁止贴敷。

（3）孕妇不提倡进行贴敷治疗，尤其禁用麝香、红花等易致堕胎或不良反应的药物，以免引起流产或影响胎儿发育。

（四）注意事项

（1）贴敷前要对操作者双手及贴敷部位严格消毒。

（2）加热药膏时要注意温度，一般不应超过 45 ℃，避免过热烫伤皮肤。

（3）贴敷膏制作时要严格控制刺激性强的药物或毒性药物的用量。

（4）贴敷后局部皮肤微红或有色素沉着、轻度瘙痒均为正常反应，不影响疗效。

（5）若贴敷后贴敷部位出现刺痒难忍、灼热、疼痛等感觉或有轻度水泡时，应立即将贴敷物取下，涂以碘伏；大的水泡应以消毒针挑破小口，保留泡壁，流尽液体后再涂碘伏，保持干燥，并使用消炎软膏，外用无菌纱布包扎，以防感染；若皮肤出现严重红肿、水泡等情况，应及时就医；头面部贴敷不宜采用刺激性强的药物发泡治疗，以免留瘢痕影响容貌。

（6）贴敷期间注意禁食生冷、刺激性食物，禁食海鲜、羊肉等热性食物。

五、刮痧预防

刮痧技术，是通过特制的刮痧器具（牛角、玉石等），蘸取一定的介质，采用相应的手法，在体表经络循行部位或其他特定部位进行反复刮拭摩擦，使局部皮肤出现潮红、红色粟粒状或暗红色出血点等"出痧"变化，从而达到活血透痧、防治疾病的一种方法。

（一）操作方法

1. 刮痧前准备

（1）刮痧板选择：刮痧板的选择通常是由刮痧板材质的功效作用和部位操作需求所决定的。

刮痧板的常用制作材质主要有水牛角、砭石、玉石和陶瓷等。水牛角刮痧板用天然水牛角加工制成，具有清热、解毒、化瘀、消肿的作用；砭石刮痧板用特殊的砭石加工制成，具有镇惊、安神、祛寒的作用；玉石刮痧板用玉石材料加工而成，具有清热、润肤、美容的作用；此外，陶瓷刮痧板主要用陶瓷材料烧制而成，具有耐高温、防静电的特点。

刮痧板通常被制作成方形、椭圆形、缺口形、三角形、鱼形、梳形等形状。不同形状的刮痧板适用于不同的部位操作需求。方形刮痧板一侧薄而外凸为弧形，对侧厚而内凹为直线形，适用于人体躯干、四肢部位刮痧；椭圆形刮痧板呈椭圆形或月圆形，边缘光滑，适用于人体脊柱双侧、腹部和四肢肌肉较丰满部位刮痧；缺口形刮痧板边缘设置有缺口，以扩大接触面积，减轻疼痛，适用于手指、足趾、脊柱部位刮痧；三角形刮痧板呈三角形，棱角处便于点穴，适用于胸背部、肋间隙、四肢末端部位刮痧；鱼形刮痧板外形似鱼，符合人体面部的骨骼结构，适用于人体面部刮痧；梳形刮痧板呈梳子状，可以保护头发，适用于头部刮痧。

此外，还有以贝壳（如蛤壳）、木制品（如木梳）以及边缘光滑的嫩竹板、小汤匙、钱币、玻璃等制成的刮痧用具。

（2）刮痧介质选择：古人常用水、麻油、桐油、猪油等具有润滑作用的物质及药剂作为刮痧介质。目前多用刮痧油和刮痧乳。

刮痧油是由中药与医用油精炼而成，具有清热解毒、活血化瘀、解肌发表、缓解疼痛、帮助透痧及润滑护肤增效等作用，适用于成人刮痧、刮痧面积大者或皮肤干燥者。

刮痧乳通常是由天然植物合成的乳剂，具有改善血液循环、促进新陈代谢、润滑护肤增效的作用，适用于儿童刮痧、面部刮痧等。

111

（3）部位与体位选择：刮痧时受术部位主要以经脉循行部位和养生调摄部位为主，常选取适当的部位有头、颈、肩、背、腰及四肢等。受术部位应尽量暴露，便于操作。常用的刮痧体位有端坐位、仰靠坐位、扶持站位、仰卧位、俯卧位、侧卧位等。

（4）清洁与消毒。

① 刮痧板的消毒：水牛角、砭石、陶瓷、玉石刮痧板宜用 75% 医用乙醇或 1∶1 000 的新洁尔灭等进行擦拭消毒；其中砭石、陶瓷、玉石刮痧板还可高温、高压或煮沸消毒。刮痧板使用后应及时消毒备用。

② 刮痧部位的清洁消毒：刮痧部位应用 75% 医用乙醇棉球（或热毛巾，或生理盐水棉球）进行清洁或消毒。

③ 施术者双手的清洁消毒：施术者双手应用肥皂水或洗手消毒液清洗干净，或用 75% 医用乙醇棉球擦拭清洁消毒。

（二）刮痧操作

1. 持板法

一般为单手握板，刮痧板的底边横靠在手掌心部位，拇指与另外四个手指自然弯曲，分别放在刮痧板的两侧握持并固定刮痧板。

2. 刮拭法

根据刮痧是否直接在皮肤上操作、刮痧操作的力量大小、速度快慢、刮拭方向、刮痧板边角接触的部位以及特殊刮痧手法不同，刮拭方法可以分为多种类别。

（1）按是否接触皮肤分类。

① 直接刮法：持刮痧器具在涂抹刮痧介质的皮肤表面直接刮拭的一种方法。此法以受力重、见效快为特点。直接刮法适用于普通人群。

② 间接刮法：刮痧部位铺上薄布或薄纱，持刮痧工具在布上刮动，刮痧器具不直接接触受术者皮肤的一种刮痧方法。此法以受力轻、动作柔为特点。每刮 10 余次即揭开薄布观察 1 次，当皮肤出现红、紫痧点时，即停止刮拭。间接刮法适用于年龄小、体质虚弱、不耐受直接刮者。

（2）按力量大小分类。

① 轻刮法：刮痧板下压刮拭的力量小，受术者无疼痛及其他不适感觉的一种刮痧方法。轻刮操作后皮肤仅出现微红、无痧斑。适用于老年体弱者及辨证属于虚证体质者。

② 重刮法：刮痧板下压刮拭的力量较大，以受术者疼痛能承受为度的一种刮痧方法。适用于腰背部脊柱双侧、下肢软组织较丰富处、青壮年体质较强者及辨证属于实证、热证体质者。

（3）按移动速度分类。

① 快刮法：刮拭频率快，每分钟在 30 次以上的一种刮痧方法。此法适用于体质强壮者，主要适用于刮拭背部、四肢。

② 慢刮法：刮拭频率慢，每分钟 30 次以下的一种刮痧方法。此法适用于体质虚

弱者，适用于刮拭头面部、胸部、腹部、下肢内侧等部位。

③颤刮法：刮痧板的边角与体表接触，用力向下按压刮拭，并做快速有节奏的颤动，频率为每分钟10次以上的一种刮痧方法。适用于预防痉挛性疼痛的病证，如胁痛、胃痛、小腹痛和小腿抽筋等。

（4）按刮拭方向分类。

①直线刮法：用刮痧板在人体体表进行直线刮拭的一种刮痧方法。直线刮法应有一定长度。适用于身体比较平坦的部位，如背部、胸腹部、四肢部位。

②弧线刮法：按照肌肉走行或骨骼结构特点规律，刮拭时刮痧板呈弧线形方向走行的一种刮痧方法。适用于胸背部肋间隙、肩关节和膝关节周围等部位。

③逆刮法：从远心端开始向近心端方向刮拭的一种刮痧方法（常规的刮拭方向是从近心端开始向远心端方向刮拭）。适用于防治下肢静脉曲张、下肢浮肿受术者或按常规方向刮痧效果不理想的部位。

④旋刮法：刮痧时顺时针或逆时针方向做有规律的旋转刮拭的一种刮痧方法。旋刮法宜力量适中，不快不慢，有节奏感。适用于腹部肚脐周围、女性乳房周围和膝关节髌骨周围。

⑤推刮法：刮痧时，刮拭的方向与施术者站立位置的方向相反的一种刮痧方法。如受术者俯卧位，施术者立于受术者右侧前方，刮拭受术者左侧颈肩部时，宜采用此法。

（5）按刮痧板接触体表部位分类。

①角刮法：使用方形或角形刮痧板的棱角接触皮肤，与体表成45°，自上而下或由里向外刮拭的一种刮痧方法。角刮法手法宜灵活不生硬，避免用力过猛而损伤皮肤。此法适用于四肢关节、脊柱两侧经筋部位、骨突周围、肩部穴位，如风池、内关、合谷、中府等。

②边刮法：将刮痧板的长条棱边与体表接触成45°进行刮拭的一种刮痧方法。此法适用于对大面积部位的刮拭，如腹部、背部和下肢等。

③摩擦法：将刮痧板与皮肤直接紧贴，或隔衣布进行有规律的直线往返移动，或旋转移动，使皮肤产生热感的一种刮痧方法。此法适用于预防肩胛内侧、腰部和腹部的麻木、发凉或绵绵隐痛；也可用于刮痧前，使受术者放松。

④梳刮法：刮痧梳或刮痧板与头皮呈45°，从前额发际处及双侧太阳穴处向后发际处做有规律的单方向刮拭，如梳头状的一种刮痧方法。梳刮法动作宜轻柔和缓。此法适用于预防头痛、头晕、疲劳、失眠和精神紧张等病证。

⑤点压法：用刮痧板的棱角直接点压穴位，力量逐渐加重，保持数秒后快速抬起的一种刮痧方法。点压法的按压力度以受术者能承受为度，重复操作5~10次。此法适用于肌肉丰满处的穴位，或刮痧力量不能深达，或不宜直接刮拭的骨骼关节凹陷部位，如环跳、委中、犊鼻、水沟和背部脊柱棘突之间等。

⑥按揉法：刮痧板在体表经络穴位处做点压按揉的一种刮痧方法。操作时刮痧板应紧贴皮肤而不移动，每分钟按揉50~100次。此法适用于太阳、曲池、足三里、内关、太冲、涌泉、三阴交等穴位。

（6）按刮拭其他特殊手法分类。

① 弹拨法：用刮痧板的棱角在经筋附着处、特定的穴位处或人体肌腱处，利用腕力进行有规律的点压、按揉，并迅速向外弹拨，状如弹拨琴弦的一种刮痧方法。操作时手法轻柔，力量适中，速度较快，每个部位宜弹拨 3~5 次。此法适用于骨关节周围或经筋附着处。

② 拍打法：施术者握住刮痧板一面，利用腕力或肘部关节的活动，使刮痧板另一面在受术者体表上进行有规律击打的一种刮痧方法。拍打法操作要求速度均匀，力度和缓。此法适用于腰背部、前臂、腘窝及其以下部位。

③ 双刮法：施术者双手各握一板，在同一部位双手交替刮拭，或同时刮拭两个部位的一种刮痧方法。双刮法双手用力要均匀，操作平稳。此法适用于脊柱两侧和双下肢。

④ 撮痧法：施术者在受术者体表的一定部位，用手指夹、扯、挤、抓，直至出现红紫痕为止的一种刮痧方法。根据不同的指法和力度又可分为夹痧法、扯痧法、挤痧法和抓痧法。

夹痧法：又称"揪痧法"，施术者五指屈曲，用食、中两指的第二指节对准施术部位，把皮肤与肌肉夹起，然后松开，一夹一放，反复进行，发出"啪啪"响，用力较重，至被夹部位出现痧痕为止。

扯痧法：施术者以拇、食指合力提扯施治部位，用力较重，以扯出痧痕止。

挤痧法：施术者以两手拇、食指同时放在施治部位，围出 1~2cm 的表皮做对抗挤压，至出现痧痕为止。

抓痧法：施术者以拇、食、中三指对合用力，交替、反复、持续均匀地提起撮痧部位或穴位，并在体表游走，至出现痧痕为止。此法适用于头面部的印堂、颈部天突和背部夹脊穴等部位。

⑤ 挑痧法：即挑刺法，是用针刺挑患者体表出痧部位或其他特定部位的一种刮痧方法。施术者先消毒受术者局部皮肤，在挑刺的部位上，用左手捏起皮肉，右手持针，轻快地刺入并向外挑，每个部位挑 3 下，同时用双手挤出紫暗色的瘀血，反复多次，最后用消毒棉球擦净。此法适用于刮痧后出痧部位、背俞穴、阿是穴和阳性反应点等部位。

⑥ 放痧法：即刺络疗法，是以针刺静脉或点刺穴位出血的一种刮痧方法。放痧法可分为泻血法和点刺法。

泻血法：适用于肘窝、腘窝及太阳穴等处的浅表静脉消毒被刺部位，以左手拇指压其下端，上端用橡皮管扎紧，右手持消毒的三棱针，或注射针头对准被刺部位静脉，迅速刺入脉中 0.5 mm 深后出针，使其流出少量血液，然后用消毒棉球按压针孔。

点刺法：多用于手指或足趾末端穴位，针刺前挤按被刺部位，使血液积聚于针刺部位，常规消毒后，左手拇、食、中三指夹紧被刺部位，右手持消毒的三棱针、缝衣针或注射针头对准被刺位迅速刺入皮肤 1~2 mm 深后出针，轻轻挤压针孔周围，使其少量出血，然后用消毒棉球按压针孔。

此外，放痧法还适用于刮痧后出痧部位，当皮肤上出现明显凸起的瘀斑、痧疱或青紫肿块时，用酒精棉球消毒后，用三棱针或一次性采血针头，紧贴皮肤平刺，放出瘀血少许，使瘀血邪毒得泻。术后用碘伏消毒，并用胶布或创可贴加压固定。

3. 刮拭补泻方法

（1）补法：刮拭时，刮痧板顺着经脉循行方向运行，按压的力度小，刮拭速度慢，刮拭时间相对较长。一般适用于体质虚弱的受术者或对疼痛敏感者。

（2）泻法：刮拭时，刮痧板逆行于经脉循行方向，按压的力度大，刮拭速度快，刮拭时间相对较短。适用于身体强壮的受术者及疼痛迟钝者。

（3）平补平泻法：刮拭时，刮痧板按压的力度、刮拭的速度、刮拭的时间介于刮痧补法和刮痧泻法之间。刮痧时，刮痧板按压的力度和移动速度适中，时间因人而异。适用于虚实夹杂体质的受术者，尤其适宜于亚健康人群或健康人群的保健养生。

4. 刮拭顺序

刮拭顺序总原则为先阳后阴，先上后下。具体为先头面后手足、先背腰后胸腹、先上肢后下肢，逐步按顺序刮痧。全身刮痧者，顺序为头、颈、肩、背腰部、上肢、胸腹及下肢；局部刮痧者，如颈部刮痧顺序为头、颈、肩；肩部刮痧顺序为头、颈、肩上、肩前、肩后、上肢；背腰部刮痧顺序为背腰部正中、脊柱两侧、双下肢。

5. 刮拭方向

刮拭方向总原则为由上向下、由内向外，单方向刮拭，尽可能拉长距离。头部一般采用梳头法，由前向后，或采用散射法，由头顶中心向四周；面部一般由正中向两侧，下颌向外上刮拭；颈肩背腰部正中、两侧由上往下，肩上由内向外，肩前、肩外、肩后由上向下；胸部正中应由上向下，肋间则应由内向外；腹部则应由上向下，逐步由内向外扩展；四肢宜向末梢方向刮拭。

6. 刮拭力度

一般情况下，刮拭时力度要均匀，先由轻到重，再由重到轻。先轻刮 6~10 次，然后力量逐渐加重，以受术者能够耐受为度；重刮 6~10 次后，再逐渐减力轻刮 6~10 次。每个部位刮拭 20~30 次，使受术者局部放松，有舒适的感觉为宜。

7. 出痧程度

一般刮拭至皮肤出现潮红、紫红色等颜色变化，或出现粟粒状斑点、丘疹样斑点、片状斑块或条索状斑块等形态变化，并伴有局部热感或轻微疼痛，此时即可停止刮痧。

一般情况下，血瘀、实证、热证体质者出痧多，虚证、寒证体质者出痧少，肥胖者不易出痧，阴经较阳经不易出痧，气温低时较气温高时不易出痧。对一些不易出痧或出痧较少的受术者，不可强求出痧。

8. 刮拭时间

刮拭的时间包括单次刮痧时间、刮痧间隔时间和疗程。

（1）单次刮痧时间：每个部位一般刮拭 20~30 次，通常一名受术者选 3~5 个部位；局部刮痧一般 10~20 min，全身刮痧宜 20~30 min。

（2）刮痧间隔时间：两次刮痧之间宜间隔 3~6 天，或以皮肤上痧退、手压皮肤无痛感为宜，若刮痧部位的痧斑未退，不宜在原部位进行刮拭。

（3）疗程：养生一般以 7~10 次为 1 疗程。

9. 刮痧后处理

刮痧后的处理分正常情况处理和异常情况处理。

（1）刮痧后正常情况的处理：刮痧后应用干净纸巾、毛巾或消毒棉球将刮拭部位的刮痧介质擦拭干净。刮痧过程中产生的酸、麻、胀、痛、沉重等感觉，均属正常反应。刮痧后皮肤出现潮红、紫红色等颜色变化，或出现粟粒状斑点、丘疹样斑点、片状斑块或条索状斑块等形态变化，并伴有局部热感或轻微疼痛，都是刮痧的正常反应，数天后即可自行消失，一般不需进行特殊处理。刮痧结束后，最好饮一杯温开水，休息 15~20 min。

（2）刮痧后异常情况的处理：若刮痧过程中出现头晕、目眩、心慌、出冷汗、面色苍白、恶心欲吐，甚至神昏仆倒等晕刮现象，应立即停止刮痧，使受术者呈头低脚高平卧位，饮用一杯温开水或温糖水，并注意保温，或点按受术者百会、人中、内关、足三里、涌泉等腧穴。

（三）功效机制

1. 疏经脉，调畅气机

皮部是经脉功能活动反映于体表的部位，刮痧时，刮痧板或顺着经脉循行方向刮拭，或逆着经脉循行方向刮拭，可以调节经气的进退升降，使经脉气机双向良性调节，使气机调畅。

2. 通络脉，活血防瘀

皮部也是络脉之气在皮肤所散布的部位。刮痧时，刮痧板在皮部刮拭的轻、重、快、慢、颤、推、旋转、摩擦等可以激荡皮部孙络、浮络之气，气行则血行，血行则瘀无以成，故刮痧可以通络脉，活血防瘀。

3. 调皮部，祛邪排毒

刮痧后，皮部藩篱受到调整，隐匿于机体内的风、寒、热、湿、瘀等邪毒可随痧透出，随汗排除，从表而解。

4. 和脏腑，强体延年

经脉内联脏腑。通过疏经调气、通脉活血、祛邪排毒，经络对脏腑调节有度，脏腑功能正常者可保固之、不足者可濡养之、亢进者可抑制之、紊乱者可调理之，则可阴平阳秘，身心安泰。

此外，通过出痧的颜色、部位、形状，刮痧有分析未病机体体质偏颇、邪正偏性、阴阳虚实平衡状态的作用，因此刮痧也具有辅助诊断的功能。

（四）刮痧禁忌

（1）对刮痧过敏者和对刮痧不能配合者，如醉酒者、精神分裂症患者等；有出血倾向疾病者，如血友病、血小板减少性紫癜、严重贫血、白血病患者等。此类人不宜刮痧。

（2）刮拭部位皮肤有肿胀破损、严重瘢痕，皮下有不明原因包块者，不宜刮痧。

（3）特殊部位，如眼睛、口唇、舌体、耳孔、鼻孔、乳头、肚脐、前后二阴及大血管显现处等部位；妊娠妇女的腹部、腰骶部，经期妇女的下腹部；急性扭挫伤、新发骨折部位，此类部位不可刮痧。

（4）危急重症者，如严重感染性疾病、心脑血管疾病、肝肾功能不全出现浮肿等患者，不宜刮痧。

（五）注意事项

（1）刮痧时，要保持合适的室温，患者要选择舒适体位，不可在有风的地方刮痧。出痧后，要避风寒，一般须 3 h 左右待皮肤毛孔闭合恢复原状后，方可洗浴。

（2）勿在过饥、过饱及精神过度紧张的情况下进行刮痧调摄养生，以防晕刮。刮痧后宜饮温水 200 ~ 300 mL，休息 15 ~ 20 min。

（3）刮拭手法要用力均匀平稳，不要忽轻忽重，以受术者能忍受为度。婴幼儿、老年人及对疼痛较敏感者，刮拭手法用力宜轻。

（4）刮拭时应注意点、线、面结合；不可一味追求出痧而用重手法或延长刮痧时间。

（5）刮痧后痧斑未退之前，不宜在原处再次刮拭出痧，避免造成损伤。

六、皮内针技术（揿针）

皮内针技术是将皮内针刺入并固定于腧穴部位皮内或皮下的一种针刺防病技术。皮内针方法技术源于《素问·离合真邪论》中"静以久留"，该方法特别适用于顽固性痛证或发作性疾病的预防治疗。

皮内针用不锈钢制成，有麦粒型（图 4-44）和揿钉型（图 4-45）两种。麦粒型皮内针针身长 5 ~ 10 mm，针身直径 0.28 m，针柄呈圆形，其直径 3 mm，针身与针柄在同一平面。揿钉型皮内针针身长 2 ~ 3 mm，针身直径 0.28 ~ 0.32 mm，针柄呈圆形，其直径 4 mm，针身与针柄垂直。

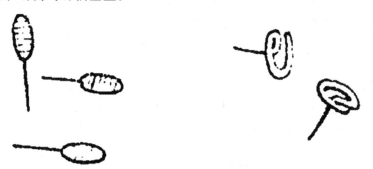

图 4-44　麦粒型皮内针　　　　　　　图 4-45　揿钉型皮内针

（一）操作方法

1. 操作前准备

（1）针具消毒：针具宜选用高压蒸汽灭菌，或使用一次性皮内针。

（2）部位选择：宜选择不妨碍肢体活动、易于固定的腧穴所在部位。

（3）局部皮肤消毒：局部皮肤用2%碘酊进行消毒，再用75%医用乙醇棉脱碘。

2. 进　针

（1）揿钉型皮内针的进针：施术者一手固定腧穴部皮肤，另一手持镊子夹持针尾直刺入腧穴皮内。

（2）麦粒型皮内针的进针：施术者一手将腧穴部皮肤向两侧舒张，另一手持镊子夹持针尾平刺入腧穴皮内。

3. 固　定

（1）揿钉型皮内针的固定：用脱敏胶布覆盖针尾、粘贴固定。

（2）麦粒型皮内针的固定：先在针尾下垫一橡皮膏，然后用脱敏胶布从针尾沿针身向刺人的方向覆盖、粘贴固定。

4. 固定后刺激

固定后每日按压胶布3～4次，每次约1 min，按压力度以受术者能耐受为度。

5. 出　针

一手固定受术者腧穴部位两侧皮肤，另一手取下胶布，然后持镊子夹持针尾，将针取出，局部常规消毒。

6. 留针时间

皮内针可根据养生需求决定其留针时间，一般为3～5天，最长可达1周。若天气炎热，留针时间不宜超过2天，以防感染。一般情况下，同一受术部位出针3天后可再次施针刺激。

（二）皮内针禁忌

（1）皮肤破损、瘢痕及皮下不明肿块局部、体表大血管部位，不宜使用本法。

（2）凝血功能障碍者、对金属过敏者不宜使用本法。

（3）孕妇下腹、腰骶部及行气活血腧穴不宜使用本方法。

（三）注意事项

（1）初次接受皮内针刺激者，应首先消除其紧张情绪。

（2）皮内针固定留针时，宜选用较易固定和不妨碍肢体运动的穴位。

（3）皮内针固定后，若受术者感觉局部刺痛，应将针取出重新操作或改用其他穴位。

（4）热天出汗较多，皮内针固定留针时间不宜过长。

（5）皮内针固定留针期间，针处不要着水，以免感染，若发现感染，应立即将针取出，并对症处理。

七、头皮针技术

头皮针预防技术是利用针刺及其他物理方法刺激头皮部的穴点、线、区，以防治疾病的方法。本法是在大脑皮质功能定位与头部腧穴治病经验基础上逐渐发展而来的一种现代刺法。多年来头皮针理论不断发展，成为治疗多种疾病，尤其是脑源性疾病的常用针刺方法。

（一）头与脏腑经络的关系

头为诸阳之会，脑为髓海、元神之府，与脏腑和经络的关系密切，是脏腑经络功能活动的主宰，是调节全身气血的重要部位，是头皮针法能够治疗疾病的理论依据。头与脏腑的关系文献记载的有《灵枢·大惑论》："五脏六腑之精气，皆上注于目而为之精，……而与脉并为系，上属于脑，后出于项中。"《灵枢·邪气脏腑病形》："十二经脉三百六十五络，其血气皆上于面而走空窍。"《素问·脉要精微论》："头者精明之府。"张介宾注说："五脏六腑之精气，皆上升于头。"

头与经络的关系在《灵枢·卫气》有"气在头者，止之于脑"的"气街"学说。手足六阳经皆上循于头面，如足阳明经"……过客主人，循发际，至额颅"，足少阳胆经"起于目锐眦，上抵头角"，足太阳膀胱经"起于目内眦，上额，交颠；其支者，从颠至耳上角；其直者，从颠入络脑，还出别下项"。督脉"上至风府，入于脑，上颠，循额，至鼻柱"。手足六阴经中足厥阴经"上出额，与督脉会于颠"和手少阴经"上挟咽，系目系"直接循于头面，其他阴经则通过经别在头项部合于相表里的阳上至头面部。

（二）头皮针刺激区线

头皮针刺激线均位于头皮部位，可分为额区、顶区、顶颞区、枕区 4 个区，14 条标准线（中央 3 条，左侧、右侧各 11 条，共 25 条）。

1. 额中线

【部位】在头前部，从督脉神庭穴（前发际上 0.5 寸）向前引一直线，长 1 寸（图 4-46）。

【主治】癫痫、精神失常、鼻病等。

2. 额旁 1 线

【部位】在头前部，从膀胱经眉冲穴（前发际上 0.5 寸，前正中线旁开 1.5 寸）向前引一直线，长 1 寸（图 4-46）。

【主治】上焦心、肺病证（冠心病、心绞痛、支气管哮喘、支气管炎、失眠等）。

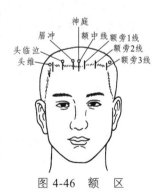

图 4-46　额　区

3. 额旁 2 线

【部位】在头前部，从胆经头临泣穴（前发际上 0.5 寸，前正中线旁开 2.25 寸）向前引一直线，长 1 寸（图 4-46）。

【主治】中焦脾胃、肝胆病证（急慢性胃炎、胃和十二指肠溃疡、肝胆疾病等）。

4. 额旁 3 线

【部位】在头前部，从头维穴内侧 0.75 寸起向下引一直线，长 1 寸（图 4-46）。

【主治】下焦病证（功能性子宫出血、阳痿、遗精、子宫脱垂、尿频、尿急）。

5. 顶中线

【部位】在头顶部，即从督脉百会穴至前顶穴（正中线上，前发际上3.5寸）之间的连线（图4-47）。

【主治】腰腿足病，如瘫痪、麻木、疼痛，以及皮层性多尿、脱肛、小儿夜尿、高血压、头顶痛。

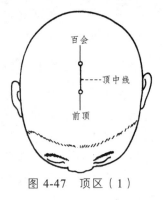

图4-47 顶区（1）

6. 顶颞前斜线

【部位】在头顶部，头侧部，从头部经外奇穴前神聪（百会前1寸）至颞部胆经悬厘穴引一直线（图4-48）。

【主治】全线分5等份，上1/5治疗对侧下肢及躯干瘫痪，中2/5治疗上肢瘫痪，下2/5治中枢性面瘫、运动性失语、流涎、脑动脉硬化。

7. 顶颞后斜线

【部位】头顶部，头侧部，顶颞前斜线之后1寸，与其平行的线。从督脉百会至颞部胆经曲鬓穴引一线（图4-48）。

【主治】全线分5等分，上1/5治疗对侧下肢和躯干感觉异常（如疼痛、麻木等），中2/5治疗对侧上肢感觉异常，下2/5治疗头面部感觉异常。

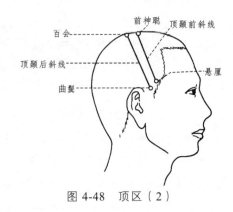

图4-48 顶区（2）

8. 顶旁1线

【部位】头顶部，督脉旁1.5寸，从膀胱经通天穴（前发际上4寸，前正中线旁开1.5寸）向后引一直线，长1.5寸（图4-49）。

【主治】腰腿病证，如瘫痪、麻木、疼痛等。

9. 顶旁2线

【部位】在头顶部，督脉旁开2.25寸，从胆经正营穴（前发际上2.5寸，前正中线旁开2.25寸）向后引直线，长1.5寸到承灵穴（图4-49）。

【主治】肩、臂、手等病证，如瘫痪、麻木、疼痛等。

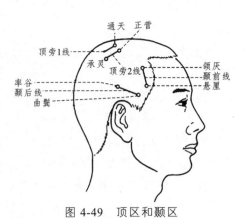

图4-49 顶区和颞区

10. 颞前线

【部位】头的颞部，从胆经颔厌穴至悬厘穴连一直线（图4-49）。

【主治】偏头痛、运动性失语、周围性面神经麻痹和口腔疾病。

11. 颞后线

【部位】头的颞部，从胆经率谷穴向下至曲鬓穴连一直线（图4-49）。

【主治】偏头痛、耳鸣、眩晕等。

12. 枕上正中线

【部位】在后头部，即督脉强间穴（后发际上2.5寸）至脑户穴（后发际上4寸）一段，长1.5寸（图4-50）。

【主治】眼病等。

13. 枕上旁线

【部位】后头部，由枕外粗隆督脉脑户穴旁开0.5寸，向上引一直线，长1.5寸（图4-50）。

【主治】眼病，如皮层性视力障碍、白内障、近视等。

14. 枕下旁线

【部位】后头部，从膀胱经玉枕穴（后发际上2.5寸，旁开1.3寸)向下引一直线，长2寸(图4-50）。

【主治】小脑疾病，如平衡障碍、后头痛等。

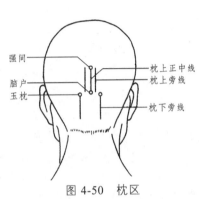

图4-50 枕区

（三）操作方法

1. 针具与体位

（1）针具：一般选用粗细为28~30号，长度为25~50 mm的毫针。

（2）体位：根据患者病情、治疗要求和施术部位等情况可分别取站位、坐位或卧位。如治疗急性腰扭伤时，可取站位；治疗偏瘫时，既可取坐位，也可取卧位。

2. 针刺法

（1）进针：选定刺激部位，局部常规消毒，针尖与头皮成30°夹角，快速将针刺入头皮下，当针尖抵达帽状腱膜下层时，指下感到阻力减小，然后使针与头皮平行，沿刺激线刺入0.5~1.5寸（15~40 mm）。若进针角度不当，使针尖抵达颅骨或仅达皮下层，患者有痛感且医者手下有抵抗感，此时应改变进针角度，重新刺入。

（2）行针：以捻转为主，即针的深度固定，施以快速连续的捻转。捻针速度在200次/min左右，角度取决于患者的病情和耐受程度，一般为180°~720°。每次连续捻转2~3 min，留针20~30 min。留针期间，每5 min捻针1次。某些疾病（如偏瘫），可在留针时主动或被动地活动患肢，以提高疗效。对于某些疼痛性疾病，可适当延长留针时间。也可用提插法，但幅度不宜过大，或用弹拨针柄法，速度不宜过快。头皮针法也可利用电针仪在主要穴区通电，以代替手法行针。一般可选用疏密波或断续波，刺激强度应根据患者的反应而定。

（3）起针：如针下无沉紧感，可快速拔出毫针；也可缓缓出针，起针后必须用消毒干棉球按压针孔片刻，以防止出血。

（4）疗程：一般每天针治 1~2 次，病久者也可隔天针治 1 次，10 次为一疗程，休息 3 天后，再做下一疗程。

（四）适应范围

头皮针法主要用于治疗脑源性疾患，对某些非脑源性疾患也可起到治疗或缓解作用，如脑血管意外后遗症、皮层性视力障碍、小脑性平衡障碍、皮层性多尿及遗尿、帕金森病、舞蹈病等。此外，还适用于腰腿病、神经痛、耳源性眩晕、耳鸣、听力障碍、哮喘、呃逆、胃脘痛、子宫脱垂等。头皮针法还可用于外科手术的针刺麻醉。

（五）注意事项

（1）对针刺部位应仔细严格消毒，不要因头发的妨碍而使头皮部的消毒不完全。

（2）治疗期间，应随时观察患者的表情、面色，及时询问患者的感觉，以防晕针。

（3）头皮血管丰富，容易出血。对出血较多者，应适当延长按压针孔的时间。若出现皮下血肿，可轻轻揉按，促使其消散。

（4）出针后，应清点针数，防止遗漏。

（5）高热、贫血、急性炎症或心力衰竭、病情危重等患者禁用头针治疗。血压过高时，应待其稳定后方可行头皮针治疗。

（6）头部颅骨有缺损处、开放性脑损伤部位、头部严重感染、溃疡、瘢痕部位及婴幼儿囟门尚未完全闭合者，不宜采用头皮针法。

八、拔罐预防

拔罐养生方法技术是以杯、罐为工具，利用燃烧、抽、吸、挤压等方法将其中的空气排去，从而产生负压，吸拔于体表穴位或特定部位，通过吸拔和温热刺激等，形成局部充血或瘀血，达到防病治病、强身健体的一种中医防病治病方法。

拔罐法古称"角法"，是中医独具特色的治病方法，长沙马王堆汉墓出土的《五十二病方》中记载："以小角角之，如熟二斗米顷，而张角"。即用兽角吸拔人体体表皮肤，留罐约为煮熟两斗米的时间。

（一）操作方法

1. 操作前准备

（1）操作者先洗净双手，结合被施罐者的具体情况做好解释工作。

（2）根据证型、体质等不同情况，结合拔罐部位，选择合适的体位（如仰卧位、侧卧位、俯卧位、坐位等），充分暴露拔罐部位，注意保暖和遮挡。

（3）根据拔罐部位及拔罐方法选择合适的罐具，并检查罐口边缘是否光滑、有无缺损。

2. 操作方法

1）火罐法

火罐法是利用燃烧时消耗罐内部分氧气，并借火焰的热力使罐内气体膨胀而排除罐内部空气从而形成负压，借以将罐吸着于施术部位皮肤的一种拔罐方法。火罐法是最常用的一种拔罐方法。其适用的罐子以竹罐、陶罐、玻璃罐为宜。

（1）常用的火罐法：有闪火法、贴棉法、投火法、架火法、滴酒法等。

① 闪火法：左手持镊子或血管钳夹住 95% 酒精棉球并点燃，右手握住罐体，罐口朝下，将点燃的酒精棉球伸入罐的中底部绕圈后迅速抽出，立即将罐扣在施术部位即可吸住。

② 贴棉法：将蘸有适当酒精的小片棉花，贴于罐子内壁中、下段或罐底，点燃后迅速将罐子扣于施术部位上即可吸住。操作时注意棉片不宜太厚，酒精不宜太多，以免造成贴棉脱落或酒精流溢灼伤皮肤。

③ 投火法：将酒精棉球或纸片点燃后投入罐内，在火最旺时，迅速将火罐扣在施术部位，即可吸住。

④ 架火法：用不易燃烧及传热的块状物，放在患处作支架，并固定好，将 95% 酒精棉球放置在上面，点燃棉球后，迅速将罐子扣在燃烧的棉球上面，即可吸住。

⑤ 滴酒法：在罐子内壁上中段滴 1～2 滴酒精，再将罐子横侧翻滚一下，使酒精均匀附于罐壁上，点燃酒精后，速将罐扣在施术部位，即可吸住。

（2）拔火罐的手法。

拔火罐的手法操作有多种方法：闪罐、走罐、留罐及刺络拔罐等，下面介绍前三种。

① 闪罐：拔罐部位消毒；将 95% 浓度的酒精棉球点燃后伸入玻璃罐中，瞬间拿出，将火罐吸附于体表，随后立即起开；反复吸拔多次，至皮肤潮红。

② 走罐：拔罐部位消毒；在需要拔罐的皮肤表面涂上一些润滑的介质（如凡士林、液状石蜡、植物油、松节油、甘油等）或药物（药物根据所需的效果不同来选择），将 95% 浓度的酒精棉球点燃后伸入玻璃罐中，瞬间拿出，将火罐吸附于体表，手握罐体，推动罐体，循着经络来回运动。

③ 留罐：将 95% 浓度的酒精棉球点燃后伸入玻璃罐中，瞬间拿出，将火罐吸附于体表，留置 10～15 min 后起罐，并用棉球将皮肤表面擦干净。

2）水罐法

水罐法是利用热水使罐内温度升高，形成负压，从而使罐具吸附在皮肤上的一种拔罐方法。水罐法包括水煮罐法和蒸汽罐法，水煮罐法多用竹罐。

（1）水煮罐法：将竹罐倒置放入水中或药液中煮沸 2～3 min，然后用镊子将罐倒置夹起，迅速用多层湿冷毛巾捂住灌口片刻，以吸去罐内水液，降低灌口温度，趁热将罐拔于病变部位，并轻按罐具 30 s 左右，令其吸牢。此法操作要轻、快、准，要掌握好时机，出水后拔罐过快易伤皮肤，过慢易致吸拔不牢。

（2）蒸汽罐法：将水或药液在水壶内煮沸后，将灌口对准壶嘴，利用喷出的水蒸气将罐内的部分冷空气排出，迅速将罐扣于病变部位，用手轻按罐体数秒，使之吸牢。

3）抽气罐法

该法是先将具有抽气功能的罐按扣在应拔部位，用抽气筒将罐内的部分空气抽出使其产生负压，吸拔于皮肤上。

4）药罐法

药罐法是中药外用与拔罐疗法的结合。常见的有贮药法和煮药罐法，药物的选择以辨证为依据。多用于具有风寒湿痹证的人群。

（1）贮药罐法：将预先制备好的中药药液（水煎液、酒浸液等）放于罐具内，再进行吸拔，以起到药物的作用与拔罐的作用相结合的双重效果。每次贮入药液不宜太多。可用闪火拔罐法或用抽气罐法。若将药液涂抹在应拔的部位后再拔罐，可称为抹药罐法。若是酒浸液，则不可用闪火法吸拔。

（2）煮药罐法：先将药物煎煮好，然后将竹罐放入药液中稍微煮一小会儿，用镊子夹出竹罐稍微甩干后迅速将罐扣于应拔部位。

5）起罐方法

起罐时，右手拇指或食指在罐口旁边轻轻按压，使空气进入罐内，顺势将罐取下。不可硬行上提或旋转提拔。

（二）功效机制

拔罐法通过罐具吸拔一定部位或穴位，使人体局部产生温热和负压作用，引起局部组织充血和皮内轻微的瘀血，以畅通气血、疏导经络、祛风散寒，而达到扶正祛邪、养生防病的目的。

1. 疏通经络

当人体发生疾病时，经络气血功能失调，气滞血瘀，经络闭阻，从而引起病理变化。拔罐既可激发和调整经气、疏通经络，又可通过经络系统而影响其所属络的脏腑、组织的功能，使经脉气血通畅、脏腑安和。

2. 行气活血

气血充足，运行正常，则人体生命活动正常；若气血失常，则机体正常的生理活动必然受到影响，从而导致疾病的发生，即所谓"气血不和，百病乃变化而生"。拔罐法通过对人体局部的温热刺激及产生负压作用，引起局部组织充血，促使该处经络通畅，气血调和。

3. 祛风散寒

拔罐疗法能激发经络之气，振奋衰弱的脏腑功能，提高机体的抗病能力；通过罐具的吸拔作用，能排吸出风、寒、湿邪及瘀血，以发挥畅通经络气血、扶正祛邪的作用。

（三）拔罐禁忌

（1）醉酒、过饥、过饱、过渴、过度疲劳者，不宜拔罐。

（2）皮肤破损部位、皮肤传染病、皮肤严重过敏者或皮肤溃烂者，不宜拔罐。

（3）身体极度虚弱、形体消瘦、皮肤失去了弹性而松弛者及身体毛发多的部位，不宜拔罐。

（4）血小板减少症、白血病、血友病、毛细血管脆性试验阳性等具有出血倾向的患者，不宜拔罐。

（5）恶性肿瘤患者、重度心脏病、心力衰竭、心尖搏动处；活动性肺结核、严重肺气肿、自发性气胸患者；肾衰、肝硬化患者；精神病、神经质、各种传染病者，均不宜拔罐。

（6）妊娠期妇女下腹部、腰骶部、乳房及合谷、三阴交、昆仑等穴位，不可拔罐。其他部位刺激不宜强烈。

（7）外伤、骨折、水肿、静脉曲张、大血管体表投影处及瘢痕处，不宜拔罐。

（四）注意事项

（1）拔罐时保持室内空气清新。

（2）注意清洁消毒。拔罐用具、施术者的双手、患者的拔罐部位均应清洁干净，常规消毒。

（3）拔罐时选择适当体位和肌肉丰满的部位，心前区、皮肤细嫩处、皮肤瘢痕处、乳头、骨突出处及毛发较多的部位等均不宜拔罐。

（4）拔罐时的吸附力过大时，可按挤一侧罐口边缘的皮肤，稍放一点空气进入罐中，初次采用闪罐者或年老体弱者，宜用中、小号罐具。

（5）拔罐时要根据施术部位的面积大小选择大小适宜的罐具。若施术部位有皱纹，或火罐稍大，不易吸拔时，可做一薄面饼，置于施术部位，以增加局部面积，即可拔住。操作时必须迅速，才能使罐拔紧、吸附有力。

（6）拔罐时间间隔随具体情况而定，体质虚弱者，可以每隔 2～3 日拔罐一次。连续每日拔罐的，应注意轮换拔罐部位。

（7）用火罐时，应避免烫伤皮肤。若烫伤或留罐时间长而皮肤起水泡时，应及时处理。

（8）拔罐期间注意询问患者的感觉。若出现头晕、恶心、呕吐、面色苍白、出冷汗、四肢发凉等症状，应及时取下罐具，将患者仰卧位放平，可给予少量温开水或温糖水，或掐人中、合谷穴等，密切注意心率、血压的变化。

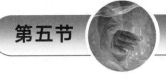

第五节　药物预防

一、药茶预防

药茶一般是指在茶叶中添加药物而制成的有一定疗效的饮用品。而广义的药茶还包括不使用茶叶，单纯由食物或药物经冲泡、煎煮、榨汁、蒸馏等方法取汁而制成的具有一定疗效的代茶饮用品，又称"代茶饮"。药茶是茶文化和中医药文化的结合，将饮茶行为和习惯与养生防病结合起来，操作方便简洁，具有良好效果。药茶预防就是指利用药茶以养生防病。

（一）药茶的历史

中国有数千年的茶文化历史，茶与中医药关系密切，茶本身就具有中药的属性。

早在《神农本草经》中就有"神农尝百草，一日遇七十二毒，得茶而解"的记载。陶弘景认为"苦茶能轻身换骨""茶主好眠"。唐代陆羽著世界上第一部茶书《茶经》，极大推动了饮茶知识的传播和发展；孙思邈的《千金方》也记载了"竹茹芦根茶"等10首茶方；《外台秘要》还详细论述了药茶的制作和饮用方法；《本草拾遗》甚至有"茶为万病之药"的说法。宋代《太平惠民和剂局方》所载名方"川芎茶调散"就是以茶调药以治头痛；《太平圣惠方》正式载有"药茶"一词，当时街市还有专卖药茶的小贩，烹煮以供客饮，具有一定的药用效果，如驱寒、补气、强身等，当时称为"汤药"；《普济方》中还专设药茶篇，载有茶方8首。明代《本草纲目》亦书载诸多茶方，并且将茶叶分为六大茶类，如绿茶、红茶、花茶、白茶、乌龙茶和紧压茶，这一分类法沿用至今。清朝药茶应用和研究更为普遍，尤其是药茶还作为宫廷用药的组成部分。现代采用了先进的工艺设备和技术，先后有几十种符合国家药物标准药茶正式上市，如小儿感冒茶、板蓝根茶、午时茶颗粒、小儿七星茶、源吉林甘和茶等。也有一些养生保健的药茶，如罗汉果茶、五加参茶、绞股蓝茶等，品种上百种。

（二）药茶的分类

药茶按剂型不同可分为茶剂、汤饮、鲜汁、膏剂、露剂、丸剂、袋泡茶等；按方剂构成有茶单方、茶复方、茶汤送药；按成分有茶药混用、有药无茶；按服用形式有饮用茶汁、茶汁送药、以药代茶饮；按使用方法有沸水泡茶、煎煮茶、调服茶；按作用角度有养生茶、健美茶、疗效茶和时令茶等。除此之外，尚有其他多种分类方法。

（1）茶剂：将茶叶和食物、药物等一同放入容器，沸水浸泡 20～30 min 后饮用，或将其煎煮取汁，煎煮 2～3 次，将药汁合并分次饮用。如清咽茶、大麦茶等。

（2）汤饮：将药物或食物用沸水冲泡或煎煮取汁，其中一般不含茶叶，作代茶饮用。如百合绿豆饮、川贝桑叶饮等。

（3）鲜汁：将单一或多种汁液丰富的新鲜药材、果蔬等压榨取汁饮用。如五汁饮、西瓜番茄汁、甘蔗汁等。

（4）露剂：将单一或多种汁液丰富的药茶原料放在容器中，经蒸馏加工而成的液体饮料。如金银花露、茉莉花露。

（5）膏剂：药茶用水或植物油煎熬，或者用溶媒浸出有效成分，并浓缩而成煎膏、浸膏、流浸膏等。如枇杷膏、桑葚膏。

（6）袋泡茶：将药茶物粉碎或制成粗末，包装在特定的滤袋中，冲泡饮用。

（7）丸剂：以茶送服或者开水冲泡、煎煮等。

（三）药茶的功效

药茶是中药和茶在内容和形式上的借鉴融合，茶药相助，药用茶形，共同发挥扶正祛邪、养生防病的作用。

1. 茶药相助，扶正祛邪

传统本草认为茶有泻热、消食、清神的作用，现代研究表明茶叶本身具有促进消化，提神醒脑，利尿，降脂，缓解疲劳，抗动脉硬化，抗菌消炎，醒酒解酒，防癌抗癌等多种功效，若再配伍相应的药物使用，能进一步增强效果。同时，茶对药物作用也有辅助或调节作用，如川芎茶调散，以清茶调服，既能清上降下，又能制约风药过于温燥与升散，使升中有降。

2. 药借茶形，调心养性

药茶所用之品成分比较容易析出，作用效验，操作简便，能融于日常生活之间。长期服用过程中，还可使人领略茶艺、茶道等茶文化精神内涵，能起到静心养性、形神共调的作用。

3. 辨证施茶，疗效广泛

根据需要辨证施茶，选择合适药茶配伍，能达到解表散寒、清热解毒、滋补强壮、养心安神、止咳化痰、平肝潜阳、健脾消导、化湿利尿、疏肝理气、活血化瘀等多种作用，适用于感冒、咽炎、咳喘、冠心病、胃炎、厌食、便秘、肥胖、月经病等多种疾病的防治。

（四）药茶使用注意事项

1. 辨证选茶，合理应用

根据体质、病情的不同，辨证选材制作药茶，气虚体质，宜使用补益类药茶，如人参茶；小儿风寒夹食滞者，宜用消导解表茶，如午时茶。若不辨证使用，可能适得其反。

2. 把握忌宜，安全有效

要注意避免"十八反"等药物配伍禁忌；注意药食的配伍忌宜，如饮茶后不宜立即喝牛奶，服用参茶不宜进食萝卜；注意孕妇等特殊人群禁忌，如孕妇不宜使用玫瑰、红花等活血之品；注意忌口，如服用补益药茶，不宜进食辛辣油腻，以免壅塞或化火，服用防邪药茶，不宜进食肥甘厚味，以防滞邪；注意煎煮药茶宜用砂锅、瓦罐，不宜使用铁器，水宜选用优质水、软水、淡水。

3. 饮茶有度，掌握时间

饮茶不宜太浓，否则可能导致过度兴奋，尤其晚睡前应避免饮浓茶；药茶不宜太过苦寒，否则容易败坏脾胃，损伤正气；发汗解表茶宜温服，发汗以微微有汗为度；补益茶宜空腹服用，充分吸收，常需长时间服用；对胃肠有刺激的药茶宜饭后服用；安神药茶可在晚上或临睡前服用；防疫的药茶，可在流行季节选用；用于老年人或慢性病的药茶，应注意持之以恒饮用。

二、药膳预防

药膳，又称中医药膳，是指在中医理论指导下，将药物与食物进行合理组合，采用传统和现代技术进行制作，具有独特色、香、味、形、效的膳食品。它不仅能满足人们对营养和口味的需求，还具有增强体质，养生防病，辅助治疗，促进康复等作用。药膳将药食合用，药食融合，独具中医特色，是其他医学体系和饮食文化所不具备的。药膳预防就是指利用药膳以养生防病。

（一）药膳的历史

药膳可以说是源于先民对"药食同源"的认识，远古时期人们在与自然界和疾病抗争的过程中认识到，一些动植物既可充饥食用，也可解除痛苦，有治疗作用，如酒既可作为食物，也可用以驱寒。《诗经·风·七月》中也有"为此春酒，以介寿眉"的说法。《周礼》所载"五味、五谷、五药养其病"提出了药食合用，具备了食疗的思维和原则。西周时期设立的医官中，为首便是"食医"。秦汉时期，《黄帝内经》描述了五脏、五味相关理论，提出药食配制的原则与禁忌，并列举数首药膳方，如乌鲗骨丸、半夏秫米汤，这里的乌鲗、秫米就是食品。《神农本草经》记录了很多既是食物又是药物的品种，如大枣、芝麻、山药、核桃等。《伤寒杂病论》中许多方剂也是药食合用，如白虎汤用粳米、百合鸡子汤用鸡蛋。《后汉书·烈女传》出现了"药膳"一词，沿用至今。晋唐时期，药膳得到发展应用，出现了很多著作和药膳方剂，《肘后备急方》中用海藻、昆布治疗瘿瘤，用大豆治疗脚气病都是药膳的应用，《千金要方》设立了"食治"专篇，并认为"能用食平疴，释情遣疾者，可谓良工"，强调食治和食养的重要性，这时期还出现了《食疗本草》《食医心镜》等专门药膳书籍。宋朝药膳盛行，同时十分流行药粥养生治病，官修医书《圣济总录》《太平圣惠方》中就有较多记载，如鲤鱼粥治水肿、杏仁粥治咳嗽等，此间还有一些专书如《养老奉亲书》《养身食法》《食鉴》《饮膳正要》《日用本草》问世，药膳学延伸到了养生益寿，强身防病的领域。明清时期药膳得到进一步推广普及，上至帝王官员也盛行药膳调养摄生，《本草纲目》《食物本草》《救荒本草》等著作极大丰富了药膳原料，其他代表作如高廉的《遵生八笺》、王孟英的《随息居饮食谱》还记载了很多药膳方和药膳制作方法，拓展补充了药膳学内容。

近现代药膳的研究开发日益广泛精进，成果斐然。一是明确了中医药膳学作为中医学的分支学科，建立了系统的科学理论，并列入高等教育计划，出现了《中医药膳学》等高等教育教材。二是药膳的研究多学科交叉，如营养学、医学、食品学、生命科学、植物学、烹饪学等，人们利用现代科学技术手段对其有效成分、作用机制等进行研究和实验，特别是针对西医的不同病种创制了一些药膳方。三是药膳原料相当丰富，相关著作、产品层出不穷，如陈静主编的《中医药膳学》就记录各类常用药膳材料240余种，大型药膳工具书《中国药膳大辞典》和其他药膳佳作如《中国药膳学》《中国药膳大全》《家庭药膳手册》出现，还创办了《药膳食疗》《东方食疗与保健》等刊物，也出现一些知名药膳或药膳餐饮企业，知名药膳如虫草老鸭汤、月母鸡汤、参芪鸭条等，企业研发生产的饮料类、罐头类、蜜饯类新型膳食食品，如八宝粥、绿豆糕、鲜花饼等。而今，中医药膳将为中国乃至世界人民的养身保健做出更多贡献。

（二）药膳的分类

药膳的分类方法较多，古代《食医心镜》将药膳按疾病分类，每病又分粥、菜、酒等不同膳型，《遵生八笺》将药膳按加工工艺分为花泉类、汤品类、熟水类、果实面粉类。现代常采用以下几种分类方法：

1. 按功效分类

将药膳按功效分类是以中医治法理论为依据，这样分类使药膳作用明确，便于辨证选用。根据临床总结，常有以下十余种：解表药膳、清热药膳、通便药膳、温里祛寒药膳、祛风湿药膳、利水祛湿药膳、化痰止咳平喘药膳、健脾消食药膳、理气药膳、理血药膳、安神药膳、平肝潜阳药膳、固涩药膳、补益药膳和养生保健药膳等。

2. 按品种分类

（1）菜肴类：将食品与中药配合，进行烹饪和加工制作，做成各种菜肴，与餐食用。这是最为普遍使用的药膳种类，如当归炖鸡、太白鸭。

（2）粥食类：主粮、糙粮为主料或辅料，适量选配中药，加水熬成粥。这类药膳烹饪简单，易于吸收，特别适于老年人、病后康复者。

（3）糕点蜜饯类：以粮食或果品为主料，适量选配中药，研制成细粉或煎煮取汁，添加糖或蜜，按糕点、蜜饯制作方法，加工而成。糕点蜜饯方便保存与食用，如阳春白雪糕、茯苓饼。

（4）饮料类：药食相合，制作成液态或半流体。可采取压榨、浸泡、煎煮、蒸馏等方法取汁或浓缩，可制成药酒、药茶、果蔬汁等形式，如金银花露、五汁饮。

（5）其他类：除上述种类外，还有诸多类型。米面类如茯苓包子、山药面条、八宝饭；干粉冲调类如芝麻核桃粉；以及其他类。

（三）药膳的功效

药膳是利用食物和药物的性味、功效，经过合理的配伍和烹制，通过充养机体，平衡阴阳，调整脏腑功能，达到养生防病和辅助治疗的作用。根据目的和食物药物不同，可有以下方面功效：一是治疗功效，包括解表、清热、通便、温里祛寒、祛风湿、利水祛湿、化痰止咳平喘、健脾消食、理气、理血、安神、平肝潜阳、固涩、补益等。二是养生保健功效，主要包括塑身健美、乌发美髯、养容驻颜、聪耳明目、益智健脑等。

（四）药膳的使用注意事项

1. 辨证施膳

不同的药食有不同的性能特点，要根据用膳者的体质、病证情况辨证选用，遵循"寒者热之""热者寒之""虚则补之""实则泻之"等治法理论。这样才能平衡阴阳，扶正祛邪，达到预防调养之效。

2. 三因制宜

因人制宜，即应考虑到个人体质和不同人群等，如阳热体质，适宜寒凉类药膳，慎用燥热助火类膳食，而孕妇不宜用活血、破气之物；因地制宜，即应考虑到地域和气候环境等，如广东一带气候炎热，适宜饮用凉茶；因时制宜，即要顺应四时，如夏季宜用凉茶，深秋可"贴秋膘"，入冬时节适合温补类药食。

3. 适量有恒

药膳作用缓和，但也要注意进食有度，不可恣意过度，以免损伤正气或反生邪气；

而对于老年病、慢性病，可根据自身情况，有规律地经常小量服食，有助于取得稳定效果。

4. 合理配伍

遵循方剂"君、臣、佐、使"配伍原则，考虑食物与药物的主次关系，确定好主料、辅料、佐料；中药"十八反""十九畏"不宜配伍应用；药物之间、食物之间、药食之间有相恶、相反作用的，不宜配合使用，如螃蟹不能搭配柿子、豆腐不宜搭配菠菜；用膳期间要注意忌口，如治疗感冒药膳，不宜进食油腻滋补的食物，以防留邪。

三、药酒预防

药酒是用白酒、黄酒、米酒等作为基料，加入各种中药材浸泡或煎煮，再配制或酿造而成的具有保健作用或治疗效果的饮料。按成分，有酒、醴、醪之分，酒主要含药材成分；醴除含药材成分，还有糖的成分；醪还有酒渣成分。药酒是酒和医融合的产物，也是酒文化和中医药文化共育的一种药物利用的特殊方法，是中医养生保健、饮食调养、防治疾病的重要形式和手段。药酒预防就是采用药酒以养生防病。

（一）药酒的历史

我国有悠久的酒文化，酒与中医药关系密切，酒本身即有中药的属性，药酒更是中医药领域的一种重要创举。早在先秦时期，人们已经在使用药酒，马王堆出土的帛书《养生方》和《杂疗方》中就有关于药酒的配方、酿制工艺等描述，中医学经典著作《黄帝内经》就对药酒防治疾病进行了专门论述，如《素问·汤液醪醴》篇言汤液醪醴"邪气时至，服之万全"，《素问·血气形志论》提到用"醪药"治病，《灵枢·寿夭刚柔》治寒痹时所用药熨法提到"用淳酒二十升，蜀椒一斤，干姜一斤，桂心一斤……渍酒中"。汉代，药酒逐渐成为中药方剂的一个部分，《史记·扁鹊仓公列传》中就记录了用药酒治病的医案，如"济北王病，召臣意诊其脉，曰：'风蹶胸满。'即为药酒，尽三石，病已。"张仲景《伤寒杂病论》中用酒的方剂达20余首，如"妇人六十二中风，腹中血气刺痛，红蓝花酒主之"。北魏《齐民要术》对药酒的酿造方法做了较为详细的说明，《本草经集注》详论了酒的浸制方法。唐代，孙思邈对药酒发展有重要贡献，所著《千金方》中有药酒方80首，涉及内科、外科、妇科等多种疾病，并且对药酒的毒副作用有一定认识。宋元时期，药酒种类和应用范围明显扩展，《圣济总录》《太平圣惠方》《太平惠民和剂局方》《济生方》等书中药酒方已达数百种。朱肱的《北山酒经》还记载了13种药曲，它反映了当时较高水平的酒曲酿造。养生著作《养老奉亲书》收载了适合老年人的养生保健药酒，如治冷气诸方中的桂心酒方、治老人心痛的干姜酒方。明清时期，药酒有一些创新之举，《本草纲目》就辑录各类药酒配方200余种，《普济方》则更多。且民间作坊还有药酒出售，如薏苡仁酒、羊羔酒、桂花酒等。清代，药酒除了用于治病外，也更多地体现养生保健方面，增加了露酒，如玫瑰露、五加皮露等；同时也有一些新的药酒观念，与唐宋时期药酒常用温热燥烈之药相比，提出了慎用燥热、讲究调和的理念，王孟英《随息居饮食谱》对此有所阐释，并且列举了愈风酒方、喇嘛酒方、健步酒方、熙春酒、固春酒方、定风酒方等；此时宫廷补益药酒比较盛行，如"松陵太平春酒""椿龄益寿酒""龟龄酒""夜合枝酒""如意长生酒"等。近代时期药酒发展缓慢。中华人民共和国成立后，中医药事业不断发展，传统药酒获得新生，养生药酒层出不穷，借助现代科学技术手段，在卫生、产量、质量方面都达到新高度，药酒相应规范建立，不少药酒已收录在国家药典里，如三两半药酒。同时市场上也出现了较多知名药酒商品。

（二）药酒的分类

药酒种类繁多，如何分类目前暂无统一规定。多从制作方法、功能、基质酒类、使用方法等方面进行分类。结合到实际应用，此处根据药酒的制作方法、使用方法、功能等几方面加以分类论述。

1. 按照制作方法分类

（1）浸制类药酒。浸制分为冷浸和热浸。冷浸指将净制后的中药材加工成段或片（一般 3 mm 厚或 3 cm 长）或粉，投入带封盖的陶罐、瓷罐或玻璃等容器中，加适量食用白酒（高度白酒为宜，内服者一般为药材质量 10 倍左右，外用者一般为药材质量 3~5 倍），充分搅拌，密闭，避光放置 1 月左右，即可取汁服食，用完可再添新酒续浸。这也是自制药酒较为方便可行的方法。热浸是指先将药料和食用白酒同煮一定时间，然后冷却、贮存。此法可以使药的有用成分更容易浸出，家庭制作宜采用隔水炖煮间接加热法，时间不宜过长，温度不宜过高，避免挥发，以药酒表面冒泡为度，离火后静置 15~20 天左右即可。

（2）酿制类药酒。先将药料加水煎煮，过滤去渣，浓缩成药汁。再将糯米蒸煮成饭，把糯米饭、药汁和酒曲拌匀，投入清洁容器，加盖密封，保持一定温度，4~6 天即可。类似民间的米酒酿造。

（3）煎煮类药酒。将药料制成粗末，加适量水浸泡（一般超过药末 10 cm）数小时，加热煮沸，过滤取汁。共煎煮 2 遍，将所得药液混合，过滤，静置数小时，取上清液，加热浓缩成稍稠清膏，冷却后加入与膏等量食用白酒，和匀，放入容器，密封 7 天，取上清液即可。此类药酒用酒量少，酒味轻，但不适宜芳香类药物。

（4）渗漉类药酒。将切制粉碎成粗末后的中药材用食用白酒等润湿膨胀后，装入渗漉柱中，然后不断添加食用白酒（白酒质量为药材质量的 8~10 倍为宜），酒渗过药材而出，收集所有渗出液，并榨取药渣中汁液，与渗漉液合并，静置沉淀，过滤即可。渗漉柱（筒）是一种上面敞口，下有出液口的圆锥体或圆筒体状装置，此法需准备专用设备，较前述法复杂，但该法浸渍效果较好，成分提取也较完全，适用于药酒企业的批量生产。

2. 按照用法分类

按用法可将药酒分为外用药酒和内服药酒。外用药酒主要是用于外敷、淋洗、揉搓局部，通过直接渗透或作用于穴位、经络产生药效和治疗作用。此类药酒多用于风湿骨痛、血脉痹阻、伤筋动骨之病证。内服药酒是通过口服起到保健或治疗作用，多用于治疗脏腑功能不足、寒湿内蕴、气血不调等。

3. 按照功能分类

根据功能分类，可将药酒分为养生保健类药酒和治疗类药酒。养生保健类药酒主要是用于美容润肤、乌发防脱、延年益寿、滋补强壮等，如桑葚酒、玫瑰酒、杜仲酒、枸杞酒等。此类药酒除了使用食用白酒作为基料，也可使用黄酒、米酒、果酒。治疗类药酒是以治疗疾病为主要目的，此类药酒一般选用食用高度白酒作为基料，常用于风湿骨痛、脏腑功能失调，如三两半酒。

（三）药酒的功效

古人认为酒为百药之长，有温通血脉、祛寒止痛、杀虫避瘴、养脾气、厚肠胃、行药势等作用。药酒这种防病形式除了利用酒本身功效以外，也便于某些难溶于水却溶于乙醇的药物发挥疗效，也方便食用，其综合功效与所用中药处方的关系密切。药酒既可内服也可以外用，内服的作用方式与口服药相似，外用是通过皮肤直接渗透到机体内，发挥作用。药酒主要有温通经脉、活血化瘀、强筋壮骨、滋补肝肾、祛风除湿、蠲痹止痛、杀虫止痒、延年益寿、美容润肤等作用。可以广泛用于多种内科、妇科、外科以及骨科疾病，对风寒湿痹、跌打损伤及年老体虚有良效，也可以用于一般养生保健。

（四）药酒的注意事项

1. 辨证饮用

药酒比较适合寒湿痹阻、气滞血瘀、阳气不振、络脉不通、肝肾亏损等病证，应根据自身体质及病情辨证饮用，不可盲目使用。

2. 掌握禁忌

未成年人、孕妇以及酒精过敏者不宜使用；素体阴虚燥热、湿热内盛、痰热内阻者不宜使用；严重心脑血管病、精神疾病、肝肾功能异常者不宜使用；服用特殊药物如降压药、抗生素、利尿药、精神类药不宜使用。

3. 掌握用量

药酒饮用量应有节制，通常每日 2~3 次，每次 10~30 mL，一般每天不超过 20 g 酒精，如孙思邈所说"欲得使酒气相接，无得断绝……多少皆以和为度，不可令醉及吐……"过量摄入可能引起酒精和药物超量，反而不利于健康。同时应根据病情、药物性质和剂量、酒精浓度以及个人耐受程度等及时调整用量。

4. 注意时间

内服药酒，尤其是滋补类保健药酒宜少量，坚持服用，才能取得良好效果，但不可长期大量饮酒，避免造成酒精蓄积性中毒；晚上睡前和空腹时不宜过量饮酒，如《本草纲目》言："夜气收敛，酒以发之，乱气清明，劳其脾胃，停湿生疮，动火助欲。"

5. 避免毒副作用

制作药酒的过程中要注意卫生，保证质量，忌用铅制、铝制或塑料等作为容器；有一定毒性的药酒应在专业人士指导下制作、使用；外用药酒切忌内服。

四、药浴预防

药浴属于传统中医疗法中的外治法之一。它是在中医基本理论指导下，以辨证施治为基本原则，通过选配一定的中草药，经过适当的浸泡煎煮制成药汤进行全身或局部洗浴，或利用经煮沸后产生的蒸气对病人全身或局部熏蒸以达到治疗目的。药浴具有作用迅速、使用安全、不良反应少、操作简便等优点。因药物不经消化道，不会增加肝脏负担，因此被医学界誉为"绿色疗法"，尤其对老幼虚弱之体、攻补难施之时或不愿服药之人，或不能服药之症更独具优势。

（一）药浴的历史

药浴的使用在我国由来已久。早在殷商时期的甲骨文中已发现"沐"和"浴"的记载，春秋时期的香汤是药浴的雏形，早先多用于疮疡肿毒，《礼记》载有"头有疮则沐，身有疡则浴"，说明浴法已成为一种治疗疾病的方法。《五十二病方》是我国现存最早的医方著作，书中详细记载了雷丸药浴治疗婴儿癫痫，以及"气熨""淋洗"等中药外治的方法。《黄帝内经》一书中较详细地论述了中药外治的方法和内容，对药物的适应证和禁忌证都已有了论述。《素问·阴阳应象大论》中记载："其有邪者，渍形以为汗。"这是用热汤沐浴发汗的先例。张仲景在《伤寒杂病论》中也记载了一些药浴疗法，如用百合洗方洗身以治百合病，矾石汤渍脚以治脚气。

在药浴的发展历史中，除了中医药浴以外，藏族药浴、瑶族药浴、苗药浴、蒙药浴、壮族药浴、傣族药浴等，这些以不同风格和不同环境为基础而产生的民族药浴同样是我国医学史的瑰宝。

（二）药浴的分类

药浴形式多样，根据洗浴部位不同，可以分为全身浴与局部浴。全身浴是将药物煎取较多药液作为洗浴水，放浴缸、浴盆、或较大的木桶盆池中，周围用浴罩围住，防止中药蒸汽很快散逸，待药液温后浸泡除头以外的身体各部于药液中，进行全身洗浴，其特点是洗浴范围大，浸浴时间长；局部浴是将药物加水煎取药液后，用以浸洗身体某一部位治疗疾病的方法，包括头面浴、目浴、手足浴、坐浴等。根据洗浴方法又可以将药浴分为淋浴、浸浴、擦洗、熏洗等。

（三）药浴的作用机理和功效

药浴的治疗效果主要是通过药物与皮肤的直接接触，使药物的有效成分能够直达肌腠经络，从而达到用外治药物治疗疾病的作用。西医学认为药浴起效的机制，主要是通过药物的直接接触和药物吸收两个方面。药液中的有效成分可直接接触皮肤、黏膜从而产生如杀菌、杀虫、消炎止痛、止痒等药效。此外，药物在熏蒸浴疗过程中经皮肤、黏膜等吸收到体内，发挥药理作用，达到治疗疾病的目的。当然，体表治疗作用与体内治疗作用并不是孤立的，二者相互协同，共同发挥作用。

药浴的具体作用与所应用的药物和作用部位密切相关。其药效主要体现在以下三方面：

1. 疏通经络、行气活血

在药浴液中加入行气活血的药物或利用浴液的温热之性可以起到促进气血运行的作用。现代研究也证明，药液洗浴可以改善局部的血液循环，起到促进炎症吸收，减少渗出，消肿止痛等作用。

2. 调整阴阳，协调脏腑

温热药物为主的药浴，能够温阳散寒，提高中枢神经的兴奋性，加速血液循环，促进代谢及内分泌系统的功能；而寒性药能够起到凉润、宁静、抑制的功效。

3. 强身健体，延年祛病

药浴通过调动人体正气，通行气血，可起到强身健体的作用。现代药理也证实，药浴疗法可以提高血液中免疫球蛋白的水平，从而达到增强人体免疫力的功效。

药浴的中药配方有多种，因病、因人而异。比如用白檀、木香等药材制成香汤沐浴，具有解毒止痒、振奋精神的功效，且能产生解痉、降压、抗菌效果。用枸杞煎汤沐浴，可使肌肤光滑，防病抗衰老，还有消炎去肿的作用。用菖蒲、菊花、艾叶制汤沐浴，则有明目、醒脑、消热、解暑之效，并可预防皮肤病。

（四）药浴的注意事项

进行药浴时，要注意以下几个方面：

1. 要遵循辨证施治的原则

药浴同内治之理一样，需要进行辨证后选择不同的药浴方法。比如辨证属血瘀者可选用活血化瘀的药浴方，辨证属寒凝者可选用温通散寒的药浴方。

2. 药浴温度要适宜

药浴液的温度不可过热，以免发生烫伤，温度也不可过凉，否则会影响药浴的效果，因此在药浴过程中要保持一定的温度，如果药液稍冷应调换药浴液或再加温后使用。

3. 要掌握禁忌的原则

空腹或饱餐后不宜药浴，心肌梗死、冠心病、主动脉瘤、动脉硬化、重症高血压、有出血倾向者不宜使用热水药浴，皮肤有创伤、开放性骨折者应禁用药浴，妇女月经期不宜坐浴等。

五、精油预防

从广义上讲，精油是指从香料植物或泌香动物中加工提取所得到的挥发性含香物质的总称。通常，精油是从植物的花、叶、茎、根、种子、果实、树皮、树脂、木心等部位通过水蒸气蒸馏法、冷压榨法、脂吸法或溶剂萃取法等方式提炼出的具有一定香气或香味特征的挥发性油状混合物，其具有高渗透性、代谢快、不滞留、毒性小等优点。

（一）精油的历史

精油最早的应用可以追溯到五六千年前的古埃及，当地人沐浴后利用萃取的精油进行全身涂擦，起到保护肌肤的作用。两千多年前，希波克拉底曾在雅典瘟疫蔓延时主张通过焚烧芳香植物来抑制瘟疫的传播，希望发挥精油的抗菌杀菌作用。20 世纪初，法国化学家 Gattefosse 最先发现薰衣草精油可以治疗烫伤，他结合自己的研究成果出版了《芳香疗法（Aromatherapy）》一书，第一次系统地阐述了利用植物芳香精油成分来促进人体生理与心理健康的方法。

（二）精油的分类

精油大体分为三大类：单方精油、复方精油和基础油。单方精油是指从单纯的一种植物或植物某一部分萃取出来的、未经配方的精油，纯度很高，不可直接用于皮肤，一般不独立使用，常供混合其他精油调配时使用。复方精油是指为了达到特定疗效将两种或多种单方精油混合再加上基础油调配而成，是可供立即使用的配方精油。基础油质感细致，润滑度高，相对温和安全，常作为单方精油的稀释油，比如橄榄油、杏仁油、葡萄籽油等。

（三）精油的作用机理和功效

精油主要通过呼吸系统、神经系统和代谢系统等途径作用于人体。精油经由呼吸进入鼻腔，吸气时空气中的精油分子会被带至鼻部的嗅觉细胞，透过细胞中的纤毛来记忆和传达香味，再透过嗅觉阀，传递到大脑的嗅觉区。精油中的化学物质促发神经系统中化学物质的释放，产生镇定、放松或是兴奋的效果。精油也会进入肺部，通过气体交换，进入血液循环。精油还可以通过按摩进入皮肤毛孔，吸收入血后，随着血液循环分布全身。进入人体的精油，可以调节内分泌、神经活动以及改善内环境，使体液活动加快，促进新陈代谢，从而可以解决一些由局部代谢障碍引起的问题。有些精油分子还可以提高人体免疫力，并且具有抑杀细菌和病原微生物的作用。

精油使用的方式有很多种，包括熏蒸、吸入、沐浴、按摩、刮痧、口服等方法。香薰、吸入等可通过嗅觉刺激中枢神经递质、激素等的合成和分泌或通过鼻黏膜吸收发挥局部或整体治疗作用；涂法、敷法、擦法等可通过接触皮肤局部微吸收发挥局部治疗作用；经口服用可通过吸收入血发挥整体治疗作用。但因精油口服难吸收、刺激胃肠道，且可与体内的其他药物发生反应等，因而较少内服，以外用为主。

不同的精油其功效是不同的，以下是几种较常见的精油。

橄榄油：有助于防止皮肤红肿刺痛；夏季可以预防紫外线过度照射诱发的皮肤癌，冬季滋润肌肤，保持弹性，对于皮肤干燥、皲裂有较好的防治效果，适宜干性皮肤。

玫瑰花精油：有助消炎杀菌、疏肝活血通络；适合干性、敏感缺水皮肤，可促进细胞再生，也适宜更年期的女性朋友，常用可保持肌肤红润光泽。

薰衣草精油：有助镇静宁神、助睡眠，舒缓压力、平和心情，适宜高血压、工作紧张、烦恼者，也可促进细胞再生，平衡皮脂分泌，治疗烫伤及蚊虫叮咬，预防及改善脱发。

茶树纯精油：有助提神、杀菌消炎，可收缩毛孔、平衡油脂分泌、洁净皮肤，毛孔粗大或有粉刺者可选用。

薄荷精油：有助清凉醒脑、缓解疲劳、缓解肢体肿胀、缓急止痛，也可调节皮脂分泌，适用于脑力繁重、血管性头痛、油性肌肤者。

天竺葵精油：有助静心、舒解压力、抗忧郁、抗氧化，可松弛皮肤、平衡皮脂分泌、收敛毛孔，增强上皮细胞防御功能，适用于所有肌肤。

（四）精油的注意事项

一般来说，精油浓度极高，使用时应严格掌握剂量与使用禁忌。皮肤敏感的人，在使用精油前，应先做过敏试验。一些特殊人群，比如孕妇、高血压患者、气喘患者、癫痫病患者和有急性心脏病史的人，应在医生指导下使用。严格遵守精油用量，不可随意加量，否则可能导致诸多副作用。精油不宜外用于眼周，大部分精油不可口服。精油须放在深色玻璃瓶中密闭储存，避免紫外线照射。

六、膏方预防

膏方又称膏剂、膏滋，是一种具有营养滋补和治疗预防综合作用的成药。它属于中医丸、散、膏、丹、酒、露、汤、锭八种剂型之一。膏方是在大型复方汤剂的基础上，根据人的不同体质、不同临床表现，在中医药理论指导下确立方药，经煎煮、浓缩、加炼蜜或糖（或转化糖）制成的半流体制剂，它具有药物浓度高，体积小，药效稳定，服用方便，口感好，便于携带等优点。同时应注意的是，不是所有膏方都具补益作用，如金黄膏、紫草膏等外用膏方。本章所指膏方皆是指内服膏方。

（一）膏方的历史

膏方在我国有着悠久的历史，《山海经》中记录了一种用于涂抹体表肌肤，从而预防并治疗皮肤皲裂的羊脂类药物，被认为是关于膏方最早的记载。《五十二病方》中记录膏剂 30 余方，《黄帝内经》一书则记载有豕膏和马膏（即由猪、马的脂肪制成的膏剂），主要供外用。张仲景在《金匮要略》中明确提出了"煎"的含义，所载的大乌头煎、猪膏发煎等制法与现代膏方的制法十分相似，也是将膏滋方作为内服的最早记录。

（二）膏方的分类

根据膏方中是否含有动物胶或胎盘、鹿鞭等动物药，可将其分为素膏和荤膏，素膏由中草药组成；荤膏中则含有动物胶（药）。根据制作过程中是否加入蜂蜜或糖等辅料可将膏方分为清膏和蜜膏，中药煎煮浓缩后直接收膏者为清膏，收膏时加入蜂蜜称为蜜膏。

（三）膏方的作用机理和功效

随着中西医结合的深入，运用现代医学知识对膏方的作用机制及临床应用也进行了一系列广泛、深入的研究。膏方是中药的复方制剂，具有多靶点的作用机制，实验研究表明膏方能调节机体激素水平，清除自由基，抑制细胞增殖，促进细胞凋亡，调节机体免疫等。

膏方作为中医药的一大特色，在预防保健、疾病治疗、病后康复等方面发挥着重要的作用。膏方善于补虚扶弱，凡气血不足、五脏亏损、体质虚弱或术后、产后以及大病恢复期出现各种虚证，通过膏方均能不同程度地促进患者康复，改善生活质量；老年人气血虚衰，精力不足，脏腑功能低下，用之可增强体质，益寿抗衰；中年人由于机体各脏器功能随着年龄增加而逐渐下降，出现头晕目眩、腰疼腿软、神疲乏力、记忆衰退等，进补膏方可防止早衰，纠正亚健康状态。

（四）膏方的注意事项

膏方一般由 20 味左右的中药组成，属大方、复方范畴，且服用时间较长，因此，制定膏方应注重针对性。辨证论治是选用膏方的前提，应根据服用者的年龄、性别、体质类型，加以地域、气候等因素，做到一人一方，个体用药。处方中药尽可能选用道地药材，全部制作过程严格操作，只有经过精细加工的膏方最终才能成为上品。

膏方一年四季皆可服用，但冬季服用为多，服用时间多在冬至开始，因冬至后万物收藏，阳气内敛，冬三月为封藏之季节，滋补为主的膏方容易被机体吸收储藏，符合"秋冬养阴"的要旨。《素问·四气调神大论》有"冬不藏精，春必病温"之说，通过膏方滋补，养精蓄锐，改善体质，更好地生活、工作和学习。治疗为主的膏方可视病情需要，根据不同时令特点随季节处方。

➕ 本章小结

本章主要介绍情志预防、食养预防、传统运动预防、中医适宜技术预防、药物预防等中医预防策略。首先介绍了情志预防的具体方法，包括调气摄情、怡情调神、情志相胜等，转移不良情绪，恢复健康的精神状态。其次从中医食养食疗的概念出发，主要阐述食性理论及含义、食疗基本原则；分别介绍五谷类、五菜类、五果类、五畜类中常见食物的性味归经及功效以及常见养疗食品的应用。同时阐述了太极拳、八段锦、五禽戏、六字诀的概念、渊源、招式、预防保健机理、练功要领。也介绍了经络腧穴的相关概念，以及常用中医适宜技术经络腧穴调摄、艾灸、推拿、穴位贴敷、拔罐、刮痧、皮内针（揿针）、头皮针的具体操作及在预防保健中的具体应用。最后介绍了药物预防的常用方法，包括药茶、药膳、药酒、药浴、精油、膏方，并对每种方法的历史、分类、功效、使用注意事项进行了详细阐述。

第四章思考与练习

1. 单项选择题

（1）《素问·举痛论》曰："怒则气（　　），喜则气缓，悲则气消，恐则气下"。

　A. 上　　　B. 结　　　C. 乱　　　D. 散　　　E. 聚

（2）下列哪种食物具有解表散寒、温中止呕、温肺止咳、解毒的功效，常用于风寒感冒脾胃寒证、胃寒呕吐、解鱼蟹毒？（　　）

　A. 粳米　　　B. 山药　　　C. 生姜　　　D. 羊肉　　　E. 猪肉

（3）（　　）拳是一种柔和、轻灵、缓慢的拳术。

　A. 长拳　　　B. 南拳　　　C. 太极拳　　　D. 形意拳　　　E.短拳

（4）关于三伏贴描述不正确的是（　　　）。

A. 夏季"三伏天"使用　　　B. 预防冬季易发疾病　　C. 虚寒型肺系疾病为主

D. 具有激发阳气和承上启下的作用　　　E. 过敏性疾病可使用

（5）膏方适应证不包括（　　　）。

A. 亚健康状态　B. 体虚易感者　C. 用于补养延年　D. 感冒发烧　E. 高血压患者

2. 多项选择题

（1）以下哪些方法属于怡情调神法？（　　　）

A. 疏泄怡情　B. 转移怡情　C. 暗示怡情　D. 节制怡情　E. 抵制怡情

（2）下列属于食物的五味是（　　　）。

A. 酸　　　　B. 苦　　　　C. 热　　　　D. 咸　　　　E. 甘

（3）关于艾灸的作用表述正确的是（　　　）。

A. 温经散寒　B. 扶阳固脱　C. 清热解毒　D. 消瘀散结　E. 养阴生津

（4）药茶的使用注意事项包括（　　　）。

A. 避免"十八反"等药物配伍禁忌

B. 饮茶不宜过浓

C. 补益茶宜空腹使用

D. 风寒夹食滞者，作茶宜消导解表

E. 药茶都应热饮

3. 判断题

（1）"不时，不食"，就是说不是这个季节的食物不要去食用，所以我们在选用食材的时候应根据时节。（　　　）

（2）"五禽戏"的创始人是扁鹊，是体育与医学结合的先锋。（　　　）

（3）艾灸具有防病保健的作用，人人可选用艾灸法进行疾病预防。（　　　）

（4）按照功效，药酒分为保健类药酒和治疗类药酒。（　　　）

4. 名词解释

（1）食养：

（2）六字诀：

（3）经络：

（4）药膳：

5. 简答题

（1）试述食疗的基本原则。

（2）太极拳的练功要领有哪些？

（3）写出以下腧穴的定位、归经和主治：合谷、足三里、太冲

（4）药膳的使用注意事项有哪些？

第五章

不同体质人群预防

本章重点

中医体质的概念，九种体质的定义和特征；九种体质的判定标准并能对个体进行体质评估；九种体质人群的预防保健要点。

学习要求

（1）掌握中医体质的概念，九种体质的定义和特征。
（2）熟悉九种体质的判定标准并能对个体进行体质评估。
（3）了解九种体质人群的预防保健要点。

医学逐渐从以"病"为中心转向以"人"为中心。中医体质学符合中医学历来强调的"因人制宜"的养生治病理念。中医体质是指人体生命过程中，在先天禀赋和后天获得的基础上所形成的形态结构、生理功能和心理状态方面综合的、相对稳定的固有特质，是人类在生长、发育过程中所形成的与自然、社会环境相适应的人体个性特征。也就是说，体质禀受于先天，受后天影响。先天因素是体质形成的基础，而后天因素则决定着体质的发展方向。在先天、后天的共同作用下，体质具有先天遗传性、相对稳定性、动态可变性、特异多样性、群类趋同性、偏颇可调性等六大特点。

体质分类是根据人群中个体的不同体质特征，按照一定的标准，采用一定的方法，通过分析、归纳而进行相应的区分，分成若干体质类型。较有代表性的分类方法有三分法和九分法。目前，中华中医药学会以王琦的九分法为行业标准。北京中医药大学王琦教授经过近 30 年的研究，根据人体形态结构、生理功能、心理特点及反应状态，将中医体质分为平和质、气虚质、阳虚质、阴虚质、痰湿质、湿热质、血瘀质、气郁质和特禀质共 9 个类型，每种体质都有其特征。判定标准将平和质确定为正常体质，除平和质之外的 8 种体质类型均为偏颇体质，并对判定结果进行量化分级，制定了《中医体质分类与判定标准》。2009 年起，九分法中医体质辨识已被纳入《国家基本公共服务规范》，进入国家公共卫生体系。本章以九分法中医体质辨识为基础，介绍不同体质的人群预防。

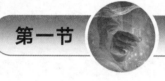

第一节　中医体质分类与判定标准

一、判定方法

回答《中医体质分类与判定表》中的全部问题，每条题目下设 5 级答案，由无到有的倾向性给出 1~5 分的分值（其中标有 * 的条目为逆向计分项目），以单选方式选择，然后对每类的原始分采用简单求和法：

原始分 = 各个条目的分数相加

转化分 = [（原始分 – 条目数）/（条目数×4）]×100

二、判定标准

平和质与偏颇体质的判定标准见表 5-1。

表 5-1　平和质与偏颇体质判定标准

体质类型	条件	判定结果
平和质	转化分≥60 分	是
	其他 8 种体质转化分均 <30 分	
	转化分≥60 分	基本是

体质类型	条件	判定结果
平和质	其他 8 种体质转化分均＜40 分	
	不满足上述条件者	否
偏颇体质	转化分≥40 分	是
	转化分 30～39 分	倾向是
	转化分＜30 分	否

三、体质判定表格

各类体质判定标准见表 5-2～表 5-10。

表 5-2　平和质判定标准

请根据近一年的体验和感觉，回答以下问题	没有（根本不）	很少（有一点）	有时（有些）	经常（相当）	总是（非常）
（1）您精力充沛吗？	1	2	3	4	5
（2）您容易疲乏吗？＊	5	4	3	2	1
（3）您说话声音低弱无力吗？＊	5	4	3	2	1
（4）您感到闷闷不乐、情绪低沉吗？＊	5	4	3	2	1
（5）您比一般人耐受不了寒冷（冬天的寒冷，夏天的冷空调、电扇等）吗？＊	5	4	3	2	1
（6）您能适应外界自然和社会环境的变化吗？	1	2	3	4	5
（7）您容易失眠吗？＊	5	4	3	2	1
（8）您容易忘事（健忘）吗？＊	5	4	3	2	1
判断结果：□是　　　　□倾向是　　　　□否					

表 5-3　气虚质判定标准

请根据近一年的体验和感觉，回答以下问题	没有（根本不）	很少（有一点）	有时（有些）	经常（相当）	总（非常）
（1）您容易疲乏吗？	1	2	3	4	5
（2）您容易气短（呼吸短促，接不上气）吗？	1	2	3	4	5
（3）您容易心慌吗？	1	2	3	4	5
（4）您容易头晕或站起时晕眩吗？	1	2	3	4	5
（5）您比别人容易患感冒吗？	1	2	3	4	5
（6）您喜欢安静、懒得说话吗？	1	2	3	4	5

续表

请根据近一年的体验和感觉，回答以下问题	没有（根本不）	很少（有一点）	有时（有些）	经常（相当）	总（非常）
（7）您说话声音低弱无力吗？	1	2	3	4	5
（8）您活动量稍大就容易出虚汗吗？	1	2	3	4	5
判断结果：□是　　□倾向是　　□否					

表 5-4　阳虚质判定标准

请根据近一年的体验和感觉，回答以下问题	没有（根本不）	很少（有一点）	有时（有些）	经常（相当）	总是（非常）
（1）您手脚发凉吗？	1	2	3	4	5
（2）您胃脘部、背部或腰膝部怕冷吗？	1	2	3	4	5
（3）您感到怕冷、衣服比别人穿得多吗？	1	2	3	4	5
（4）您比一般人耐受不了寒冷（冬天的寒冷，夏天的冷空调、电扇等）吗？	1	2	3	4	5
（5）您比别人容易患感冒吗？	1	2	3	4	5
（6）您吃（喝）凉的东西会感到不舒服或者怕吃（喝）凉东西吗？	1	2	3	4	5
（7）您受凉或吃（喝）凉的东西后，容易腹泻（拉肚子）吗？	1	2	3	4	5
判断结果：□是　　□倾向是　　□否					

表 5-5　阴虚质判定标准

请根据近一年的体验和感觉，回答以下问题	没有（根本不）	很少（有一点）	有时（有些）	经常（相当）	总是（非常）
（1）您感到手脚心发热吗？	1	2	3	4	5
（2）您感觉身体、脸上发热吗？	1	2	3	4	5
（3）您皮肤或口唇干吗？	1	2	3	4	5
（4）您口唇的颜色比一般人红吗？	1	2	3	4	5
（5）您容易便秘或大便干燥吗？	1	2	3	4	5
（6）您面部两颧潮红或偏红吗？	1	2	3	4	5
（7）您感到眼睛干涩吗？	1	2	3	4	5
（8）您感到口干咽燥、总想喝水吗？	1	2	3	4	5
判断结果：□是　　□倾向是　　□否					

表 5-6 血瘀质判定标准

请根据近一年的体验和感觉，回答以下问题	没有（根本不）	很少（有一点）	有时（有些）	经常（相当）	总是（非常）
（1）您的皮肤在不知不觉中会出现青紫瘀斑（皮下出血）吗？	1	2	3	4	5
（2）您两颧部有细微红丝吗？	1	2	3	4	5
（3）您身体上哪里疼痛吗？	1	2	3	4	5
（4）您面色晦黯或容易出现褐斑吗？	1	2	3	4	5
（5）您容易有黑眼圈吗？	1	2	3	4	5
（6）您容易忘事（健忘）吗？	1	2	3	4	5
（7）您口唇颜色偏黯吗？	1	2	3	4	5
判断结果：□是　　　　□倾向是　　　　□否					

表 5-7 痰湿质判定标准

请根据近一年的体验和感觉，回答以下问题	没有（根本不）	很少（有一点）	有时（有些）	经常（相当）	总是（非常）
（1）您感到胸闷或腹部胀满吗？	1	2	3	4	5
（2）您感到身体沉重不轻松或不爽快吗？	1	2	3	4	5
（3）您腹部肥满松软吗？	1	2	3	4	5
（4）您有额部油脂分泌多的现象吗？	1	2	3	4	5
（5）您上眼睑比别人肿（上眼睑有轻微隆起现象）吗？	1	2	3	4	5
（6）您嘴里有黏黏的感觉吗？	1	2	3	4	5
（7）您平时痰多，特别咽喉部总感到有痰堵着吗？	1	2	3	4	5
（8）您舌苔厚腻或有舌苔厚厚的感觉吗？	1	2	3	4	5
判断结果：□是　　　　□倾向是　　　　□否					

表 5-8 湿热质判定标准

请根据近一年的体验和感觉，回答以下问题	没有（根本不）	很少（有一点）	有时（有些）	经常（相当）	总是（非常）
（1）您面部或鼻部有油腻感或者油亮发光吗？	1	2	3	4	5
（2）您容易生痤疮或疮疖吗？	1	2	3	4	5
（3）您感到口苦或嘴里有异味吗？	1	2	3	4	5

请根据近一年的体验和感觉，回答以下问题	没有（根本不）	很少（有一点）	有时（有些）	经常（相当）	总是（非常）
（4）您大便黏滞不爽、有解不尽的感觉吗？	1	2	3	4	5
（5）您小便时尿道有发热感、尿色浓（深）吗？	1	2	3	4	5
（6）您带下色黄（白带颜色发黄）吗？（限女性回答）	1	2	3	4	5
（7）您的阴囊部位潮湿吗？（限男性回答）	1	2	3	4	5
判断结果：□是　　□倾向是　　□否					

表 5-9　气郁质判定标准

请根据近一年的体验和感觉，回答以下问题	没有（根本不）	很少（有一点）	有时（有些）	经常（相当）	总是（非常）
（1）您感到闷闷不乐、情绪低沉吗？	1	2	3	4	5
（2）您容易精神紧张、焦虑不安吗？	1	2	3	4	5
（3）您多愁善感、感情脆弱吗？	1	2	3	4	5
（4）您容易感到害怕或受到惊吓吗？	1	2	3	4	5
（5）您胁肋部或乳房胀痛吗？	1	2	3	4	5
（6）您无缘无故叹气吗？	1	2	3	4	5
（7）您咽喉部有异物感，且吐之不出、咽之不下吗？	1	2	3	4	5
判断结果：□是　　□倾向是　　□否					

表 5-10　特禀质判定标准特禀质

请根据近一年的体验和感觉，回答以下问题	没有（根本不）	很少（有一点）	有时（有些）	经常（相当）	总是（非常）
（1）您没有感冒时也会打喷嚏吗？	1	2	3	4	5
（2）您没有感冒时也会鼻塞、流鼻涕吗？	1	2	3	4	5
（3）您有因季节变化、温度变化或异味等原因而咳喘的现象吗？	1	2	3	4	5
（4）您容易过敏（对药物、食物、气味、花粉或在季节交替、气候变化时）吗？	1	2	3	4	5

续表

请根据近一年的体验和感觉，回答以下问题	没有（根本不）	很少（有一点）	有时（有些）	经常（相当）	总是（非常）
（5）您的皮肤容易起荨麻疹（风团、风疹块、风疙瘩）吗？	1	2	3	4	5
（6）您的皮肤因过敏出现过紫癜（紫红色瘀点、瘀斑）吗？	1	2	3	4	5
（7）您的皮肤一抓就红，并出现抓痕吗？	1	2	3	4	5
判断结果：□是　　　　□倾向是　　　　□否					

（注：标有＊的条目需先逆向计分，即回答1得5分，回答2得4分，回答3得3分，回答4得2分，回答5得1分。）

应用中医体质分类理论，根据不同体质类型的反应状态和特点辨识体质类型，采取分类管理的方法，"因人制宜"制定防治原则，选择相应的预防、治疗、养生方法进行体质调护，对实现个性化的、有针对性的预防保健具有重要意义。本章重点介绍9种体质的预防保健方法。

第二节　平和质人群预防

一、体质概要

（一）定义

平和质是健康的体质，以体态适中、面色红润、精力充沛、脏腑功能状态强健壮实为主要特征的一种体质类型。

（二）成因

先天禀赋良好，后天调养得当。

（三）体质特征

1. 总体特征

阴阳气血调和，以体态适中、面色红润、精力充沛等为主要特征。

2. 形体特征

形体匀称健壮。

3. 常见表现

体态适中，面色红润，精力充沛，睡眠良好，二便正常，舌质淡红，苔薄白，脉和缓有力。

4. 心理特征

性格随和开朗。

5. 发病倾向

平素患病较少。

6. 对外界环境适应能力

对自然环境和社会环境适应能力较强。

二、预防保健要点

平和质者自身阴阳气血调和，所以调养原则重在维护。

（一）饮食调养

全面膳食，寒温适中，谨和五味。平和质的饮食调养原则也是各类体质人群共同遵循的饮食调养总则。

1. 全面膳食

《素问·脏气法时论》中的"五谷为养，五果为助，五畜为益，五菜为充，气味合而服之，以补精益气"，为我们确立了全面膳食的配膳原则。食物种类宜多样化，供给谷类、肉类、蛋类、奶制品、豆制品、蔬菜和水果等各种食物，并注意主食和副食的搭配，就能保证机体摄入均衡、充足的营养。具体还可参见中国营养学会发布的《中国居民膳食指南》。

2. 寒温适中

食物性质有温、热、寒、凉、平之分，日常饮食应寒温适中，一般以选择平性食物为宜，不过于偏食寒性或热性的食物，以免日久影响机体的阴阳平衡，导致体质的改变。

3. 谨和五味

食物有酸、苦、甘、辛、咸五味之分。酸味入肝，苦味入心，甜味入脾，辛味入肺，咸味入肾，各有所属。若五味偏嗜，则会破坏五脏的协调状态，如过酸伤脾、过咸伤心、过甜伤肾、过辛伤肝、过苦伤肺等。因此，五味不得偏嗜，以免影响体质的平衡状态，导致体质的偏颇。

（二）药物调养

平和质是健康的体质，阴阳气血调和，不需药物调养。

（三）起居调护

平和质者要起居有常，不妄劳作，"顺四时而适寒暑，和喜怒而安居处，节阴阳而调刚柔"。

（四）运动健身

根据年龄和性别适度参加运动。年轻人可选择一些强度大的运动，如跑步、球类运动等，老年人可选择散步、打太极拳等。具体可参考《中国儿童青少年身体活动指南》《中国成年人身体活动指南》等内容。

（五）精神调摄

平和质者，本身心理调节能力较强，可培养一些兴趣爱好保持心态平和，如琴棋书画，音乐舞蹈等。

（六）经络调理

平和质者可经常按压足三里、涌泉、百会等保健穴位。

第三节 气虚质人群预防

一、体质概要

（一）定　义

由于元气不足，以气息低弱、机体及脏腑功能状态低下为主要特征的一种体质状态。

（二）成　因

先天本弱，后天失养或病后气亏。如家族成员多较弱、孕育时父母体弱、早产、人工喂养不当、偏食、厌食，或因年老气衰等。

（三）体质特征

1．总体特征

元气不足，以疲乏、气短、自汗等气虚表现为主要特征。

2．形体特征

肌肉松软不实。

3．常见表现

平时气短懒语，容易疲乏、精神不振，易出汗，舌淡红，舌体胖大，舌边有齿痕，脉象虚缓。

4．心理特征

性格内向，不喜冒险。

5．发病倾向

易患感冒、内脏下垂病，病后康复缓慢。

6．对外界环境适应能力

不耐受风、寒、暑、湿邪。

二、预防保健要点

气虚质多元气不足，调养原则为培补元气、补气健脾。

（一）饮食调养

1. 多食具有健脾益气作用的食物

脾胃为后天之本、气血生化之源，五脏六腑之气均依赖于此而化生、充养，故气虚体质者饮食调养宜选择性平偏温、健脾益气的食物。常用的健脾益气食物有小米、粳米、粟米、红薯、南瓜、山药、土豆、黄豆、扁豆、芡实、莲子、香菇、鸡肉、牛肉、猪肚、牛肚、鸡肉、鲫鱼、黄鳝、鲈鱼、蜂蜜、大枣等。

2. 注意禁忌

气虚质多脾胃虚弱，运化无力，因此更要注意调理和顾护脾胃功能，选择营养丰富且易于消化的食品，不宜过于滋腻，忌食各种肥甘厚味，如油炸、甜食、肥肉等。忌食冷饮、大量的生冷水果、苦寒凉茶等，以免寒凉伤脾胃。忌食破气耗气之品，如槟榔、柚子、生萝卜、佛手柑等。

3. 食疗举例

山药粥

原料：山药 100 g，粳米 250 g。

制作：山药洗净，去皮切块，与粳米一起入锅，加清水适量慢火煮粥，煮熟即成。

用法：早晚作主食，适量食用。

功效：健脾益气。适合气虚质者，或用于肺、脾、肾偏虚的人辅助调养。

（二）药物调养

药物调养应以益气补虚为主，如人参、党参、黄芪、白术、山药、茯苓、灵芝、甘草等；方剂如四君子汤、参苓白术散、补中益气汤、玉屏风散等，具体有补心气、补肝气、补脾气、补肺气、补肾气等五类，临床应用时应区分清楚。

（三）起居调护

气虚质者卫气不足，不耐暑湿寒热，对外界环境的适应能力差，易于感受外邪，要根据季节、气温的变化而注意养护，及时增减衣物，注意保暖避暑，防止劳汗当风，外邪侵袭。脾主四肢，故可微动四肢，以流通气血，促进脾胃运化。劳则耗气，气虚质者应当注意不可过于劳作，同时避免大汗、醉酒、熬夜等，以免更伤正气。

（四）运动健身

气虚质者，其元气不足，且过劳易于耗气，因此不宜进行高强度、重负荷运动，要注意"形劳而不倦"，忌用猛力和做长久憋气动作。锻炼宜采用低强度、多次数的运动方式，循序渐进，持之以恒。可选用一些比较柔缓的运动，如散步、慢跑、练瑜伽，或者习练一些传统的健身功法，如太极拳（剑）、五禽戏、八段锦等。可练习"六字诀"中的"吹"字功。

（五）精神调摄

气虚质者多性格内向，情绪不稳，胆小而不喜欢冒险。七情致病，影响脏腑气机。"思则气结，悲则气消"，因此气虚之人要更加注意精神调摄，不宜过思过悲，保持稳定平和心态，以防情志失调而伤气，培养乐观豁达的生活态度。

（六）经络调理

人体之气的生成与肺、脾、肾三脏有着密切的关系。气虚质者宜补肺调气、健脾益气、温肾纳气，可取手太阴肺经、足太阴脾经和足少阴肾经进行穴位按压、艾灸或贴敷，如足三里、关元、气海、百会、肺俞、脾俞、肾俞等。

第四节 阳虚质人群预防

一、体质概要

（一）定 义

由于阳气不足，失于温煦，以形寒肢冷等虚寒现象为主要特征的一种体质类型。

（二）成 因

先天不足，或后天失养。如孕育时父母体弱，或年长受孕、早产，或年老阳衰等。

（三）体质特征

1. 总体特征

阳气不足，以畏寒怕冷、手足不温等虚寒表现为主要特征。

2. 形体特征

肌肉松软不实。

3. 常见表现

平素畏冷，手足不温，喜热饮食，大便溏薄，小便清长，舌淡胖嫩，脉沉迟。

4. 心理特征

性格多沉静、内向。

5. 发病倾向

易患痰饮、肿胀、泄泻等病；感邪易从寒化。

6. 对外界环境适应能力

耐夏不耐冬，易感风、寒、湿邪。

二、预防保健要点

阳虚质者多元阳不足，调体法则为补肾温阳、益火之源。

（一）饮食调养

1. 多食温补阳气之品

阳虚质的人失于阳气的温煦，多表现为畏寒肢冷，"寒者热之"，故预防保健重在温补阳气。阳虚质者宜多食甘温补脾阳、肾阳为主的食物，如羊肉、狗肉、鹿肉、虾、韭菜、茴香、洋葱、板栗、荔枝、龙眼、榴莲、胡桃肉、生姜、辣椒、花椒等。

2. 注意禁忌

阳虚质的人少食生冷、苦寒食物，如螃蟹、田螺、西瓜、苦瓜、绿豆、绿茶、冷冻饮料等，以免损伤阳气。尤其是盛夏不要过食寒凉之品，以免引起腹痛、腹泻等。

3. 食疗举例

当归生姜羊肉汤

原料：当归 20 g，生姜 30 g，羊肉 500 g。

制作：当归洗净，用清水浸软，切片备用。生姜洗净，切片备用。羊肉剔去筋膜，放入开水锅中略烫，除去血水后捞出，切片备用。当归、生姜、羊肉放入砂锅中，加入清水、料酒旺火烧沸后撇去浮沫，再改用小火炖至羊肉熟烂即可加入食盐等调味品食用。

用法：空腹食用。

功效：此汤具有益气补血、温中祛寒的作用，适合阳虚、血虚体质者食用。

（二）药物调养

可选用补肾壮阳、温养肝肾之品，常用的药物有人参、鹿茸、肉桂、干姜、巴戟天、淫羊藿、肉苁蓉、锁阳、仙茅、补骨脂、杜仲等，成方可选用金匮肾气丸、右归丸等。临床多见心阳虚，脾阳虚和肾阳虚，若偏心阳虚者，可服桂枝甘草汤；若偏脾阳虚者，可用理中丸；若脾肾两虚者，可服附子理中丸。

（三）起居调护

阳虚质者不耐秋冬，秋冬季节要适当暖衣温食以养护阳气，尤其是要注意腰部和下肢保暖。夏季暑热多汗也容易导致阳气外泄，要尽量避免强力劳作、大汗伤阳，也不可恣意贪凉饮冷，空调注意室内外的温差不宜过大。在阳光充足的情况下适当进行户外活动，不可在阴暗潮湿寒冷的环境中长期工作和生活。

（四）运动健身

"动则生阳"，故阳虚质的人要加强体育锻炼，以振奋、提升阳气的锻炼方法为主，促进阳气的升发和流通，如五禽戏中的虎戏有益肾阳、强腰脊的作用；也可常进行日光浴，以强壮卫阳；可习练传统气功中的一些功法，如站桩功、强壮功等。应注意阳虚质者运动量不宜过大，尤其应避免出大汗而伤阳。

（五）精神调摄

阳虚质者性格多内向、沉静，常出现精神萎靡、情绪低落的表现。因此要善于调节自己的情感，善于自我排遣或向他人倾诉，多参加集体活动，在与外界交往中增强精神兴奋状态。也可多听一些激扬、高亢、豪迈的音乐，以调动情绪。

（六）经络调理

阳虚质经络调理重在温肾阳，可采用艾灸的方法，常取足少阴肾经及督脉的穴位，如关元、神阙、命门、气海、肾俞、百会等。可适当洗桑拿、温泉浴。

第五节　阴虚质人群预防

一、体质概要

（一）定　义

由于体内津液精血等物质亏少，以有关组织器官失养和内热为主要症状的一种体质类型。

（二）成　因

先天不足，或久病失血，纵欲耗精，积劳伤阴。如家族成员体形多偏瘦，为孕育时父母体弱，或年长受孕，早产或曾患出血性疾病等。

（三）体质特征

1. 总体特征

阴液亏少，以口燥咽干、手足心热等虚热表现为主要特征。

2. 形体特征

形体偏瘦。常见表现：口燥咽干，喜冷饮，面色潮红，手足心热，大便干燥，舌红少津，脉细数。

3. 心理特征

性情急躁，外向好动，活泼。

4. 发病倾向

易患疲劳、失精、不寐等病；感邪易从热化。

5. 对外界环境适应能力

耐冬不耐夏，不耐受暑、热、燥邪。

二、预防保健要点

阴虚质者多真阴不足，调体法则为滋补肾阴、壮水制火。

（一）饮食调养

1. 多食具有滋阴润燥功效的食物

阴虚质者由于体内津液精血等阴液亏少，因此日常食养应多食滋阴润燥之品，如黑芝麻、鸭肉、猪肉、鸡蛋、甲鱼、燕窝、牡蛎、银耳、百合、雪梨、冰糖、蜂蜜、甘蔗等。

2. 注意禁忌

忌过食温燥、辛辣、香浓的食物，如花椒、茴香、桂皮、辣椒、葱、姜、蒜、韭菜等，避免更伤阴液。

3. 食疗举例

莲子百合银耳汤

原料：莲子 40 g、百合 10 g、银耳 10 g、枸杞 20 g、冰糖 10 g。

制作：莲子、百合、银耳、枸杞用温水浸泡 60 min；砂锅内放清水、莲子、百合、银耳、枸杞，开锅后小火煲 60 min；再放入冰糖，冰糖融化后关火。

用法：空腹食用。

功效：此汤具有滋阴润燥、清心润肺的作用，适合阴虚质常感咽喉干燥者。

（二）药物调养

可选用滋阴清热、滋养肝肾之品，如西洋参、山茱萸、女贞子、墨旱莲、石斛、天冬、麦冬、玄参、玉竹、桑葚、龟板等药。阴虚质者也可将六味地黄丸、大补阴丸、左归丸等作为调养体质的方药，适当服用。由于阴虚有肾阴虚、肺阴虚、肝阴虚、脾阴虚、心阴虚等的不同，故应根据不同证候，对证调养，予以区分。

（三）起居调护

阴虚质者精血津液不足，应藏养阴气，尽量避免熬夜、剧烈运动、工作紧张、压力过大等伤阴行为，同时要节制房事，保存阴精。

（四）运动健身

阴虚质阴液亏少，不宜进行剧烈运动，以防汗出过多而伤阴液，适合小强度身体锻炼，比如练习太极拳（剑）、八段锦、静功功法等，运动过程中也应及时注意水分的补充，同时也应避免在炎热的夏季或闷热的环境中运动。可练习"六字诀"中的"嘘"字功。

（五）精神调摄

阴虚质者性格多急躁，常常心烦易怒，平时应尽量控制情绪，保持稳定心态，培养冷静、从容的性格习惯，可以练书法，听舒缓轻柔音乐、游山玩水来怡情养性，调养身心。

（六）经络调理

阴虚质经络调理重在滋阴降火、益气培元，侧重于滋肾阴、养胃阴。经常按摩或指压足少阴肾经及相关背俞穴，如太溪、三阴交、照海、水泉、肝俞、肾俞、肺俞等。

第六节 血瘀质人群预防

一、体质概要

（一）定 义

体内有血液运行不畅的潜在倾向或瘀血内阻的病理基础，并出现一系列外在征象的体质状态。

（二）成 因

先天禀赋，或后天损伤，忧郁气滞，久病入络。

（三）体质特征

1. 总体特征

血行不畅，以肤色晦暗、舌质紫黯等血瘀表现为主要特征。

2. 形体特征

胖瘦均见。

3. 常见表现

平素面色晦暗，易出现褐斑，易出现黑眼圈，胸闷胸痛，女性可出现痛经、闭经、或经血紫黑有块，舌质黯且有点、片状瘀斑，舌下静脉曲张，脉象细涩或结代。

4. 心理特征

易烦、健忘。

5. 发病倾向

易患癥瘕及痛证、血证等。

6. 对外界环境适应能力

不耐受寒邪。

二、预防保健要点

血瘀质者多血脉瘀滞不畅，调养原则为活血祛瘀、疏利通络。

（一）饮食调养

1. 多食活血化瘀、行气散结之品

血瘀质由于血运不畅或体内离经之血未能消散，宜多选择具有活血化瘀功效的食物，如油菜、茄子、木耳、山楂、红糖等。"气为血之帅，气行则血行"，也可适当服用具有行气作用的食物，如大葱、茴香等；可少量饮酒。

2. 注意禁忌

忌收涩之品，如乌梅、柿子、石榴等，否则加重瘀血阻滞；血得温则行，得寒则凝，避免过食寒凉生冷之品。

3. 食疗举例

山楂红糖水

原料：生山楂 10 枚，红糖 30 g。

制作：生山楂冲洗干净，去核打碎，放入锅中，加清水煮约 20 min，调以红糖进食。

用法：代茶饮用。

功效：活血化瘀。

（二）药物调养

可选用活血养血之品，如当归、丹参、赤芍、三七、桃仁、红花、延胡索、川芎等，并配以补气、行气药物。方剂可选用四物汤、丹参饮等。

（三）起居调护

血瘀质者血行不畅，应适当多活动，促进气血运行，"血气者，喜温而恶寒，寒则泣而不能流，温则消而去之"，故血瘀质者要保持温暖居住环境，避免寒冷刺激。

（四）运动健身

运动宜选择一些有益于促进气血运行的项目，如易筋经、导引、太极拳、太极剑、五禽戏、散步、跳舞、乒乓球等。可练习"六字诀"中的"嘘"字诀。

值得注意的是，血瘀质者虽要加强运动，但运动强度要适中，避免伤津耗气，不利血行，而致瘀血加重。同时，血瘀质者大多心血管功能较弱，不宜进行大强度、大负荷的体育锻炼，如有下列情况之一应停止运动，并及时到医院检查：胸闷或心绞痛、呼吸困难；恶心、眩晕、头痛；特别疲劳；四肢剧痛；足关节、膝关节、髋关节等疼痛；双腿无力，行走困难；心跳明显加快。

（五）精神调摄

血瘀质者多烦躁、健忘，应培养健康乐观、积极向上的心态，保持精神愉悦，"气行则血行"，精神愉悦，气血通畅，有利于瘀血的消散；反之，忧愁、苦闷可加重气滞血瘀。

（六）经络调理

血瘀质者经络调理重在行气活血化瘀，可选用穴位针刺、按摩的方法，常用的腧穴可选血海、膈俞、合谷、三阴交、期门、太冲等。

第七节 痰湿质人群预防

一、体质概要

（一）定 义

由于水液内停而痰湿凝聚，以黏滞重浊为主要特征的一种体质类型。

（二）成 因

先天不足，或后天过食肥甘。

（三）体质特征

1. 总体特征

痰湿凝聚，以形体肥胖、腹部肥满、口黏苔腻等痰湿表现为主要特征。

2. 形体特征

形体肥胖，腹部肥满松软。

3. 常见表现

皮肤油脂较多，多汗且黏，胸闷，痰多，口黏或甜，舌苔白腻，脉滑。

4. 心理特征

性格偏温和、稳重，多善于忍耐。

5. 发病倾向

易患消渴、中风、胸痹等病。

6. 对外界环境适应能力

对梅雨季节及潮湿环境适应能力差。

二、预防保健要点

痰湿质多脾虚失司，水谷精微运化障碍，调养原则为健脾祛湿、化痰泄浊。

（一）饮食调养

1. 多食健脾祛湿化痰之品

痰湿质者由于脾虚导致水饮内停而痰湿凝聚，因此在饮食上宜清淡，可多食用健脾、利水、祛湿之品，如山药、扁豆、薏苡仁、芡实、鲫鱼、白萝卜、冬瓜、紫菜、海带等。

2. 注意禁忌

忌肥甘厚腻、滋补之品，如肥肉、奶油、奶酪、巧克力、油炸食品、甜食等，也尽量少吃寒凉食品。

3. 食疗举例

山药薏米粥

原料：山药150 g，薏米50 g，大米50 g。

制作：山药去皮、切丁，薏米淘洗干净，倒入砂锅；添适量清水，大火烧开，小火慢煮半小时，倒入淘好的大米、山药，继续煮至粥黏稠。

用法：当主食食用。

功效：此粥具有健脾祛湿化痰的功效。

（二）药物调养

"病痰饮者当以温药和之"，痰湿质者当用温药调和并配合健脾化湿祛痰之品，如茯苓、猪苓、白术、泽泻、苍术、陈皮、藿香、砂仁、木香等都可适当选用。中成药可选用二陈丸；若因脾不健运，湿聚成痰者，当健脾化痰，方选六君子汤。

（三）起居调护

痰湿质以湿浊偏盛为特征，不宜居住在阴暗潮湿的环境里，在湿冷的气候条件下要减少户外活动，避免受寒淋雨。湿为阴邪，易伤阳气，阳气虚，更不利于痰湿的温化，因此可多进行户外活动，常晒太阳，保护阳气，通达阳气。

（四）运动健身

痰湿质者多形体肥胖，肌肉松软，身重易倦，故应长期坚持运动锻炼，如散步、慢跑，习练五禽戏、八段锦，以及打乒乓球、羽毛球、网球等。

（五）精神调摄

痰湿质者多性格温和，为人恭谦，多善于忍耐，遇事应及时消除不良情绪，避免压抑太过。也可多听一些激昂高亢的乐曲，可活跃精神，振奋阳气。过思则伤脾，应学会调节情绪，戒除思虑。

（六）经络调理

痰湿质者经络调理重在健脾化痰祛湿，可取足阳明胃经、手太阴脾经和相应的背俞穴，常用的腧穴有太渊、中府、丰隆、太白、足三里、肺俞、肾俞、阴陵泉等。

第八节　气郁质人群预防

一、体质概要

（一）定　义

由于长期情志不畅、气机郁滞而形成的以性格内向，不稳定、忧郁脆弱、敏感多疑为主要表现的体质状态。

（二）成　因

先天遗传，或精神刺激，暴受惊恐，所欲不遂，忧郁思虑等。

（三）体质特征

1. 总体特征

气机郁滞，以精神抑郁、忧虑脆弱等气郁表现为主要特征。

2. 形体特征

形体瘦者为多。

3. 常见表现

胸胁胀满，心烦，爱生闷气，常感闷闷不乐，情绪低沉，易紧张焦虑不安，易多愁善感，肋部乳房胀痛，咽部有异物感，舌红，苔薄白，脉弦。

4. 心理特征

性格内向不稳定、敏感多虑。

5. 发病倾向

易患脏躁、梅核气、百合病及郁症等。

6. 对外界环境适应能力

对精神刺激适应能力较差；不适应阴雨天气。

二、预防保健要点

气郁质者多气机郁滞，调养原则为疏肝行气。

（一）饮食调养

1. 多食行气解郁之品

气郁质者多气机郁滞不畅，宜服用辛散温性，能疏肝解郁，调达气机的食物，如佛手、橙子、韭菜、茴香、薄荷、玫瑰花、茉莉花等。

2. 注意禁忌

忌酸涩收敛的食物，如乌梅、青梅、酸枣、柠檬、李子等，避免收敛使气机阻滞。亦避免过服生冷寒凉之品。

3. 食疗举例

玫瑰花茶

原料：玫瑰花 20 g，蜂蜜适量。

制作：将玫瑰花、蜂蜜放入茶杯中，以沸水冲泡，温浸 15～20 min。

用法：代茶饮。

功效：此茶具有理气解郁、活血化瘀的功效。

（二）药物调养

气郁质者多气机郁滞，药物调养应选择疏肝理气解郁的药物，如香附、郁金、柴胡、枳壳、麦芽、陈皮、青皮等，方剂可选用逍遥散、越鞠丸、柴胡疏肝散等。若气郁引起血瘀，可配伍活血行气药物，如川芎、丹参、三七、姜黄等。

（三）起居调护

气郁质者气机运行不畅，应多舒展形体、衣着宽松、畅调情志，适当增加户外活动和社会交往，和畅气血，减少情绪抑郁。

（四）运动健身

气郁质者宜多进行户外活动，适度加大运动量，如登山、跑步、打乒乓球、羽毛球、跳舞等，以舒畅情志，调理气机。可练习"六字诀"中的"嘘"字诀。

（五）精神调摄

气郁质者性格多内向，多忧郁，敏感多疑，应培养开朗乐观向上的积极心态，保持精神愉悦，及时宣泄不良情绪，根据《素问·阴阳应象大论》"喜胜忧"的原则，气郁质者要主动寻找快乐，如多看喜剧，听相声和轻松欢快的音乐，重视精神调节。

（六）经络调理

气郁质者经络调理重在理气解郁、畅通气血。常用的腧穴可选内关、膻中、期门、太冲、肝俞、合谷、三阴交等。

第九节　湿热质人群预防

一、体质概要

（一）定　义

以湿热内蕴为主要特征的一种体质类型。

（二）成　因

系先天禀赋，或久居湿地，嗜食肥甘，或长期饮酒，湿热内蕴。

（三）体质特征

1. 总体特征

湿热内蕴，以面垢油光、口苦、苔黄腻等湿热表现为主要特征。

2. 形体特征

形体中等或偏瘦。

3. 常见表现

鼻部油腻或油光发亮，易生痤疮或疖疮，口苦或嘴里有异味，皮肤易瘙痒，大便黏滞不爽，小便短赤，舌质偏红，苔黄腻，脉濡数。

4. 心理特征

容易心烦急躁。

5. 发病倾向

易患疮疖、黄疸、热淋等病。

6. 对外界环境适应能力

对夏末秋初湿热气候，湿重或气温偏高环境较难适应。

二、预防保健要点

湿热质者多湿热内蕴，调养原则为清热祛湿。

（一）饮食调养

1. 多食清热祛湿之品

湿热质者多湿热蕴结不解，宜食用清热祛湿之品，如荷叶、赤小豆、绿豆、扁豆、蚕豆、薏苡仁、丝瓜、苦瓜、黄瓜、冬瓜、芹菜、马齿苋、鲤鱼等。

2. 注意禁忌

忌肥甘厚味，如肥肉、奶油、奶酪、巧克力、油炸食品、甜食等；忌辛辣燥烈、大热大补的食物，如羊肉、狗肉、牛肉、辣椒、生姜、葱、蒜、荔枝、芒果；忌食用经过油炸、煎炒、烧烤等高温加工烹制而成的食物；忌酒。

3. 食疗举例

荷叶粳米粥

原料：新鲜荷叶 30 g，粳米 60 g。

制作：新鲜荷叶洗净后，撕成大片，然后放入砂锅，添加足量的清水，大火煮开后转小火煎 15 min，捞出荷叶，留汤汁备用。将粳米洗净后，放入煮开的荷叶水里，转小火煮至米烂粥熟。

用法：当主食食用。

功效：此汤具有清热、健脾、降脂的功效。

（二）药物调养

湿热质者以湿热内蕴为特征，宜服用清热利湿的药物，如茵陈、苦参、泽泻、佩兰、栀子、龙胆草等，可用苦丁茶、莲子心、竹叶、玉米须等泡茶饮。脾胃湿热者可选用泻黄散；肝胆湿热者用龙胆泻肝汤。

（三）起居调护

湿热质者湿热内蕴、阳热偏盛。应避免长期熬夜或过度疲劳，暑湿季节减少户外活动，以免增加湿热邪气，同时应保持居室通风干燥。

（四）运动健身

湿热质者适合进行大强度、大运动量的锻炼。身动则气行，气行则痰湿去，气行则热邪散，适合的运动如中长跑、游泳、爬山、各种球类等。功法中六字诀的"呼""嘻"字诀，也有健脾清热利湿的功效。

（五）精神调摄

湿热质者多心烦急躁，应学会自我调节，保持心态平和，遇事不宜过度思虑，避免思虑过度伤脾，多听悠闲的音乐，舒缓情绪。

（六）经络调理

湿热质者经络调理重在清热利湿，取足太阴、足厥阴经穴为主，取穴可选肺俞、脾俞、肾俞、三阴交、太溪、阴陵泉、足三里、中脘等，也可行大椎穴拔罐、督脉或膀胱经刮痧等疗法。

第十节 特禀质人群预防

一、体质概要

（一）定　义

特禀质多是由先天性或遗传因素所形成的一种特殊体质类型。对于先天性、遗传性疾病或生理缺陷，一般无特殊调治方法；或则可从亲代调治，防止疾病遗传。过敏质是特禀质的一种特殊类型，主要因肺气不足、卫表不固、津亏血热而成，调养原则为益气固表，或凉血消风。

（二）成　因

先天因素，遗传因素，或环境因素，药物因素等。

（三）体质特征

1. 总体特征
先天失常，以生理缺陷、过敏反应等为主要特征。

2. 形体特征
过敏体质者一般无特殊；先天禀赋异常者或有畸形，或有生理缺陷。

3. 常见表现
如没有感冒时也会打喷嚏，没有感冒时也会鼻塞，流鼻涕；因季节变化、异味原因而咳喘；容易过敏（对药物、食物或花粉等），皮肤易起荨麻疹，皮肤因过敏出现紫癜，皮肤一抓就红，易出现抓痕。

4. 心理特征

随禀质不同情况各异。

5. 发病倾向

过敏体质者易患哮喘、荨麻疹、花粉症及药物过敏等；遗传性疾病如血友病、先天愚型等；胎传性疾病如五迟、五软、解颅、胎惊等。

6. 对外界环境适应能力

适应能力差，如过敏体质者对易致过敏季节适应能力差，易引发宿疾。

二、预防保健要点

加强运动，避免接触过敏原，药遵医嘱。

（一）饮食调养

1. 因人制宜

特禀质者应根据个体的实际情况制定不同的保健食谱。就过敏体质而言，饮食宜清淡，避免食用各种致敏食物。

2. 注意禁忌

忌生冷、辛辣、肥甘油腻及各种"发物"（致敏食物），如酒、鱼、虾、蟹、浓茶、咖啡等，以免诱发宿疾。此外，可能引起过敏的食物还有蚕豆、牛奶、黄豆、花生等。

3. 食疗举例

乌梅粥

原料：乌梅 15 g，黄芪 20 g，当归 12 g，粳米 100 g。

制作：乌梅、黄芪、当归放砂锅中加水煮开，再用小火慢煎成浓汁。去药渣后再加水煮粳米成粥，加冰糖趁热食用。

用法：当主食食用。

功效：具有养血消风，扶正固表的功效。适合过敏体质易发皮肤过敏者。

（二）药物调养

特禀质者表现各不相同，如需用药应在医师指导下进行。如过敏体质可选用乌梅、五味子、银柴胡等。

（三）起居调护

特禀质者应根据个体情况调护起居，生活中要加强身体锻炼，顺应四时变化，以适寒温，避免接触各种致敏物，如尘螨、花粉、油漆等，适当服用预防性药物，以减少发病机会。在季节更替之时要及时增减衣被，增强机体对环境的适应能力。

（四）运动健身

特禀质者应加强运动，促进气血周流，增强机体的抗病能力。特禀质的形成与先天禀赋有关，可练"六字诀"中的"吹"字功，以补肾气，同时可选择有针对性的运动锻炼项目，逐渐改善体质。但过敏体质要避免春天或季节交替时长时间在户外锻炼，以防止过敏性疾病发作。

（五）精神调摄

特禀质者应合理安排作息时间，避免精神紧张，多关注有积极意义的事物，培养乐观情绪。

（六）经络调理

特禀质主要是因禀赋不足或禀赋遗传因素造成的，经络调理宜从手太阴肺经和手阳明大肠经入手，常选腧穴为太渊、肺俞、迎香、印堂、孔最、鱼际、足三里、上巨虚、血海等。

案例 5-1

吴某某，女，38岁，平时性格内向，敏感多疑，经常无缘无故叹气，且容易受到惊吓或感到害怕，时有胁肋部或乳房胀痛，经行腹痛，舌淡红，苔薄白，脉弦。

调养指导方案：

（1）饮食调养：多食行气解郁之品。气郁质者多气机郁滞不畅，宜服用辛散温性，能疏肝解郁，调达气机的食物，如佛手、橙子、韭菜、茴香、薄荷、玫瑰花、茉莉花等。注意禁忌：忌酸涩收敛的食物，如乌梅、青梅、酸枣、柠檬、李子等，避免收敛使气机阻滞。亦避免过服生冷寒凉之品。

（2）药物调养：药物调养应选择疏肝理气解郁的药物，如香附、郁金、柴胡、枳壳、麦芽、陈皮、青皮等，方剂可选用逍遥散、越鞠丸、柴胡疏肝散等。若气郁引起血瘀，可配伍活血行气药物，如川芎、丹参、三七、姜黄等。

（3）起居调护：应多舒展形体、衣着宽松、畅调情志，适当增加户外活动和社会交往，和畅气血，减少情绪抑郁。

（4）运动健身：宜多进行户外活动，适度加大运动量，如登山、跑步、打乒乓球、羽毛球、跳舞等，以舒畅情志，调理气机。可练习"六字诀"中的"嘘"字诀。

（5）精神调摄：应培养开朗乐观向上的积极心态，保持精神愉悦，及时宣泄不良情绪，根据《素问·阴阳应象大论》"喜胜忧"的原则，气郁质者要主动寻找快乐，多看喜剧，听相声和轻松欢快的音乐，重视精神调节。

（6）经络调理：经络调理重在理气解郁、畅通气血。常用的腧穴可选内关、膻中、期门、太冲、肝俞、合谷、三阴交等。

🏥 **本章小结**

　　本章主要介绍了中医体质的概念，九种体质的定义和特征，九种体质的判定和评估以及对不同体质人群的预防保健要点。重点是掌握中医体质的概念，九种体质的定义和特征，九种体质的判定标准并能对个体进行体质评估。

第五章思考与练习

　　1. 单项选择题

　　（1）以畏寒怕冷、手足不温等虚寒表现为主要特征的是中医（　　）体质类型。

　　A. 痰湿质　　　B. 阳虚质　　　C. 阴虚质　　　D. 气虚质　　　E. 血瘀质

　　（2）皮肤油脂较多，多汗且黏，胸闷，痰多，口黏或甜，舌苔白腻，脉滑，易患消渴、中风、胸痹等病的是中医（　　）体质类型。

　　A. 阳虚质　　　B. 气虚质　　　C. 痰湿质　　　D. 湿热质　　　E. 气虚质

　　2. 多项选择题

　　（1）气虚质的特征是（　　）。

　　A. 元气不足　　　B. 疲乏　　　C. 气短　　　D. 夜间盗汗　　　E. 苔白腻

　　（2）阴虚质的特征是（　　）。

　　A. 津液亏少　　　B. 口燥咽干　　　C. 手足心热　　　D. 大便干结　　　E. 畏寒肢冷

　　3. 判断题

　　（1）血瘀质可多吃寒凉生冷之品。（　　）

　　（2）湿热质者湿热内蕴、阳热偏盛。应避免长期熬夜或过度疲劳，暑湿季节减少户外活动，以免增加湿热邪气。（　　）

　　4. 名词解释

　　平和质：

　　5. 简答题

　　（1）请根据《中医体质分类与判定标准》判定自己的体质。

　　（2）对照相应体质调养方案指出自身生活方式上有哪些不足，该如何改进？

　　（3）如何为"基本为平和质，有湿热质倾向"的人制定调养方案？

第六章

常见慢性非传染性疾病的中医预防

本章重点

中医对肥胖、糖尿病、冠心病、高血压病、慢阻肺、脂肪肝、痛风、慢性萎缩性胃炎、骨质疏松症的病因病机认识，中医对上述疾病的预防措施。

学习要求

（1）掌握肥胖、糖尿病、冠心病、高血压、慢阻肺、脂肪肝、痛风、慢性萎缩性胃炎、骨质疏松症的中医预防。

（2）熟悉肥胖的体重管理；糖尿病、高血压、冠心病的诊断；慢阻肺、脂肪肝、痛风、骨质疏松症、慢性萎缩性胃炎的中医病机。

（3）了解肥胖、慢阻肺的诊断；糖尿病、高血压、冠心病的病因；西医对慢性萎缩性胃炎的认识，胃镜及病理组织学诊断；骨质疏松症高危人群的识别。

慢性非传染性疾病，简称慢性病，不是特指某种疾病，而是对一类起病隐匿、病程长且病情迁延不愈，缺乏确切的传染性生物病因证据的疾病的概括性总称。主要以生活方式、环境危险因素等为主所引起的疾病，包括心脑血管疾病、糖尿病、慢阻肺等为代表的一组疾病。虽然慢性病的病因复杂或尚未明确，但多数疾病可以预防和控制，慢性病在人群中发病率、致残率和死亡率高，严重耗费社会资源、危害劳动力人口的健康，因此对慢性病的防治显得尤为重要。中医在防治慢性非传染性性疾病方面积累了丰富的经验。本章对肥胖、糖尿病、冠心病、高血压病、慢阻肺、脂肪肝、痛风、慢性萎缩性胃炎、骨质疏松症等常见慢性非传染性疾病的病因、诊断、中医预防措施等进行介绍。

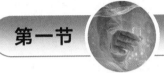

第一节　　肥胖

案例 6-1

患者，女，23 岁。主述：体重增加 2 年。患者述两年来无明显诱因体重增加约 15 kg，腰腹部肥肉尤为明显，臀部、双下肢及头部易起疖子。患者平素食欲可，容易犯困，口干口渴，饮水较多，饮水后口干口渴缓解。舌淡暗苔微黄，舌下静脉瘀滞，脉滑数。睡眠可，二便调。查胰岛功能及皮质醇节律测定提示高胰岛素血症，皮质醇升高，肾上腺 CT 未见异常。

问题：该患者患了何种疾病？如何对该患者进行管理和预防？

肥胖症（obesity）是一种以体内脂肪过度蓄积和体重超常为特征的慢性代谢性疾病，由遗传因素、环境因素等多种因素相互作用所引起。肥胖是引起高血压、糖尿病、心脑血管疾病、肿瘤等慢性非传染性疾病的危险因素和病理基础。因此对肥胖症患者进行早期预防非常重要。

一、肥胖的成因

肥胖是环境及基因等多种因素共同作用导致的疾病。高脂、高糖、低纤维的饮食结构导致热量摄入增多及营养过剩；缺乏体力活动及久坐等与肥胖密切相关。在中国、印度等发展中国家，低经济地位人群的肥胖问题更为突出，肥胖与教育呈现明显负相关。

中医认为肥胖的发生主要与饮食失节、年老体弱、先天禀赋以及缺乏运动有关。胃热偏盛，暴饮暴食，水谷精微在体内堆积成为膏脂；或过食肥甘，聚湿成痰，痰湿互结，聚于体内，形成肥胖。人过中年，正气渐衰，脾的运化功能减退，又过食肥甘，运化不及，聚湿生痰；或肾阳虚衰，不能化气行水，酿生水湿痰浊发为肥胖。肥胖的发生与体质也有一定的关系。阳热体质，胃热偏盛，食欲亢进，食量过大，脾运不及，膏脂痰湿堆积；或痰湿体质，湿浊内聚，泛溢肌肤发为肥胖。长期喜坐懒动之人，缺乏运动，阴盛而阳弱，气血运行不畅，脾胃呆滞，气不行津，运化失司，水谷精微失于输布，停为痰湿，化为膏浊而致肥胖。

二、肥胖的诊断

详细询问病史：包括个人饮食、生活习惯、体力活动、病程、家族史、引起肥胖的用药史、有无心理障碍等，引起继发性肥胖疾病史如皮质醇增多症、甲状腺功能减退症等。并发症和伴发病须进行相应检查，如糖尿病或糖耐量异常、血脂异常、高血压、冠心病、痛风、胆石症、阻塞性睡眠呼吸暂停综合征及代谢综合征等。

肥胖程度评估最常采用人体测量学指标（体重指数、腰围等）。目前尚无关于肥胖症的统一诊断标准，有以下指标可供参考：

体重指数（BMI）=体重（kg）/[身高（m）]^2。BMI：18.5～23.9 为正常，24.0～27.9 为超重，≥28.0 为肥胖。BMI 不能准确地描述体内脂肪的分布情况，不能区分脂肪和肌肉的含量，肌肉发达的人往往容易被误判。腰围（WC）：男性≥85cm，女性≥80 cm 可作为中心性肥胖的腰围切点。

三、体重管理

超重或肥胖是多种慢性疾病的高危因素，与生活方式密切相关。体重管理不仅是减重，还包括调整饮食、运动和心理行为，重塑生活方式等，以达到改善健康状况的目的。

1. 体重管理目标建议

研究显示体重减少 5%～15%或更多可以显著地改善胰岛素抵抗、高血糖、高血压、血脂异常等代谢异常，降低 2 型糖尿病、心血管疾病、代谢相关脂肪性肝病、多囊卵巢综合征等多种超重或肥胖相关疾病风险，减少疾病治疗药物的使用。因此，建议将减少体重 5%～15%及以上作为体重管理的目标。

2. 行为指导建议

不良的行为习惯是引起超重或肥胖的重要因素。在进行体重管理前，体重管理团队需要评估患者行为习惯，针对存在的问题提出改善建议，并与患者达成共识。行为方式干预包括：建议患者每日记录体重、饮食及运动情况；避免久坐、规律作息，控制进食速度，足量饮水，避免暴饮暴食，减少在外就餐，减少高糖、高脂肪、高盐食物的摄入；积极寻求家庭成员及社交圈的鼓励和支持，必要时接受专业减重教育和指导。

3. 膳食指导建议

目前多种膳食模式（如限能量平衡膳食、低能量膳食、极低能量膳食、高蛋白质膳食、低碳水化合物膳食、轻断食等）在体重管理中的应用已获得临床证据支持，减重的基础是能量摄入小于能量消耗，无论选择哪种膳食模式，都需要控制每日总能量摄入。

4. 运动指导建议

推荐超重或肥胖患者根据自身健康状况及个人偏好，在专业医师或运动教练指导下制定合理的运动计划。必要时可进行心肺功能测定及运动平板心电图检查，以确定最大耐受心率。运动计划必须包含明确的目标和持续的效果评价。在实现这些目标时，运动时间根据运动强度调整。增加运动需要循序渐进，达到每周 3~5 d，总计 ≥150 min 的中等强度有氧运动（运动时心率范围为 64%~76%最大心率或运动强度（能量代谢当量）为 3~6 MET（1 MET=3.5 mL·kg^{-1}·min^{-1}），每 6 次训练增加 5%的强度，直到 65%最大负荷），并隔日进行一次抗阻肌肉力量训练，每次 10~20 min。进行抗阻训练时，在安全范围内选择针对大肌群的中等到高强度的短时剧烈运动，休息间隔 < 1 min，有助于增加骨骼肌含量，强化减肥效果。高强度间歇训练也是一个行之有效的减重策略。此外，运动前后的热身、拉伸，以及逐步增加运动负荷有助于坚持训练计划和避免受伤。

5. 心理指导建议

超重、肥胖及过往减重失败经历等因素易增加患者心理负担，并进一步影响减重治疗效果。应在心理治疗师协作下加强心理干预，帮助患者增加自信，缓解压力与抑郁、焦虑情绪，提高患者减重效果和生活质量。

6. 减重药物治疗建议

包括饮食、运动及行为的生活方式干预是超重或肥胖的首选治疗方式，但对于 BMI ≥24.0 kg/m² 且存在超重或肥胖合并症，或 BMI≥28.0 kg/m² 不论是否有并发症的患者，经生活方式干预后未达到治疗目标，可考虑配合药物辅助治疗，并定期评估减重药物的安全性及有效性。目前在国内获准临床应用的减肥药物有奥利司他，另外也有研究证明二甲双胍、纳曲酮缓释剂、安非他酮缓释剂、利拉鲁肽、氯卡色林、芬特明、托吡酯缓释剂等用于肥胖和超重的治疗具有较好疗效，但其作用机制还需要更多的循证依据支持。必须提醒的是，药物减肥应该在专业医生的指导下进行。

7. 减重手术建议

对于 BMI≥32.5 kg/m² 且存在 2 型糖尿病、心血管疾病、睡眠呼吸暂停综合征等合并症，或 BMI≥35.0 kg/m² 不论是否有并发症的患者，经生活方式干预和内科治疗等减重方法长期无效，且有行减重手术意愿时，经综合评估后可考虑行减重手术治疗。减重手术包括胃旁路手术、袖状胃切除术、可调节胃束带术、胆胰分流并十二指肠转位术等。术后需加强对患者的营养教育和营养支持，并进行代谢和营养指标的常规监测。

8. 复诊建议

超重或肥胖相关疾病需遵循相关疾病治疗指南进行治疗，体重管理过程中随着体重下降，各项代谢指标（如血糖、血压、血脂等）会发生改善，相应的用药需进行调整，超重或肥胖患者应及时去相关专科复诊。复诊的科室建议为体重管理多学科门诊或营养科门诊，复诊频率建议 1 次/月，当代谢指标或疾病状况发生变化时应及时复诊。

9. 停滞期指导建议

在减重过程中，会出现静息代谢率降低，机体能量消耗降低。研究显示，当减重 10%时，机体每日实际能量消耗比根据体重预估的能量消耗低 300~400 kcal。当患者采用与之前治疗同样的生活方式干预方案，可能会出现体重下降进入停滞期的现象，此时可通过调整运动模式和运动量，调整膳食模式和能量摄入，促进体重继续降至目标值。

10. 互动管理建议

利用互联网技术，实现"互联网+体重管理"服务。营养（医）师可以借助专业的体重管理平台实现实时信息推送、记录饮食运动和监测指标（包括语音、视频、图片、文字等形式）以及减重期间的咨询与指导，以提高与患者的互动性和依从性。

四、肥胖的中医预防

肥胖的中医预防关键是控制饮食和加强运动，并持之以恒。肥胖者宜清淡、低脂、低盐饮食，多食蔬菜、水果等富含纤维、维生素的食物，适当补充蛋白质，养成良好的饮食习惯，忌暴饮暴食，忌食肥甘厚味、辛香燥烈等高热量饮食。坚持长期有规律运动，包括散步、跑步、游泳、打球、登山、打太极拳等。运动不可太过，减肥须循序渐进，使体重逐渐减轻，不宜骤减，以免损伤正气，适得其反。

1. 认识方面

肥胖者应提高对肥胖症的认识，充分认识肥胖对身体的危害，了解婴幼儿期、青春期、更年期、老年期各年龄阶段容易引起肥胖的因素及预防方法。

2. 饮食方面

其一，多使用含钾的食物。对于平素暴饮暴食者，会使其体内的水分过多贮存而引起身体浮肿，同时体内的废物过多堆积会产生橘皮组织，故平时应注意多饮水，多食用胡萝卜、菠菜等含钾高的食物，从而促进水分代谢，让多余的水分及废物排出体外。其二，多食用蔬菜。蔬菜（如生菜、牛蒡、莲藕等根菜）中含有的膳食纤维可以帮助体内多余的脂肪、糖类等排出。其三，低脂饮食。饮食要清淡，避免过多进食肥甘厚味之物（如甜点心、肥肉等），宜多食新鲜的蔬菜、粗粮、魔芋等食物。其四，少食用肉类。建议平时选择以背部青色、脂肪较少的鱼类（如秋刀鱼等）代替肉类作为主菜，这些背部青色的鱼类大多含有二十碳五烯酸，可以促进体内脂肪"燃烧"，从而避免肥胖。

3. 运动方面

坚持长期有规律运动，包括散步、跑步、游泳、打球、登山、打太极拳等。运动不可太过，减肥须循序渐进，使体重逐渐减轻，不宜骤减，以免损伤正气，适得其反。

4. 生活方面

良好的生活规律有利于避免肥胖的发生。合理的饮食营养，每餐不宜太饱，既满足了生理需求，又避免了多余的能量储存。睡眠过多，热能消耗少也会造成肥胖，故应根据不同的年龄阶段，调整睡眠时间，做到适宜为准。

5. 情绪方面

良好的情绪能使体内各系统的生理功能保持正常运行，对预防肥胖能起到一定的作用。反之，情绪抑郁、紧张会使生理功能发生紊乱，新陈代谢减慢，容易导致肥胖的发生。

第二节　糖尿病

案例 6-2

患者，女，65 岁。

主述：多饮、多尿 6 月余，血糖增高约 1 周。

患者半年来出现多饮，喝水连连不解，每日饮水 8 斤左右（两开水瓶），伴多尿，身体未见明显消瘦，无发热，无咳嗽咳痰，无潮热盗汗，1 周前单位组织退休职工体检，查空腹血糖 8.5 mmol/L。不愿意口服降糖药，遂就诊于我院要求中医治疗。就诊时除上述症状外伴下肢无力，口唇紫暗，舌淡苔白腻。脉诊：右尺迟而滑，左尺细弱，左右寸部稍浮。

问题：该患者患了何种疾病？该疾病的诊断标准有哪些？

糖尿病（diabetes mellitus，DM）是一组由多病因引起的以高血糖为特征的代谢性疾病，是由胰岛素绝对或相对分泌不足或（和）胰岛素利用缺陷所引起。长期碳水化合物以及脂肪、蛋白质代谢紊乱可引起多系统损害，导致眼、肾、神经、心脏等组织器官慢性进行性病变、功能减退及衰竭；病情严重或应激时可发生急性严重性代谢紊乱。糖尿病属中医学"消渴"的范畴。

糖尿病是一类复杂性疾病，WHO 将其概括为 4 类临床型：1 型糖尿病，由于 β 细胞受到破坏导致胰岛素绝对缺乏；2 型糖尿病，由于在胰岛素抵抗下进行性的胰岛素分泌缺陷；其他特殊型糖尿病以及妊娠糖尿病。其中 2 型糖尿病占绝大多数，是预防控制工作的重点。

一、糖尿病的成因

从西医的研究进展来看，糖尿病的病因和发病机制极为复杂，至今尚未完全阐明。不同类型的糖尿病的病因不尽相同，即使在同一类型中也存在异质性。总的来说，遗传因素与环境因素共同参与其发病。胰岛素由胰岛 β 细胞合成和分泌，经血液循环到达体内各组织器官的靶细胞，与特异受体结合并引发细胞内物质代谢效应，在这个过程中任何一个环节发生异常均可导致糖尿病。另外，据流行病学调查结果显示，年龄、血压、糖尿病家族史、肥胖、高血脂、男性、低收入、低教育水平、锻炼少是糖尿病或代谢综合征的主要相关危险因素。因此对糖尿病高危人群进行早期的预防非常重要。

中医认为该病主要病因包括禀赋不足、饮食失节、情志失调、劳欲过度等。其病机主要在于阴津亏损、燥热偏盛，阴虚为本，燥热为标。肺、胃、肾为主要病变脏腑，尤以肾为关键。肾为先天之本，主藏精。肾阴亏虚，水竭火烈，上燔心肺则烦渴多饮，中灼脾胃则胃热消谷。肾失濡养，开阖固摄失权，则水谷精微直趋下泄，随小便排出体外，故尿多甜味。长期过食肥甘厚腻、辛辣香燥之品，导致脾胃受损。脾气虚，不能传输水谷精微，水谷精微不能濡养肌肉，则形体日渐消瘦。郁怒伤肝，肝气郁结不得疏泄，或劳心竭虑等郁久化火，消灼肺胃阴津而发为消渴。肺为水之上源，主敷布津液，若木火刑金，燥热伤肺，则津液不能敷布而口渴多饮，津液直趋下行，随小便排出体外，则小便频数量多。房劳过度，损伤肾精，可致虚火内生，终致肾虚、肺燥、胃热俱现，发为消渴。

二、糖尿病的诊断

糖尿病诊断以血糖异常升高为依据，血糖的正常值与糖代谢异常的诊断切点是依据血糖值与糖尿病和糖尿病特异性并发症（如视网膜病变）发生风险的关系来确定。应注意如单纯检查空腹血糖（FBG），糖尿病漏诊率高，应加验餐后血糖，必要时进行口服葡萄糖耐量试验（Oral Glucose Tolerance Test，OGTT）。诊断时应注意是否符合糖尿病诊断标准分型、有无并发症（及严重程度）和伴发病或加重糖尿病的因素存在。

糖尿病诊断是基于空腹血糖、随机血糖或 OGTT 中 2 小时血糖值。糖尿病症状指多尿、烦渴多饮、多食和难以解释的体重减轻。目前我国临床采用 1999 年 WHO 糖尿病诊断标准：典型的糖尿病症状加上随机血糖 ≥ 11.1 mmol/L 或 OGTT2hPG ≥ 11.1 mmol/L 或 FBG≥7.0 mmol/L。

三、糖尿病的中医防治

糖尿病的中医防治主要包括饮食、情志、起居三个方面。

1.饮食有节

糖尿病患者饮食宜清淡，以少食多餐，不可过量为原则，大饥大饱、饮食偏嗜均能形成疾病。宜进食低糖、高维生素类食物，主食宜少，应以粗纤维食物（如玉米、小米、大麦、燕麦、黄豆、荞麦面等）为主，注意适当滋补，加用瘦肉、蛋类、鱼类、植物油等；多食用含淀粉低的新鲜蔬菜水果（如萝卜、菠菜、白菜、芹菜、冬瓜、黄瓜、杏等），少食土豆以及含淀粉较多的食物；要多吃含铬丰富的食物（如全谷物、香菇、大豆制品）；忌食芳香、辛辣、助火的食物，少吃或不吃油炸食品，禁止吸烟和饮酒。做到"谷为养，五果为助，五畜为益，五菜为充"。

2. 舒畅情志

糖尿病患者在平时要力戒不良情感应激反应，忌大悲大喜，更不能恼怒发脾气，要通过调养心神，舒畅情志等方法保持心理平衡，从而保证身体健康；另外糖尿病患者易出现紧张、焦虑、悲观、恐惧等情绪，医生及家属应劝慰开导，解除其思想顾虑，使患者保持情志平和。做到"恬淡虚无，真气从之，精神内守，病安从来"。

3. 起居有常

中医认为糖尿病多为虚损性疾病，患者体质下降，疾病乘虚而入，故糖尿病患者在日常生活工作中应早睡早起，起居有常，节制房事，规律生活，劳逸结合，避免熬夜，注意休息。通过做到"饮食有节，起居有常，不妄作劳"，故"能形与神俱"。

对于有家族史、肥胖、嗜饮酒，以及40岁以上的人群为重点防护人群，要定期体检，及时发现，及时诊断。对已患该病者，要重点定期检查有无中风、胸痹等病证先兆，有无雀目、跛行，及时调护并早期干预治疗。既已发病，更宜注重生活调摄，节制饮食，适当运动，如晨起打太极拳，做五禽戏、八段锦或慢跑。在保证机体合理需要的情况下，应限制粮食、油脂的摄入，忌食糖类，饮食宜以适量米、麦、杂粮，配以蔬菜、豆类、瘦肉、鸡蛋等，定时定量进餐。对于并发痹症、痿症患者，应注意衣着宽松、舒适、吸湿、柔软，保护患肢，防止冻伤、烫伤及生活中的其他意外伤害；并发痈疽者，应保持患处清洁，促进局部血液循环。

第三节　高血压

案例 6-3

李某，女，55岁。主述：间歇性头晕头痛10年。

病史：高血压病病史10年，久病知医，能自测血压，每天必服罗布麻、降压灵等药2次，方可保持血压在正常范围，如不按时服用，血压即升高到 180/110 mmHg*左右。甘油三酯偏高。某市级医院B超检查，发现肝囊肿3个，大者如鸽蛋，没有适宜西药可服，近日常感左侧头痛项强，两足抽筋。

现症状：左侧头痛并牵涉颈项强痛，睡觉时只能偏左侧睡，压迫该侧略有缓解，同时两足常抽筋痛甚，睡眠不佳，时觉眩晕，口苦，腰脊酸软，食纳、二便正常，无胸闷及肝区不适等症状。查其形体肥胖，面色红润，颈项转动不灵，舌红无苔，脉弦细数。

问题：该疾病的诊断标准是什么？如何进行预防？

高血压（hypertension）是指以体循环动脉血压（收缩压和/或舒张压）增高为主要特征，可伴有心、脑、肾等器官的功能或器质性损害的临床综合征。高血压是常见的慢性病之一，也是心脑血管病最主要的危险因素。

一、高血压的成因

目前认为高血压是在一定的遗传易感性基础上与环境因素共同作用的结果。

（一）遗传因素

本病具有明显的家族聚集性，与无高血压家族史比较，双亲一方有高血压病史其患病率高1.5倍，双亲均有高血压者其患病率则高2～3倍。此外，尚与一些与高血压

---

*注：按国际标准计量单位规定，压强的单位是帕（Pa）。血压的单位通常用千帕（kPa），但临床
　　上习惯用毫米汞柱（mmHg），二者换算关系为 1 mmHg=0.133 kPa，1 kPa=7.5 mmHg。

相关因素的基因突变有关，如：胰岛素抵抗、盐敏感等。

（二）危险因素

1. 高钠低钾饮食

钠代谢与本病有密切关系，膳食中钠摄入量与血压水平呈正相关，平均每人每天食盐摄入量每增加 2 g，则收缩压和舒张压分别升高 2 mmHg 及 1.2 mmHg。钾对于血压有独立于钠及其他因素的作用，钾与血压呈负相关，国外临床研究表明，限钠补钾可使高血压患者的血压降低，体重下降，且能抑制肾素释放和增加前列腺素的合成。

2. 超重和肥胖

身体脂肪含量和血压水平呈正相关。超重和肥胖是血压升高的重要独立危险因素，可使得交感神经活性升高。减轻体重有利于减低血浆去甲肾上腺素及肾上腺素水平。

3. 吸烟、饮酒

烟草中的尼古丁可引起肾上腺素能神经末梢释放去甲肾上腺素，从而升高血压；大量饮酒的升压作用主要反映在心排血量与心率增加，可能是交感神经活性增强的结果。

4. 社会心理因素

不同的职业分工、经济条件、文化程度及各种社会生活事件的影响均与高血压的发生相关。长期的情绪紧张及消极的精神状态均能导致血压升高。此外，高血压还与性格特征有关。

5. 睡眠呼吸暂停

睡眠呼吸暂停导致缺氧，使交感神经活性增强而导致血压升高。

二、高血压的诊断

主要根据测量静息坐位肱动脉部位血压值，非同日测量 3 次血压均高于正常（收缩压≥140 mmHg，舒张压≥90 mmHg）可诊断为高血压。患者既往有高血压病史，目前正服用抗高血压药物，即使血压已低于 140/90 mmHg，仍诊断为高血压。此外，高血压的诊断还包括：① 鉴别原发性与继发性高血压。② 高血压的分级与危险分层。③ 靶器官损害程度。

三、高血压的中医预防

高血压的中医预防主要在于饮食、情志、生活作息、日常保健几个方面。

1. 控饮食

饮食有节制，七、八分饱即可；清淡饮食，不嗜食辛辣厚味、肥甘厚腻之品。

2. 畅情志

恬淡虚无，遇事不急躁，懂谦让，忌大喜大悲，知足常乐，消除过多的期望，减少紧张焦虑情绪，保持精神的愉悦舒畅。

3. 调作息

春三月，夜卧早起；夏三月，无厌于日；秋三月，与鸡俱兴；冬三月，早卧晚起。跟随四季日月节律，规律作息，不熬夜。

4. 常保健

按摩头部，用两手食指或中指擦抹前额，再用手掌按擦头部两侧太阳穴部位，然后将手指分开，由前额向枕后反复梳理头发，每次 5 ~ 10 min。按摩头部可以清头目，平肝阳，使头脑清醒，胀痛眩晕消减，头部轻松舒适，血压随之下降。此外还有擦腰背、点血压点等法。

第四节 冠状动脉粥样硬化性心脏病

案例 6-4

患者，男，65 岁。主述：心悸、胸闷 2 年余。患者两年前无明显诱因出现心悸胸闷，神疲气短。经某医院多次检查，确诊为"冠心病"，经西医治疗，收效甚微，故来诊治。来诊时除上述病状外，时感心前区间歇性疼痛，伴有手足麻痹，面赤口干，失眠多梦，大便干燥，脉弦缓。查体：心界向左下扩大，心律 54 次/分，心尖区可闻收缩期吹风样杂音 II 级。X 胸透：主动脉屈曲延伸，左心室扩大；心电图：窦性心动过缓，心律不齐，陈旧性心肌后壁梗死。

问题：该疾病中医的病因是什么，中医如何进行预防？

冠状动脉粥样硬化性心脏病是冠状动脉血管发生动脉粥样硬化病变而引起血管腔狭窄或阻塞，造成心肌缺血、缺氧或坏死而导致的心脏病，常常被称为"冠心病"。可归属于中医学"胸痹心痛、真心痛"等范畴。

一、冠心病的成因

冠状动脉粥样硬化性心脏病是由冠状动脉粥样硬化使管腔狭窄或阻塞，或（和）因冠状动脉功能性改变（痉挛）导致心肌缺血缺氧或坏死而引起的。其病因是冠状动脉粥样硬化，一般认为是多因素作用于不同环节累积的结果。主要危险因素有：① 血脂异常。② 高血压。③ 吸烟。④ 糖尿病或糖耐量异常。⑤ 年龄、性别。其他危险因素有：① 少动，精神紧张。② 多吃，特别是西方的饮食方式。③ 血中同型半胱氨酸增高。④ 性格急躁、争强好胜，不善于劳逸结合者。⑤ 遗传。⑥ 血中纤维蛋白原及一些凝血因子增高。⑦ 长期口服避孕药。⑧ 病毒、衣原体感染等。

二、冠心病的诊断

现代医学将本病分为急性冠脉综合征（ACS）和慢性冠脉病（CAD），ACS 是一组综合病征，包括不稳定型心绞痛、非 ST 段抬高型心肌梗死和 ST 段抬高型心肌梗死。CAD 包括稳定型心绞痛、无症状性心肌缺血（隐匿型冠心病）、冠脉正常的心绞痛（如 X 综合征）、缺血性心肌病（缺血性心力衰竭）。

根据典型心绞痛的发作特点和体征可进行冠心病的诊断：疼痛在胸骨上段或中段后方，可波及心前区，范围有手掌大小，常放射至左肩、左臂内侧达无名指和小指，或至咽、颈及下颌部，表现为压迫、憋闷、紧缩感，常由体力劳动、情绪激动、饱食、寒冷等诱发，一般持续 3～5 min，很少超过 15 min，去除诱因和（或）舌下含服硝酸甘油可缓解。结合实验室检查及危险因素，除外其他原因所致的心绞痛，一般可诊断。配合心电图、放射性核素心肌显像、冠脉 CT 造影三维重建或 MRI、冠状动脉造影等检查，以明确诊断。

心肌梗死最早出现和最突出的症状、部位、性质与心绞痛相似，程度更剧烈，范围更广，持续时间更长，可达数小时或数天，多无诱因，休息和含服硝酸甘油多不能缓解，患者常有烦躁不安、出汗、恐惧、濒死感，部分患者疼痛部位和性质不典型。实验室检查可见血沉增快，血清肌钙蛋白是诊断心肌梗死最特异和敏感的标志物，肌酸激酶同工酶 CK-MB 增高的程度能较准确地反映梗死的范围。根据典型的临床表现，典型的心电图改变及血清肌钙蛋白和心肌酶的改变，一般可确诊。

三、冠心病的中医预防

冠心病的病因较为复杂，并未完全明确，所以做好预防工作尤为重要。

1. 饮食有节

食量保持适量恒定，不可有偏嗜，否则易于生湿、生热、生痰，吸烟、饮酒都可诱发冠心病，因此应戒烟限酒。

2. 劳逸有度

如劳神过度、昼夜思虑，则耗伤心血，损伤脾气，每致心脾两虚，心神失养；安逸过度，生活安闲，轻则气血不畅，久则阳气遏郁，脾阳不振，心阳涣散，气血瘀滞。所以要劳逸有度，适度的锻炼有助于气血流畅。

3. 调摄精神

《素问·上古天真论》说："恬淡虚无，真气从之，精神内守，病安从来。"所以保持心情舒畅，勿大喜大怒大悲，可减少冠心病的发生。精神情志活动与人体的生理、病理变化有密切的关系，突然强烈的精神刺激，或反复持续的精神刺激，可使人体气机逆乱，气血阴阳失调而发病。

4. 适寒温

冠心病常在寒暑季节易发，故寒冬宜注意防寒保暖，酷暑宜降温、保持清凉，避免感冒。

第五节　　　慢性阻塞性肺疾病

案例 6-5

柴某某，男，53 岁。患咳喘十余年，冬重夏轻，经过许多大医院均诊为"慢性支气管炎"或"慢支并发肺气肿"，选用中西药治疗而效果不显。就诊时，患者气喘憋闷，耸肩提肚，咳吐稀白之痰。每到夜晚则加重，不能平卧；晨起则吐痰盈杯盈碗。背部恶寒。视其面色黧黑、舌苔水滑，切其脉弦、寸有滑象。

问题：该患者患了何种疾病？如何对该患者进行预防防止病情进展？

慢性阻塞性肺疾病（简称慢阻肺，chronic obstructive pulmonary disease，COPD）是一种常见的具有气流受限特征的疾病，多发于 40 岁以上的吸烟人群，有很高的致残率和病死率。该病可预防、可治疗，其形成与有毒颗粒或气体的显著暴露有关，许多个体因素如气道炎症及高反应性、遗传易感性、性别年龄以及肺生长发育状况等也影响发病。有调查显示，2018 年我国 20 岁及以上的成人慢阻肺患病率为 8.6%，40 岁以上人群患病率高达 13.7%，估算我国患者近 1 亿。而全球 40 岁以上发病率高达 9%～10%，世界卫生组织预测，未来四十年随着人口老龄化加剧，慢阻肺的患病率将持续攀升，至 2060 年每年死于慢阻肺及其相关疾病的人数可能超过 540 万人。

一、慢阻肺成因

引起慢阻肺的危险因素可以概括为两类：个体因素和环境因素。

（一）个体因素

1. 遗传因素

慢阻肺有遗传易感性，不同的基因影响疾病的不同病理或临床特征，目前发现有82 个基因位点与慢阻肺有关，如编码 *MMP12*、*GST* 的基因多态性可能与肺功能的下降有关。此外，某些蛋白如 α_1-抗胰蛋白酶缺乏与非吸烟者的肺气肿形成有关，α尼古丁乙酰胆碱受体、刺猬因子相互作用蛋白（HHIP）等与慢阻肺或者肺功能相关。

2. 年龄和性别

年龄是慢阻肺的危险因素，年龄越大，慢阻肺患病率越高。而性别对慢阻肺患病率影响各研究结果不一，有报道显示男性患病率高于女性，也有报道称女性对有害烟雾的刺激更敏感，更易诱发该病。

3. 肺生长发育

在怀孕期间、婴幼儿阶段和青少年时期，直接和间接接触有害烟雾会影响肺的生长发育，而肺的生长发育异常是诱发慢阻肺的潜在风险。

4. 支气管哮喘和气道高反应性

哮喘不仅可以和慢阻肺同时存在，也是慢阻肺的危险因素，气道高反应性也参与慢阻肺的发病过程。

5. 低体重指数

低体重指数也与慢阻肺的发病有关，体重指数越低，慢阻肺的患病率越高。当体重指数偏低时，机体营养不良，呼吸肌就容易疲劳，机体的免疫力也会下降，会出现频繁的呼吸道感染。

（二）环境因素

1. 烟　草

吸烟者中，慢阻肺的患病率会显著升高。由于吸烟会诱发周围细支气管炎症及纤维化，改变管腔结构，引起肺功能异常是慢阻肺最重要的环境致病因素。被动吸烟也可能导致呼吸道症状及慢阻肺的发生。孕妇吸烟可能会影响子宫内胎儿发育和肺脏生长，并对胎儿的免疫系统功能有一定影响。

2. 燃料烟雾

植物及化石燃料燃烧产生的烟雾中含有碳氧化物、氮氧化物、硫氧化物等有害物质。这些燃烧产生的有害烟雾也是诱发慢阻肺的重要原因。

3. 空气污染

被污染的空气中含有大量的颗粒物质和二氧化硫、二氧化氮、臭氧和一氧化碳等有害气体物质，这些有害气体会刺激支气管黏膜，破坏正常的气道细胞，增加慢阻肺的患病风险。研究发现，慢阻肺急性加重次数与空气中有害物质的浓度呈正相关。

4. 职业性粉尘

在工作中长时间接触高浓度的二氧化硅、煤尘、棉尘和蔗尘等职业粉尘会引起气道高反应性，参与慢阻肺的发生。

5. 感染和慢性支气管炎

病毒、细菌引起的呼吸道感染是慢阻肺发生及加重的重要原因。研究显示儿童期反复出现下呼吸道感染者，成年后更容易发生肺功能的下降及其他呼吸系统疾病。

二、慢阻肺的诊断

临床应通过患者既往史、症状、体征及肺功能检查综合分析并诊断。慢阻肺的诊断主要依据如下：

1. 危险因素暴露史

年龄在 40 岁以上且（或）具有危险因素的暴露史。

2. 症　状

主要表现为慢性咳嗽、咳痰和呼吸困难。有时患病早期没有明显的症状或仅表现为晨起及夜间的阵咳、咳白色黏液性痰和劳动后呼吸困难。随病情进展上述症状加重，痰液可变为黏脓性而不易咳出，休息时也会有胸闷、气短等呼吸困难表现。

3. 体　征

在慢阻肺早期，胸部可无明显的阳性体征，但随着疾病进展，身体检查会出现以下几方面最主要的体征：

（1）视诊及触诊：胸廓前后径增大、肋间隙及腹上角增宽；呼吸变浅、频率增快、呼气相时间增加、斜角肌和胸锁乳突肌等辅助呼吸肌参加呼吸运动，严重者可见呼吸时胸腹呈矛盾运动、更甚者出现缩唇呼吸方式和（或）前倾体位；合并血氧含量降低时会出现皮肤黏膜发绀；触诊可触及剑突下抬举样搏动等。

（2）叩诊：胸部呈过清音，心浊音界缩小，肺下界和肝浊音界降低。

（3）听诊：双肺呼吸音减低，呼气延长，可闻及干性啰音或哮鸣音和（或）湿啰音；心音遥远，剑突下心音响亮。

4. 肺功能检查

吸入支气管舒张剂 $FEV_1/FVC < 70\%$，提示持续性的气流受阻是确诊的必要条件。结合以上表现综合分析，并排除类似的其他疾病后可即可确诊。

三、慢阻肺的中医预防

慢阻肺属于中医"肺胀"范畴，多由咳嗽、哮病和喘证等多种肺系疾病发展而成。关于该病的记载最早可追溯至《黄帝内经》，在《灵枢·胀论》有"肺胀者，虚满而喘咳"的记载，而在《灵枢·脉经》又有"肺手太阴之脉……是动则病，肺胀满，膨膨而喘咳"的记载。汉·张仲景在《金匮要略·肺痿肺痈咳嗽上气病脉证治》篇指出本病的临床表现为"咳喘""上气""目如脱状""烦躁"，书中记载的越婢加半夏汤和小青龙汤等治疗方剂一直沿用至今。此外，《金匮要略·痰饮咳嗽病脉证并治》中对"支饮"的描述"咳逆倚息，短气不得卧，其形如肿"，也与本病的表现相似。隋·巢元方《诸病源候论·咳逆短气候》对肺胀的病机进行了阐述："肺虚为微寒所伤则咳嗽，嗽则气还于肺间则肺胀，肺胀则气逆，而肺本虚，气为不足，复为邪所乘，壅痞不能宣畅，故咳逆短乏气也"，《诸病源候论·上气鸣息候》篇又说："肺主于气，邪乘于肺则肺胀，胀则肺管不利，不利则气道涩，故上气喘逆鸣息不通"，因此认为肺胀的主要内因是"肺虚"，外因是"邪乘"。元·朱丹溪在《丹溪心法·咳嗽》中记载："肺胀而嗽，或左或右不得眠，此痰挟瘀血碍气而病"，提出本病的发生还与痰瘀互结有关。清·李用粹在《证治汇补·咳嗽》提出了肺胀的治法为"又有气散而胀者，宜补肺，气逆而胀者，宜降气，当参虚实而施治"，因此中医在治疗本病时还要辨清虚实。

因此，本病病因包括久病肺虚、痰浊聚肺和痰挟血瘀，病位在肺、脾、肾，后期及心。其病机为本虚标实，本虚为肺、脾、肾三脏亏虚，标实为痰饮、瘀血阻滞。由于痰、瘀、虚夹杂且互为因果，导致病情反复迁延，再加外邪引动而致咳喘反复加重，甚者会引起肺、脾、肾、心多脏功能失调。病情进一步发展痰浊或痰热蒙蔽心神则会出现昏迷嗜睡，若引动肝风则会出现震颤抽搐等。

对于本病的预防，早在《明医杂著》中就提到，过食醇厚辛辣之物易生痰火引起咳嗽，因此应通过戒烟酒、清淡饮食来预防咳嗽。《杂病源流犀烛·咳嗽哮喘源流》一篇将导引、运动作为主要的防治方法。近期也有研究发现在该病的稳定期通过传统气功导引等可改善患者的肺功能，减轻不适症状，提高生活质量。将中医的理、法、方、药应用于慢阻肺的预防中，从而做到未病先防、已病防变、病后防复，发挥中医药的独特优势。

（一）未病先防

中医认为本病的发生多由外感、内伤共同引起。"正气存内，邪不可干"，由于患者素体肺虚，则卫外不固，易感外邪。肺脏虚弱，宗气虚衰，肺失治节，气血运行失常，则易生痰瘀，阻塞气道。肺病日久，母病及子，累及肾脏，肺不主气，肾不纳气，肺肾之气不能交相贯通，滞于胸中，而生肺胀；肺病日久，子耗母气，导致脾虚失运，水液输布失常，聚成痰浊，阻塞气道，而发为本病；心肺同居上焦，"肺朝百脉"，可助心行血，若肺气郁滞日久，则导致心主血脉功能异常，血瘀脉中，而出现心悸、舌质暗紫等表现。因此对于素体肺虚者应扶正固本、未病先防，偶感外邪时当及时治疗，防止迁延。

1. 先天预防

肺胀的形成与先天禀赋不足有关，因此可以通过提高先天禀质预防本病。

适婚配：慢阻肺的发生有遗传易感性。因此双方有慢阻肺家族史者，当慎重婚配。

固先天：孕期直接或间接接触刺激性物质、有机粉尘及烟草烟雾时会影响胎儿肺的生长发育，是慢阻肺发生的潜在风险，因此孕期应当避免接触这些危险因素。此外在妊娠期还要根据气候变化调整饮食起居，避免感受风寒，合理膳食，一旦出现上呼吸道感染等疾病时，要积极治疗，以防迁延。

2. 后天预防

（1）避烟尘：避免接触二手烟，吸烟者主动戒烟或通过针灸辅助戒烟。针灸施针时耳针选穴为肺、胃、口、神门和交感穴，用王不留行子贴压，时时按压刺激穴位；体针选穴为足三里、三阴交、列缺、合谷和百会穴。

外界空气质量差时应佩戴口罩，职业环境中接触有害粉尘时要注意及时进行职业防护，定时体检，以防微杜渐。在室内时常开窗通风，可以定期用苍术水煎液熏蒸消毒。

（2）适寒暑：《素问·藏气法时论》指出："病在肺，……禁寒饮食寒衣"，因此素体肺虚者的生活起居，宜适寒温，以顺应四时气候变化。素有肺疾者，属热证（肺热或痰热）时，春季和夏季要注意调摄起居，避免感受温热邪气；秋冬季或气候骤变时，要注意保暖，防止受凉感冒，预防宿疾反复或外邪犯肺。出现不适时，应及时治疗，防止加重或变生他病。

（3）扶正固本：素体脏腑虚弱者，可运用中医药辨证施治，以扶正固本。如肺气虚弱者，可用玉屏风散加减。脾气虚弱者，可用参苓白术散加减。肾气亏虚者，可用金匮肾气丸。此外在日常生活中还要恰当饮食，口味清淡且营养均衡，烹饪多采用蒸、炖等方式，忌滋腻肥甘，少食寒凉生冷及辛辣炙煿之品。调护好脾胃，才能化生气血精微，以荣养脏腑，正气充盛则邪不可干。另外，还要保持良好的精神状态，《黄帝内经》认为："喜怒不节则伤脏"，情志不节会耗伤脏腑功能，其中更有"忧伤肺"和"愁忧者，气闭塞而不行"的记载。因此避免忧愁，学会积极排解，是预防肺胀的重要措施之一。

（4）功法预防。

① 耐寒锻炼：训练宜从夏季开始，以冷水擦洗面部、颈部，每日 1~2 次，每次 5~10 min。1 个月后擦洗部位扩展至四肢及全身，并配合阳光下的呼吸操，坚持至秋季。冬季时根据自身体质情况可改为温水擦洗，以防受寒。

② 呼吸操：用鼻吸气，缓缓吸入，吸气要深，尽量使腹部鼓起，膈肌下降；呼气时将嘴收拢呈鱼嘴状，缓缓吐气，同时尽量使腹肌收缩，腹部凹陷，膈肌充分上升，使肺内气体充分排出。保证吸气与呼气时间比约为 1：2，频率为每分钟 8~10 次，每日数次，每次 10~20 min。

③ 躬身吐纳法：两脚分开自然站立，与肩同宽，两手相叠，置于丹田。意守丹田，上身前屈至 60°~90°后呼气，缓缓将气呼尽，逐渐直立上身，同时吸气扩胸。如此反复 5~10 min，可增加肺气出入，预防肺胀的发生。

④ 六字诀的"呬"字强金法：锻炼时间尽量选择在空气清新的早晨，两足分开与同肩宽，双手高举，让双肺尽量扩张。根据自身情况，实证者先呼后吸以泻之，呼气时张口，舌尖轻抵齿根，默念"呬"字并徐徐吐气，同时腹部回缩，当气吐尽时，改用鼻吸气，其时长呬为呼气的三分之一。虚证者先吸后呼以补之，吸气时闭口，轻叩齿，舌抵上腭，腹部鼓起，吸到最深时，改用口呼气，同时默念"呬"字，呼气时长为吸气的三分之一。

（5）推拿预防。

① 按揉风池：以双手拇食指按揉两侧风池穴，先顺时针按揉，再逆时针按揉，每次 5~10 min，每日 3~4 次。风池穴具有疏通经络、调和气血、增加机体抵抗力的功能，有助于机体抵抗风寒之邪的侵袭，可以强壮肺系。

② 胸部拍法：挺胸呼吸的同时用双手分别拍打两侧胸部，力度由轻变重，节奏均匀，由上到下，之后折返亦向上，每个来回 30 次，每日拍打数次，可以激发经气，舒经活络，增强肺活量，预防肺胀。

③ 面部擦法：将两手掌搓热，从额前发际自上而下擦至下颌部，如此反复多次，以面部发热、有舒适感为宜。中医认为"心主血，其华在面"且"头为诸阳之汇"，现代医学也证实头面的血液循环极为丰富，因此该法可以调节气血，振奋阳气，以达到"驱邪气，令面有光"，预防疾病的作用。

④ 按摩鼻部：中医认为"肺开窍于鼻"，按摩鼻部可以宣肃肺气，有助于预防肺胀。

方法一：双手大鱼际相对，摩擦至温热，从迎香穴至印堂穴，分别沿鼻两侧摩擦，以自觉微热，鼻腔通气为宜。

方法二：用两手中指或食指指腹紧压两侧迎香穴，分别做顺时针和逆时针按摩，各 15 ~ 20 次，以有酸胀感为宜。

（6）药膳预防：对体质虚弱的中老年人，可选用药膳预防。如常服人参粥（人参粉 3 g、粳米 100 g、冰糖适量）或莲子百合煨瘦肉等，可增强体质，提高抗病力，防止外感咳嗽或感冒。若不慎外感邪气，可以通过药膳进行预防性治疗，如遇风寒袭肺者，宜用紫苏叶 9 g、陈皮 15 g、葱头 15 g、南杏仁 15 g，水煎服，每日 1 次，连服 3 ~ 4 天；遇风燥伤肺者，宜用苦杏仁 15 g、桑叶 6 g、沙葛（或豆薯、沙瓜、凉瓜）250 g、白茅根 30 g，水煎服，每天 1 次，连服 3 ~ 4 天。

（二）已病防变

痰、瘀、虚夹杂且互为因果而成肺胀，若不及时治疗则会导致病情反复迁延，再加外邪引动而致咳喘反复加重，甚者会引起肺、脾、肾、心等多脏功能失调。若痰浊壅盛，或痰热内扰，蒙蔽心窍，会引起嗜睡、昏迷；若痰热内闭，炼灼营阴，阴虚阳亢，会导致肢颤、抽搐，或迫血妄行而致出血。病情加剧可损及阴阳，出现亡阴、亡阳之象。因此，应已病防变，及时采取调肺脾肾、祛痰化瘀、调畅肺气为原则。其具体措施为中药、针灸、拔罐、药膳等，防止疾病进一步发展。

1. 药物辨证论治

（1）外寒内饮：咳逆喘满不得卧，气短气急，咯白色泡沫样痰，胸部膨满，口干不欲饮，周身酸楚，恶寒，面色青黯，舌体胖大，舌质暗淡，舌苔白滑，脉浮紧。治宜温肺散寒、降逆涤痰。方用小青龙汤（《伤寒论》）。

（2）痰热郁肺：逆喘息气粗，胸满烦躁，目睛胀突，痰黄或白，黏稠难咯，或发热微恶寒，溲黄便干，口渴欲饮，舌质暗红，舌苔黄或黄腻，脉滑数。治宜宣肺泄热、降逆平喘。方用越婢加半夏汤（《金匮要略》）。

（3）痰瘀阻肺：咳嗽痰多，色白或呈泡沫，喉间痰鸣，喘息不能平卧，胸部膨满，憋闷如塞，面色灰白而暗，唇甲紫暗，舌质暗或暗紫，舌下瘀筋增粗，苔腻或浊腻，脉弦滑。治宜涤痰祛瘀、泻肺平喘。方用葶苈大枣汤（《金匮要略》）合桂枝茯苓丸（《金匮要略》）。

（4）肺肾气虚：呼吸浅短难续，咳声低怯，胸满短气，甚则张口抬肩，倚息不能平卧，咳嗽，痰白如沫，咯吐不利，心慌，形寒汗出，面色晦暗，舌淡或黯紫、苔白润，脉沉细无力，或有结代。治宜补肺纳肾、降气平喘。方用补虚汤（《圣济总录》）合参蛤散（《普济方》）。

（5）阳虚水泛：面浮，下肢肿，甚则一身悉肿，腹部胀满有水，尿少，心悸，喘咳不能平卧，咯痰清稀，怕冷，面唇青紫，舌胖质黯、苔白滑，脉沉虚数或结代。治宜温阳化饮利水。方用真武汤（《伤寒论》）合五苓散（《伤寒论》）。

（6）痰蒙神窍，引动肝风：意识朦胧，谵妄，烦躁不安，撮空理线，表情淡漠，嗜睡，昏迷，或肢体颤动，抽搐，咳逆喘促，或伴痰鸣，舌质暗红或淡紫，或紫绛，苔白腻或淡腻，脉细滑数。治宜涤痰、开窍、熄风；方用涤痰汤（《济生方》）、安宫牛黄丸（《温病条辨》）、至宝丹（《太平惠民和剂局方》）。抽搐者，加钩藤、全蝎、羚羊角粉以凉肝熄风。如症见皮肤黏膜出血、咯血、便血色鲜者，为热伤血络，迫血妄行，加清热凉血止血药，合用犀角地黄汤（《备急千金要方》）。

（7）脾肾衰败，元阳欲脱：面色苍白，冷汗淋漓，四肢厥冷，血压下降，脉微欲绝。治宜补气纳肾，回阳固脱。方用参附汤，送服蛤蚧粉或黑锡丹（《太平惠民和剂局方》），也可选用参附注射液、生脉注射液、参麦注射液、参附青注射液。

2. 针　灸

（1）体针。

主穴：肺俞、合谷、膈俞。

配穴：内关、尺泽、足三里。

加减：咳嗽重加天突、列缺、丰隆；气喘重加定喘、列缺；胸闷重加中脘、内关、膻中。

手法：针刺后施以平补平泻手法。体虚弱者可用艾灸法，隔日一次。女性年老体弱者适当减弱刺激，每日 1 次。

（2）耳针。

取穴：平喘、肺、内分泌、肾上腺。

方法：用王不留行子贴压或找到敏感点后针刺，中等刺激，捻转 3 次，留针 20 分钟，每日 1 次。

3. 拔　罐

取穴：风门、肺俞、脾俞、肾俞。

方法：将火罐吸压在上述穴位上，留 10 ~ 15 min，隔日一次。

4. 药　膳

（1）肺气阴亏虚者：取燕窝 3 g、冰糖 30 g，加水 250 g 煎煮，每天 1 次。

（2）脾虚痰阻者：取白萝卜 250 g、杏仁 10 g、猪瘦肉 100 g、姜葱适量，可加盐调味，煲制瘦肉萝卜汤，每天 1 次。

（3）久病虚损者：老鸭 1 只，去皮毛内脏后填入冬虫夏草 30 g，葱姜蒜调味，置于砂锅内煲汤食之。

（三）瘥后防复

慢阻肺容易在秋末或冬季寒冷的时候复发。中医学认为慢阻肺"其标在肺，其本在脾肾"。根据"发时治肺，平时治肾"及"冬病夏治"的防治原则，此类患者应在夏季，或在夏末秋初开始进行中药、灸法、贴敷、药膳及气功等调理肺脾肾三脏，扶正固本，改善体质，预防疾病复发。

1. 药物防复发

肺胀病其标在肺，其本在脾肾，病情缓解后，当以本虚为主，主要表现为肺脾肾气虚或气阴两虚，后期则阴损及阳。因此，缓则治本，调理脏腑功能，提高机体抗病能力，是治疗肺胀病的另一重要方面，对于预防病后复发有着重要意义。春季气候较暖，肺胀等疾病可以得到较快的康复，一些心血管疾病的病情也可以得到缓解，相反，冬季气候寒冷，则易加剧。病后的调理，以补肺、健脾、益肾为主， 或气阴并调，或阴阳兼顾。

肺肾气虚可选用人参、黄芪、茯苓、炙甘草、蛤蚧、五味子等，或补肺汤（《永类钤方》）、玉屏风散（《丹溪心法》）加减，以补益肺肾；肺肾阴虚则选用南北沙参、山茱萸肉、茯苓、泽泻、麦冬、生地黄、熟地黄、百合、山药等，或麦味地黄丸（《小儿药证直诀》）加减，以滋养肺肾。脾肾阳虚可选用党参、白术、熟附子、肉桂、仙灵脾、补骨脂、紫河车、肉苁蓉、五味子等，或济生肾气丸（《济生方》），以温补脾肾。

2. 灸　法

（1）化膜灸法：三伏天施灸为宜，主穴为：大椎、肺俞、天突，配穴为身柱、灵台、膏肓、膻中、中脘、气海等穴。一般选用四至五穴，一日灸一次，四至五天为一疗程。

（2）化脓灸：在缓解期施以化脓灸，可以温阳扶正，预防复发。多在三伏天施灸，用麝香、肉桂、丁香、冰片、麻黄、干姜、细辛制成药艾，隔日灸一次，每穴灸 5～7 壮。具体选穴为：第一年选肺俞、灵台、天突；第二年选风门、大椎；第三年选喘息、身柱、膻中，体质较差者加膏肓。

此外，也可以根据患者情况辨证施灸，肺气虚者可选气喘穴、定喘穴、天突穴、膻中穴、肺俞穴。肺脾气虚者可在前者基础上加脾俞穴，脾肾阳虚者可加脾俞穴、肾俞穴、气海穴。

3. 穴位贴敷

药贴由白芥子、元胡、甘遂、细辛、生姜、法夏、沉香、桂心、麝香组成，将药物研成粉末，用姜汁或凡士林调制而成。每年在三伏节气，选大椎、肺俞、脾俞、肾俞、风门、膏肓穴，先隔姜灸三壮，至皮肤红润后再敷药贴，成人贴 20～24 h，小儿贴 10～12 h，一般连续灸贴三年，可防止复发。

4. 饮食防复发

根据患者具体情况，辨证调理，三伏节气开始服用药膳，连服数月，可起到增强体质，预防或减少疾病复发。

（1）肺虚表热：糯米色白，生于秋季，秉承金气，其性微寒，可用于补肺固表，治肺虚热咳。肺虚表热，汗多不止者可用糯米熬粥，时常服用，可达到补肺固表预防外邪的作用。

（2）痰阻气滞证：桔饼汁可以顺气化痰，和中畅膈，凡痰阻气滞引起的肺胀久咳属实证者，可常服用。每次取桔饼 2 个，水煮代茶饮。

（3）肺肾阴虚证：可选用生梨 1 个，柿饼 2 个，水煎服用。

（4）肺肾气虚证：可选用杏仁、胡桃肉、黑豆各 60 g，研末，用蜂蜜调制后每次取 3 g 服用，每日 3 次。或者选用蛤蚧数只、蜂蜜 30 g、鲜萝卜煎水后加入蜂蜜调匀，蛤蚧焙干研粉取 6 g，用萝卜蜂蜜水冲服，每天 1 次。

（5）脾虚痰湿证：取薏苡仁 60 g、赤小豆 60 g、白扁豆 60 g，加清水煲粥，每天 1 剂。

（6）肺脾两虚证：取党参、黄芪各 250 g、白糖 500 g，调制成冲剂，每次取 10g 服用，每天 2 次。

（7）气虚（肺心）挟瘀证：取慈姑 200 g、猪肺 100 g、大枣 60 g 共煮。每日服 1 ~ 2 剂。

第六节　脂肪肝

案例 6-6

李某，男，39 岁。主诉：两胁隐痛、头晕目眩、咽干口苦半年余，近一周来症状加重。现症见：头晕头痛，两胁肋部疼痛，食欲减退，失眠多梦，腰酸耳鸣，口干口苦，小便黄赤，大便秘结。舌质黯红苔少，脉弦细。B 超提示：脂肪肝。肝功检查：谷草转氨酶（AST）54 U/L，谷丙转氨酶（ALT）36 U/L，γ-谷氨酰转肽酶（GGT）58 U/L，血清总胆固醇（TC）7.5 mmol/L，甘油三酯（TG）2.48 mmol/L。乙肝两对半示阴性。

问题：该患者日常应注意哪些调护？饮食上应如何防治？

脂肪肝，是代谢综合征的肝脏表现，主要是由于人体代谢异常从而引发肝脏对其做出的应激反应。随着我国国民经济的迅速发展，我国居民脂肪肝的发病率日益上升，患病年龄日趋低龄化，目前已成为仅次于病毒性肝炎的第二大慢性肝脏疾病。

脂肪肝可导致更严重的糖脂代谢异常并可加速内分泌系统、心血管系统等相关疾病的发生，如对肝脏的危害，常常由单纯性脂肪肝演变为脂肪性肝炎，进一步导致肝硬化，甚至肝癌；肝脏是脂肪代谢主要器官，患了脂肪肝会导致脂肪代谢障碍，引起高脂血症，诱发或加重心血管疾病，如冠心病、高血压、中风等；脂肪肝还易降低人的免疫能力，易于感冒；脂肪肝还可影响消化功能，易发胆结石。此外，脂肪肝还容易使人疲劳、精力欠佳，降低生活质量，影响工作等。因此，对脂肪肝的防治显得尤为重要。

一、脂肪肝的成因

脂肪肝在中国传统医学文献中并未记载其确切定义，古代医者多根据本病特点及临床表现定其归属。脂肪肝属于中医学"胁痛、积聚、肥气"等范畴。究其病因病机，各代医家亦给出不同见解。如《素问·经脉别论》曰："脾气散精，上归于肺，……水精四布，五经并行"。脾气不能正常运化水液，停滞于体内化为水饮痰湿，引发本病。《灵枢》曰："喜怒不节则伤脏，伤脏则病起于阴也"。肝为刚脏，有刚强之性，体阴而用阳，情志抑郁则肝气郁结，阻滞肝脉，气逆上亢，横犯脾胃，脾胃运化失职，水液运行失常，化湿生痰，肝脾同病，发为此病。隋朝巢元方认为"夫酒癖者，因大饮酒后……停滞在于胁肋下……时时而痛，因即呼为酒癖"。即认为成因与饮酒有关。《古今医鉴》曰："胁痛者……若因暴怒伤触，悲哀气结，饮食过度……或痰积流注于血，与血相搏，皆能为痛"。认为情志内伤，肝气郁结，暴饮暴食，运化失常，均可导致脾胃运化功能失职，气机升降失常，凝滞肝络，发为本病。明代张景岳提到："惟安闲柔脆之辈……斯为害矣"。认为过逸则使人气血不畅，痰邪内生，进而痰瘀互结，形成本病。又有"肥人多痰湿"之说，表明肥胖之人，痰湿素盛，易阻遏气机，影响脾胃运化。研究表明，肥胖、高脂血症、糖尿病及不良饮食习惯等人群发生脂肪肝的概率明显高于正常人。由此可见，脂肪肝的病因病机可归纳饮食不节、情志失调、劳逸失度而致脾湿健运、肝失疏泄、痰湿内生、痰瘀互结。

二、脂肪肝的诊断

脂肪肝分为酒精性脂肪肝和非酒精性脂肪肝两大类。根据脂肪变性在肝脏累及的范围，可分为轻、中、重三型，通常脂肪含量超过肝脏重量的 5%~10% 为轻度脂肪肝，超过 10%~25% 为中度脂肪肝，超过 25% 为重度脂肪肝。

脂肪肝的临床表现多样，轻度脂肪肝多无临床症状，患者多于体检时偶然发现。疲乏感是脂肪肝患者最常见的自觉症状，但与组织学损伤的严重程度无相关性。中、重度脂肪肝有类似慢性肝炎的表现，可有食欲不振、疲倦乏力、恶心呕吐、肝区或右上腹隐痛等症状。

此外，脂肪肝患者也常有舌炎、口角炎、四肢麻木、四肢感觉异常等末梢神经炎的改变。少数患者也可有消化道出血、牙龈出血、鼻衄等。重度脂肪肝患者可有腹腔积液和下肢水肿、电解质紊乱如低钠、低钾血症等。

实验室检查：轻度脂肪肝，肝功能基本正常。中、重度脂肪肝，表现为丙氨酸氨基转移酶（ALT）、门冬氨酸氨基转移酶（AST）轻重度升高。半数患者碱性磷酸酶（ALP）的 γ-谷氨酰转肽酶（GGT）可升高 2~3 倍。80%以上患者血清胆碱酯酶升高，血清胆红素可异常。

腹部彩超对脂肪肝的检出比较灵敏，现为脂肪肝的首选诊断方法。

三、脂肪肝的中医预防

随着生活水平的提高，人们对于生活质量的要求越来越高，对脂肪性肝病易发病人群，应充分发挥中医药优势。

1. 饮食节律

脂肪肝患者多素体肥胖，饮食应以清淡为主，规律饮食，限制烟酒，少食甜食、油腻、黏滞之物；应控制热量的摄入，尤其建议低糖低脂饮食，限制高胆固醇饮食；应注重高蛋白饮食，尤其是动物蛋白的摄入，如瘦肉、鱼类、鸡蛋清、脱脂牛奶等；同时给予足量的维生素、微量元素及水分的补充。

2. 适当运动

中医认为"正气存内，邪不可干。"若正气充足，外邪则不可入侵。适度运动正是增强正气抗邪能力的重要手段。因此，应坚持体育锻炼，建议每周锻炼 4 次以上，每次运动时间 1～2 h。可视自己体质选择适宜的运动项目，如快走、慢跑、打乒乓球、打羽毛球、练太极拳、游泳、跳绳等。要从小运动量开始循序渐进，逐步达到适当的运动量，以加强体内脂肪的消耗，避免剧烈运动。

3. 情志调和

脂肪肝的发生是肝脾同病，气血受阻。故应保持心情舒畅，遇事不急躁，多听音乐，舒缓心中郁结及不畅，调整不良情绪，使肝气条达。

4. 起居有时

中医认为肝藏血，主疏泄，丑时（凌晨 1～3 点）为肝经最旺之时，此时入睡休息能使肝脏充分行使其功能，因此想保护肝脏、预防脂肪肝，就要纠正熬夜这一不良生活习惯。

综上所述，若能做到饮食节律、适当运动、情志调和、起居有时等措施，大多能有效控制和改善轻中度脂肪肝。对于后期的重度脂肪肝，应在此基础上运用药物进行干预，方能获效。我们应积极探索和挖掘整理具有中医特色的干预治疗和健康调养方案，加强中医传统健康文化的宣传，提高社会对于中医预防即"治未病"思想的认知和认可，从而增强全民体质，预防脂肪肝的发生和发展。

第七节　痛　风

案例 6-7

谢某，女，49 岁。主诉右脚趾关节疼痛一周。病人于一周前未见明显诱因出现右大脚趾外关节红肿热痛，继则不能行走。血尿酸检查：558 μ mol/L，其余肾功能指标均正常。经控制饮食后，现病人症状稍减，但仍疼痛难忍，伴喜肉食，腹胀，乏力，腰酸时作，小便黄，大便黏滞，舌质红，苔黄腻，脉弦数。

问题：该患者患了何种疾病？该疾病应当如何调护？

痛风是由于嘌呤代谢紊乱、尿酸代谢异常、血尿酸增高，而导致尿酸结晶沉积在关节部位及皮下组织而导致的一种内分泌代谢性疾病。随着社会经济的迅猛发展，生活水平的迅速提高和人们饮食习惯的改变，我国痛风发病率呈现逐渐升高的趋势，发病人群日趋低龄化。此外，调查研究还表明，男性痛风发病率远高于女性。近年来，痛风已成为严重影响人民健康的主要病种之一。

一、痛风的成因

临床医学认为，痛风的发病与遗传因素、饮食生活习惯、年龄、性别、肥胖等因素有关。

痛风，属于中医"痹证"范畴。中医认为，痛风的发作是由于正气不足且平素嗜食肥甘厚味，外受风寒湿邪侵袭而致机体水湿代谢紊乱，痰湿蕴结，郁而化热，湿热瘀毒流注骨节所致。病变主要累及四肢骨节，后期可累及心、肝、肾等脏腑。早在《黄帝内经》中就有对于痛风的病因病机、症状及治疗的论述。如《素问·痹论》曰："黄帝问曰：痹之安生？岐伯对曰：风寒湿三气杂至，合而为痹也。其风气胜者为行痹，寒气胜者为痛痹，湿气胜者为着痹也。"指出了痹证的病因和分类，但没有提出"痛风"的病名。后世历代医家对本病的病名、病因病机、辨证论治及预防等方面不断进行充实与完善。陶弘景《名医别录·上品》中曰："独活，微温，无毒。主治诸贼风，百节痛风无久新者。"首次在中医古籍文献中出现"痛风"一词。

《内经·贼风》曰："……贼风邪气伤人也，令人病焉，今有其不离屏蔽，不出室穴之中，卒然病者，非不离贼风邪气，其故何也？岐伯曰：此皆尝有所伤于湿气，藏于血脉之中，分肉之间，久留而不去。"该段论述中明确提出痛风患者的病因，这与现代医学提出的尿酸及尿酸结晶在血液组织中沉积而导致痛风发病的理论极为相似。汉代张仲景在《金匮要略·中风历节病脉证并治》中指出："少阴脉浮而弱，弱则血不足，浮则为风，风血相搏，即疼痛如掣。盛人脉涩小，短气，自汗出，历节疼，不可屈伸，此皆饮酒汗出当风所致。"明确提出痛风的发病是由于肝肾亏虚，阴血不足，而致血失濡养，筋骨不健，又遇风湿之邪或饮酒汗出当风，风血相搏而发为痛风。唐代王焘在《外台秘要》中说："白虎病者，大都是风寒暑湿之毒，因虚所致……"，提出白虎病（痛风）的发生是由于素体正气不足，风寒湿邪之毒留聚体内而发病。清代沈金鳌在《杂病源流犀烛》中曰："白虎历节，其原皆由风、寒、湿入于经络，致气血凝滞，津液稽留，久而怫郁坚牢，荣卫之气阻碍难行，正邪交战，故作痛不止也。而所以致三气作患之故，则或饮酒当风，或汗出入水，或坐卧湿地，或行立寒冰，或体虚肤空，掩护不谨，而此三气，乃与血气相搏，遍历关节，遂成此症。"更为详细地论述了痛风的发病是由于风寒湿邪凝滞气血经络，阻碍荣卫之气，再加饮酒等诱因而致三气与血气相搏而发为痛风。

因此，痛风的病因病机主要归纳为"虚、浊、热、瘀"。如先天禀赋不足，脾肾亏虚，肾主水功能失常，脾失健运，湿浊内生，郁而化热，湿热留滞经脉，筋脉失养，阻遏气血，久而成瘀，湿热痰瘀浊邪流注骨节，痹阻筋脉故致痛风关节肿大变形；或由于素体阳气偏盛，脏腑蕴热积毒，热毒壅盛血脉，加之平素嗜食肥甘厚味，酗酒伤脾，中焦湿热蕴结不解，日久化为浊毒，流注血脉、筋骨，壅闭脉络，附着骨节，发为痛风；或由于饮食所伤，如嗜食肥甘厚味或酗酒伤脾，脾气不足，健运失职，致体内痰湿内生，郁而化热，湿热内盛，痰瘀互结，流注下焦，痹阻气血，凝滞经脉，流窜骨节而致。

二、痛风的诊断

临床常见高尿酸血症及尿酸盐、结晶沉积所导致的特征性急性关节炎、痛风石及间质性肾炎，严重者可出现关节畸形及功能障碍。痛风无症状或症状不明显，容易被忽视。急性发作期四肢关节红肿，伴有剧烈疼痛，后期可并发内脏疾病，如痛风肾、缺血性心脏病等。

实验室检查：在病情急性期患者会出现血沉、C反应蛋白等炎性指标明显升高，血尿酸可能正常。但在病情急性发作期过后血尿酸可出现明显的升高。

影像学检查：通过超声检查可以发现"双轨征"，通过 X 线检查可以发现关节的穿凿样破坏。

三、痛风的中医预防

到目前为止，痛风尚没有找到完全根治的办法，且有反复发作的倾向。因此，如何积极有效地预防本病的发生，控制痛风患者的病程进展，减少痛风的复发及并发症显得尤为重要。中医在预防痛风的发生和发作等方面有着极其重要的作用。

1. 饮食有节

《素问·上古天真论》中指出："上古之人，……食饮有节，起居有常，不妄作劳，故能形与神俱，而尽终其天年，度百岁乃去。"《素问·生气通天论》曰："高粱之变，足生大丁。"《素问·痹论》中云："饮食自倍，肠胃乃伤。"可见，饮食不节，日久可损伤脾胃，而致脾失健运，聚湿生痰，阻滞气机，影响气血运行，成为诱发和加重痛风的因素。故应节制饮食，减少高嘌呤食物的摄入，避免暴饮暴食，注意五味调和，避免五味偏嗜太过。多饮水，加快尿酸排出，注意清淡饮食，忌食肥甘厚味及大量饮酒，以防止其生痰助湿，平日喝水时可加入些许泽泻、茯苓等。

2. 运动有常

注意锻炼身体，坚持体育运动，适当加大运动锻炼的力度，劳逸结合，促进气血运行，强健肌肉、筋骨，适当减轻体重，如可以选择散步、慢跑、骑自行车、游泳、爬山、打太极拳等有氧运动，提高机体对外界环境的适应能力，增强身体素质和免疫功能，从而预防痛风发生及避免并发症、脏器损害等。

3. 起居有度

日常生活注意保暖，避免遭受风寒的侵袭。关节红肿热痛剧烈者可配合使用局部物理降温；关节冷痛剧者可适当热敷。

4. 艾灸有法

预防痛风可进行艾灸治疗。正如"诸湿肿满，皆属于脾"，可取足太阴脾经、足阳明胃经的穴位，符合"经脉所过，主治所及"的规律。临床常选大都、太白配合阿是穴，每日艾灸 15～20 min，可促进脾胃利湿、行水、泻浊之功。

5. 情志有调

中医学认为，人的精神情志活动与脏腑气血有着密切的关系。《素问·举痛论》曰："怒则气上，喜则气缓，悲则气消，恐则气下，惊则气乱，思则气结。"可见，七情失调可影响脏腑气机而致疾病的发生。研究表明，七情失调，情志刺激不仅是诱发痛风的重要因素，也是加重痛风的重要条件。故维持乐观的情绪，尽量心情愉悦，调和情绪，保持良好的心态对痛风的康复有促进作用。

综上所述，痛风发病率逐年上升，发病年龄日渐低龄化，因此，结合中医"治未病"及体质学说的相关理论，综合制定防治计划，有效调节痛风患者失衡之体质状态，纠正气血阴阳之偏颇，消除痛风反复发作的内在病理基础，能积极有效地做好痛风的预防工作及防止痛风病的再次发作，提高生活质量，加强普通民众对预防痛风性关节炎及其其他疾病的重视，这正是中医预防学所倡导的方向。

第八节 慢性萎缩性胃炎

案例 6-8

周某，女，56 岁。主诉：间歇性胃胀、胃痛 2 月，加重 1 周。患者 2 个月前出现饭后打嗝，食欲减退，偶有胃疼、胃胀，至附近诊所就诊，给予"雷贝拉唑""莫沙必利"口服（具体剂量不详），症状改善不明显。1 周前患者胃胀、胃痛加重，食后更甚，频繁打嗝，嗳气，遂来就诊。患者胃脘及两胁胀满、疼痛，胸闷不舒，嗳气频作，纳差，心烦失眠，舌苔薄白，脉弦。胃镜检查示：胃窦中度慢性萎缩性胃炎，部分腺体肠化。

请思考：

（1）该患者中医辨证属哪种证型？

（2）在饮食方面如何指导该患者，防止病情进展？

慢性萎缩性胃炎（Chronic Atrophic Gastritis，CAG）是慢性胃炎的一种类型，系指胃黏膜上皮遭受反复损害导致固有腺体的减少，伴或不伴纤维替代、肠腺化生和（或）假幽门腺化生的一种慢性胃部疾病。该病临床以胃脘痞闷、饱胀、疼痛、嗳气、纳呆等为主要表现，属中医"痞满""胃痞""虚痞""胃痛""嘈杂"等范畴。其中以胃脘胀满、痞闷为主症者，属于"痞满""胃痞"或"虚痞"范畴；以胃脘疼痛为主症者，属"胃痛"范畴；以"胃中空虚不适，似痛非痛，似饥非饥，似胀非胀，莫可名状"为主要表现者，属"嘈杂"范畴。

一、慢性萎缩性胃炎的成因

（一）西医认识

现代医学认为慢性萎缩性胃炎的发生与幽门螺杆菌感染、胆汁反流、药物、饮食因素、免疫因素、情绪、年龄等因素相关，是多种因素综合作用的结果。

1. 幽门螺杆菌感染

慢性萎缩性胃炎的发生主要与胃内攻击因子与防御修复因子的失衡有关。幽门螺杆菌感染是主要的攻击因子。该菌是一种常见的可长期定植于人类胃黏膜的革兰阴性微需氧杆菌，是慢性胃炎的最常见原因。研究显示，慢性萎缩性胃炎产生的高风险与长时间感染幽门螺杆菌密切相关，慢性萎缩性胃炎伴胃黏膜肠上皮化生的危险因素与幽门螺杆菌感染呈正相关。幽门螺杆菌具有鞭毛，能在胃内穿过黏液层移向胃黏膜，分泌的黏附素能使其紧贴上皮细胞，其致病机制可能与下列因素有关：① 释放多种酶，如尿素酶、过氧化氢酶、蛋白溶解酶、磷脂酶 A 等，对黏膜有破坏作用。② 排泄细胞毒素相关蛋白、硫氧还蛋白、空泡毒素等，其中细胞毒素相关蛋白可造成炎症形成，硫氧还蛋白有利于菌体生存，可导致胃黏膜细胞的空泡样变性及坏死。③ 幽门螺杆菌菌体胞壁还可作为抗原诱导免疫反应，造成自身免疫损伤。

2. 化学因素

（1）药物因素：长期服用非甾体抗炎药、肾上腺皮质激素等药物，如长期服用乙酰水杨酸，可抑制胃黏膜前列腺素的合成，破坏胃黏膜屏障，造成胃黏膜损伤，导致胃黏膜萎缩性炎症的发生。

（2）胆汁反流：幽门括约肌功能失调，或者某些手术如胃大部切除术后幽门功能丧失，可导致胆汁等反流到胃部。胆汁能够溶解胃黏膜上皮细胞的脂质，损伤胃黏膜屏障，使胃酸分泌增加，黏膜修复功能减弱，加重炎症反应，诱发胃黏膜慢性炎症。胆汁反流还可刺激胃泌素分泌，使幽门括约肌松弛，加重反流。胆汁反流的严重程度与黏膜炎症及萎缩的严重程度呈显著的正相关，与肠上皮化生的严重程度也呈显著正相关。

3. 免疫因素

胃体萎缩性胃炎与自身免疫有关，在患者体内常检测出抗壁细胞抗体和内因子抗体，多灶性萎缩性胃炎也有免疫因素参与。一般认为免疫因素所导致的胃黏膜损害是继发的，在其他致病因子的作用下，使壁细胞抗原释出，引起迟发性细胞免疫反应，继而产生体液免疫，造成壁细胞的破坏以及黏膜的萎缩。

4. 不良饮食、生活习惯

研究显示，长期不规律饮食、过度饥饿、暴饮暴食、长期吃辛辣及低温等刺激性食物，可对胃肠道造成严重刺激，不仅增加胃肠道的负担，还会对胃黏膜带来严重损害，发生慢性萎缩性胃炎的风险远远高于健康饮食人群。长期进食腌腊熏制食品与蜜饯类食物均可增加机体外源性亚硝胺含量，可提高慢性萎缩性胃炎伴胃黏膜肠上皮化生的患病概率。

长期吸烟者，烟中的尼古丁可影响胃黏膜的血液循环，还可导致幽门括约肌的功能紊乱，造成胆汁反流，引起胃黏膜的慢性炎症改变。长期大量饮酒者，酒中的乙醇能直接破坏胃黏膜屏障，导致胃黏膜损伤及炎症反应。研究显示，有吸烟、酗酒等不良嗜好的人群发生慢性萎缩性胃炎的风险高于生活习惯良好的人群。另外，肥胖、营养过剩及家族遗传史人群发生慢性萎缩性胃炎的风险也相对较高。

5. 情绪因素

长期精神紧张、焦虑、抑郁等不良情绪，可影响自主神经功能，导致胃黏膜腺体分泌异常，促使胃部发生器质性病变。如精神紧张可使胃壁血管产生痉挛性收缩形成缺血区，胃黏膜发生营养不良，逐渐形成腺体的萎缩。

6. 年龄因素

慢性萎缩性胃炎伴胃黏膜肠上皮化生的发生风险会随着年龄的增长而增加，尤其是 50 岁以上的人群属于高发人群。随着年龄的增长，胃肠蠕动功能下降，胃腺体逐步退化和萎缩，黏膜微循环、黏膜上皮发生改变，胃分泌功能下降，胃黏膜屏障功能减弱；另外老年人慢性病多发，加上食物咀嚼不够充分及服用多种药物亦会加重胃的负担，增加慢性萎缩性胃炎的发病率，引起胃黏膜萎缩、肠化和异型增生。

（二）中医认识

中医认为慢性萎缩性胃炎的发生与感受外邪、饮食不节、情志失调、脾胃虚弱等因素有关，本质为本虚标实。病机以脾胃虚弱为本，以气滞、血瘀、痰浊、毒邪等为标。

1. 感受外邪

胃在生理上以和降为顺，在病理上常因滞而病。寒、热、湿等外邪，内客于胃，致胃腑气机阻滞，失于和降，遂成胃痛、痞满等症状。

2. 饮食伤胃

进食不洁净食物，或饥饱失常，或长期饮酒，或嗜食辛辣肥甘，或过食生冷寒凉，或因他病长期服用药物，都可至脾胃受损，酿生湿热或寒湿，蕴结脾胃而致脾失健运，胃失和降，纳运失司，升降失常，气血阻滞。《脾胃论·脾胃盛衰论》曰："夫饮食不节则胃病，胃病则气短精神少而生大热……"。脾胃受损，饮食物纳运失常，气机升降不利，故胃脘痞满不通；胃络气血阻滞，则疼痛时作。

3. 情志失调

情志失调既是本病的发病诱因，也是本病的加重因素。胃之受纳、脾之运化、中焦气机升降均赖于肝之疏泄。若长期忧思过度，肝气郁滞，木不疏土；或精神紧张、恼怒伤肝，肝气升发太过，横逆克犯脾胃，均可致脾胃受纳、运化无权，升降失司，气血不畅，或气郁化热，损伤胃阴，或气滞血瘀，痹阻胃络，导致本病的发生。此外，肝胆相表里，肝失疏泄则胆气不舒，胆汁不降而反流入胃，损伤胃黏膜，亦为形成本病的重要因素之一。

4. 脾胃虚弱

脾胃为仓廪之官，主受纳腐熟水谷，本病迁延日久，可导致脾阳受损，胃失温养，或胃阴受损，胃失濡养，以至胃之阴阳失调，甚则久病入络，瘀血阻滞。病情至此，每每缠绵难愈，甚至发生恶变。

总之，本病病位在胃，与肝、脾两脏密切相关。本病病程较长，临床常表现为本虚标实、虚实夹杂之证，本虚主要是脾气（阳）虚和胃阴虚，标实主要是气滞、湿热和血瘀。脾虚、气滞是本病的基本病机，血瘀是久病的重要病理因素，在胃黏膜萎缩发生发展乃至恶变的过程中起着重要作用。

二、慢性萎缩性胃炎的诊断

慢性萎缩性胃炎的临床表现没有特异性，其确诊有赖于胃镜与病理组织学检查，尤以后者的价值更大。

（一）临床表现

1. 症 状

慢性萎缩性胃炎临床表现形式多样，约半数有中上腹不适、饱胀、钝痛、烧灼痛，无明显节律性，一般进食后较重。食欲不振、嗳气、泛酸、恶心、口苦等消化道症状也较常见。部分患者还可有乏力、消瘦、健忘、焦虑、抑郁等全身或精神症状。还有相当一部分患者无明显症状。有胃糜烂者可有少量或大量上消化道出血，长期少量出血可引起缺铁性贫血。萎缩性胃炎伴恶性贫血者常有全身衰弱、疲惫、神情淡漠、隐性黄疸，一般消化道症状较少。

2. 体 征

体征多不明显，有时上腹轻压痛，胃体胃炎严重时可有舌炎和贫血。

（二）胃镜及病理组织学诊断

慢性萎缩性胃炎的诊断包括内镜诊断和病理诊断，而普通白光内镜下判断的萎缩与病理诊断的符合率较低，确诊应以病理诊断为依据。

1. 胃镜诊断

慢性萎缩性胃炎胃镜下可见黏膜红白相间、以白为主，黏膜皱襞变平甚至消失、黏膜血管显露、黏膜呈颗粒状或结节样。如伴有胆汁反流、糜烂、黏膜内出血等，描述为萎缩性胃炎伴胆汁反流、糜烂、黏膜内出血等。

2. 病理诊断

活检组织病理学对慢性胃炎的诊断至关重要，应根据病变情况和需要进行活检。用于临床诊断时建议取 2～3 块组织，分别在胃窦、胃角和胃体部位取活检，可疑病灶处另取活检。慢性胃炎病理活检显示固有腺体萎缩，即可诊断为慢性萎缩性胃炎，而不必考虑活检标本的萎缩块数和程度。临床医师可根据病理结果并结合内镜表现，最后作出萎缩范围和程度的判断。

（三）中医证候分类

慢性萎缩性胃炎中医根据其临床表现可分为肝胃气滞、肝胃郁热、脾胃湿热、脾胃虚弱、胃阴不足、胃络瘀血等证型。

1. 肝胃气滞证

主症：① 胃脘胀满或胀痛；② 胁肋胀痛。

次症：① 症状因情绪因素诱发或加重；② 嗳气频作；③ 胸闷不舒；④ 舌苔薄白；⑤ 脉弦。

2. 肝胃郁热证

主症：① 胃脘饥嘈不适或灼痛；② 脉弦或弦数。

次证：① 心烦易怒；② 嘈杂反酸；③ 口干、口苦；④ 大便干燥；⑤ 舌质红、苔黄。

3. 脾胃湿热证

主症：① 胃脘痞胀或疼痛；② 舌质红，苔黄厚或腻。

次症：① 口苦口臭；② 恶心或呕吐；③ 胃脘灼热；④ 大便黏滞或稀溏；⑤ 脉滑数。

4. 脾胃虚弱证（脾胃虚寒证）

主症：① 胃脘胀满或隐痛；② 胃部喜按或喜暖。

次症：① 食少纳呆；② 大便稀溏；③ 倦怠乏力；④ 气短懒言；⑤ 食后脘闷；⑥ 舌质淡，脉细弱。

5. 胃阴不足证

主症：① 胃脘痞闷不适或灼痛；② 舌红少津，苔少。

次症：① 饥不欲食或嘈杂；② 口干；③ 大便干燥；④ 形瘦食少；⑤ 脉细。

6. 胃络瘀血证

主症：① 胃脘痞满或痛有定处；② 舌质暗红或有瘀点、瘀斑。

次症：① 胃痛拒按；② 黑便；③ 面色暗滞；④ 脉弦涩。

以上各证型，主症必备，次症见 2 项以上即可诊断。此外，上述证候可单独出现，也可相兼出现，临床应在辨别单一证候的基础上辨别复合证候。同时，随着时间的推移，本病证候可出现动态变化，需认真甄别。

三、慢性萎缩性胃炎的中医预防

中医强调"未病先防、既病防变"，由于慢性萎缩性胃炎病程长、易传变，因此对其应积极预防，防其复发，做好自身调理。

1. 注意养成良好的生活习惯

不暴饮暴食和进食过烫的食物；少吃或不吃盐腌、烟熏、油炸和烘烤食物，如咸鱼、火腿、腊肉等。烟雾中含有多种致癌或促癌物质，酒精会直接损伤胃黏膜组织，故应当不吸烟、少饮酒，如果饮酒的同时又吸烟则危害性更大，更应避免。坚持定期体检，患者最少每年 1 次胃镜检查，以期发现早期癌变，随时治疗。

2. 饮食调理

饮食的调理在慢性萎缩性胃炎的治疗和康复中起着重要作用，不当的饮食会直接或间接导致疾病进展，在饮食方面应注意以下几个方面。

（1）忌食过冷、过热、过硬、刺激性及产气食物。过冷、过热、过硬食物可直接损伤胃黏膜。刺激性食物，如酒、浓茶、浓咖啡、胡椒、辣椒、生蒜等可刺激胃黏膜。产气食物，如葱、生萝卜、豆类、花椰菜等可导致胃机械性扩张，加重胃炎症状。

（2）控制脂肪摄入。动物脂肪能延缓胃排空，刺激胃酸分泌和胆汁反流，故要少食动物脂肪。

（3）提倡细嚼慢咽。进食过快，食物未得到充分咀嚼，不利于胃的消化，易造成消化不良和胃黏膜损伤。此外，要避免进食时精神紧张和情绪抑郁，否则易引起胃肠分泌功能紊乱，加重病情。

（4）食物不宜过酸。带酸味的水果，如西红柿、猕猴桃、柠檬、山楂等；碳酸饮料如可乐、雪碧等，皆可促进胃酸的分泌，损伤胃黏膜，故应减少食用。

（5）忌食黏性强的食物。糯米等含有多量糊精的食物，黏性较强，膨胀性小，不容易消化，慢性萎缩性胃炎患者多存在消化不良，若食用此类食物则可能加重病情。

3. 情志调摄

慢性萎缩性胃炎的发生或加重往往与长时间的情志不畅密切相关，精神的乐观和情志的舒畅在慢性萎缩性胃炎的预防和调治中起着重要作用。故本病患者要注意保持乐观的心情、平和的心态，避免思虑太过。当心情难以稳定时，可转移注意力或找家人、朋友交流，适时倾吐自己的烦恼；或漫游山水间，登高临下，开阔胸襟；或置身于幽静甜谧的环境、或聆听缓慢轻幽的旋律，以宁心安神、消除紧张焦虑情绪。亦可根据自身爱好选择其他修养身心的活动，如赏花、养鱼、垂钓等，以愉悦情志，使气血流畅，从而有效地排遣消沉、沮丧、悲忧等不良情绪。

4. 药膳食疗

中医认为"五谷、五菜、五果、五肉皆补养之品""药补不如食补"，故在日常生活中可根据病人不同的症状、体质进行辨证分型，选择合适证型的食物进行食疗。

（1）肝胃气滞。

证见胃脘胀满，嗳气则舒，每因情志刺激而加重，舌苔薄白，脉沉弦。可选用具有疏肝、理气、和胃功效的药膳进行调养。如佛手香橼粥：佛手20 g，香橼20 g，粳米100 g同煮，粥成后加入精盐、小茴香适量调味，早晚各1碗。

（2）肝胃郁热。

证见胃脘饥嘈不适或灼痛，心烦易怒，口干苦，舌红苔黄，脉弦或弦数。可选用具有疏肝解郁、泄热和胃功效的药膳进行调养。如桑叶栀子粥：桑叶20 g，夏枯草10 g，焦栀子5 g，加水煮汁。再用粳米100 g煮粥，粥成后加入药汁煮沸，凉后食用。

（3）脾胃湿热。

证见胃脘痞胀不适或疼痛，口苦口臭，大便黏滞不爽或稀溏，舌红，苔黄厚或腻，脉滑数。可选用具有健脾、和胃、清热利湿功效的药膳进行调养。如红豆薏苡仁粥：红豆20 g，薏苡仁20 g，粳米100 g，将薏苡仁研碎同红豆、粳米同煮，温食之。

（4）脾胃虚弱

证见胃脘隐痛，食后加重，喜暖喜按，体倦乏力，食少纳呆，便溏，舌淡苔薄白，脉沉细无力。可选用具有补气温中、健脾和胃功效的药膳进行调养。如山药羊肉粥：山药200 g，黄芪50 g，羊肉25 g，生姜10 g，加水煮烂后，入粳米250 g，加水适量煮粥食之，早晚各一碗。

（5）胃阴不足。

证见胃脘灼热疼痛不适，或隐痛似饥，饥不欲食，口干喜冷饮，大便干燥，舌红少苔，脉细数。可选用具有养阴益胃、清退虚热功效的药膳进行调养。如沙参玉竹银耳粥：北沙参20 g，玉竹20 g，银耳20 g，粳米100 g，加水适量煮粥食之。

（6）胃络瘀血。

证见胃脘疼痛胀满不适，或为刺痛或绞痛，痛有定处拒按，口渴不饮，舌质暗红或有瘀点、瘀斑，脉弦涩。可选用具有活血化瘀、通络止痛功效的药膳进行调养。如桃仁粥：桃仁 15 g，粳米 100 g，先将桃仁捣烂如泥后，加入粳米同煮为稀粥食之。

5. 适当锻炼

运动能促进人体新陈代谢，改善中枢神经和自主神经的紧张度，改善胃肠道的消化吸收与分泌功能，同时加强腹肌和膈肌的锻炼，能刺激胃肠蠕动，减少胃内食物的积滞。因此，对于体质尚可的中青年患者，可选择跑步、球类运动、爬山等运动方式进行锻炼；对于体质较弱的老年患者，可选择散步、打太极拳、垂钓等方式进行锻炼，但应注意饱腹时不可剧烈运动。另外，要劳逸结合，注意休息，避免锻炼过度。平时生活要有规律，保证充足睡眠，切忌经常熬夜。

6. 自我按摩

按摩又称推拿，是中医学宝库中极具特色的一种医疗保健方法。对于慢性萎缩性胃炎患者，经常进行腹部及穴位自我按摩可增强胃肠内壁肌肉张力及淋巴系统功能，有助于胃肠蠕动，改善消化功能。常用的按摩方法如下：

（1）推腹法：取仰卧位，双手平掌，微屈紧贴腹壁，先沿正中任脉、再沿两侧足阳明胃经，连推带摩由上腹推摩至丹田部，每次均由上而下进行。用力宜稍沉，但勿使过重。每天操作 2 遍，每遍上下推按 20 次。此法具有消食导滞、健脾开胃之功效，适用于脾胃运化不健、饮食积滞而致胃痛、腹胀诸证。亦可用于通导大便。

（2）摩腹法：取仰卧位，右手平掌，五指放松，用掌面贴于胃脘部，并以胃脘为中心，手掌按顺时针方向呈圆周状按摩，每分钟按转 20 圈，用力要适度，按摩范围上至剑突下，下至脐腹部，两侧以肋缘为界，每日按摩 2 次，每次 15 min。此法具有补益脾胃之功效，适用于脾胃虚弱导致的食欲不振、胃痛、胃胀不适等。

（3）按压内关穴：用右手大拇指指腹面按压左手腕横纹上两横指两筋之间的内关穴，捻转 30 余次，以感酸胀为度，并用同样方法用左手按压右侧内关穴，两者可交替进行。此法具有和胃降逆止呕之功效。患者出现恶心呕吐时可按压此穴以制止或缓解症状。

（4）按压足三里穴：取坐位，用大拇指指腹按压足三里穴，用力宜重，以产生酸胀感为度。每次可按 30 min，每日可施行 2~3 次，可双侧或交替进行。此法能增强脾胃功能，并有和胃止痛之功效，凡脾胃不健、消化不良及胃痛不适者，均可按压此穴位。

第九节　骨质疏松

案例 6-9

毛某，女，68 岁，因"全身骨痛 10 余年，活动后腰疼 10 天"入院。患者老年女性，退休文员，主要表现为反复出现全身多处骨痛 10 余年，以双下肢及腰背部为主，未见特殊不适，自行服用"止痛药"后可缓解，偶尔服用"钙片"，平素体健，生活习惯良好，不喜运动，少户外活动，10 天前因负重活动后开始出现明显腰疼，服用止痛药后稍有缓解，现因腰疼明显加重来我院就诊。

请问：

对该患者应考虑诊断为何种疾病？该如何治疗？如何预防再次发生？

骨质疏松是由于多种原因所引起的以骨量减少和骨微结构破坏为特征，导致骨密度和骨质量下降，骨脆性增加，从而易于发生骨折的代谢性骨病综合征，是一种全身性疾病，按照发病原因可分为原发性和继发性两类。中医认为骨质疏松病位主要在肾，与肝、脾关系密切，而以肾虚精衰，骨髓亏虚，骨骼失养为其主要病机。骨质疏松的预防重在加强卫生宣教和开展高危人群早期干预，可通过运动、保证充足的钙剂摄入、延缓骨质丢失及避免骨折等措施，减少骨质疏松的发生。

一、骨质疏松的成因

现代医学认为，原发性骨质疏松症与内分泌因素、遗传因素、营养因素、废用因素等有关，是老年人及绝经妇女的常见病，是骨折的重要原因之一，其可分为绝经后骨质疏松症、老年性骨质疏松症和特发性骨质疏松症三型；继发性骨质疏松症是指由任何影响骨代谢的药物或疾病导致的骨质疏松症，往往与内分泌代谢性疾病、结缔组织病、胃肠道疾病、营养性疾病、肝肾疾病以及肿瘤或某些药物等有关，或者与长期卧床、截瘫及骨折、骨伤后骨萎缩等所致的废用有关。骨质疏松症最终的发生往往是多种因素共同作用的结果：① 不能获得合适的峰值骨量（PBM）及骨强度；② 骨吸收增加导致骨质丢失加速；③ 骨重建过程中骨形成不足。

基于中医经典理论，肾为先天之本，肾藏精，主骨生髓；脾胃为后天之本，气血生化之源，脾主四肢养百骸；肝主疏泄，藏血；肾主骨，藏精，肝肾同源，肾精气有赖于肝血的滋养。骨质疏松症属于中医学"骨痿""骨枯""骨痹""骨瘤""虚劳""腰痛"等范畴，本病的发生多与肾精亏损、脾胃虚弱、情志失调、血瘀痰阻等因素有关：

1. 肾精亏虚

肾虚亏损，骨髓的化源不足，不能濡养骨骼，导致骨骼脆弱无力引起骨质疏松。

2. 脾胃虚弱

脾胃虚弱，则气血生化乏源，血不足以化精，导致血虚不能滋养，气虚不能充达，精亏不能灌溉，无以濡养宗筋，宗筋松弛致骨质疏松。

3. 情志失调

情志不遂，肝失调达，肝郁耗血，致肾精亏虚，不能生髓养骨，肢体不用；或气郁日久，血行不畅，停而为瘀，血不化精。

4. 血瘀痰阻

血液的运行依赖气的推动，气虚不能推动血液和津液，可产生瘀、痰等病理产物，血瘀痰阻，经络不通，继而加重骨质疏松症的病情。

二、骨质疏松的诊断

骨质疏松的诊断应根据双能 X 线吸收测定法（DXA）测定的骨密度（BMD）结果确定是骨量低下（低于同性别 PBM，介于 1 个标准差与 2.5 个标准差之间）、骨质疏松（低于同性别 PBM 超过 2.5 个标准差）或严重骨质疏松（骨质疏松伴一处或多处脆性骨折；如发生脆性骨折，临床上即可直接诊断骨质疏松症）。对于所有骨质疏松可疑者，均应行 BMD 测量。

一般情况下，可根据病人的性别、年龄、形体和临床用生理年龄预诊法及综合分析法对骨质疏松作出初步诊断。同时，配合生化检查等手段作鉴别诊断，判定是原发性还是继发性骨质疏松症，是绝经后骨质疏松，还是老年性骨质疏松。多数情况下，绝经后骨质疏松早期为高转换型，而老年性骨质疏松多为正常转换型或低转换型。骨代谢转化包括骨形成和骨吸收两个方面，常用的骨形成指标有：血清总碱性磷酸酶（TALP）、骨源性碱性磷酸酶（BALP）和Ⅰ型前胶原 N-末端前肽（PINP）。常用的骨吸收指标有：尿钙、尿吡啶啉、抗酒石酸盐酸性磷酸酶（TRAP）及Ⅰ型胶原交联 C-末端肽（CTX）等。目前，国际骨质疏松基金会推荐 PINP 和 CTX 作为敏感性相对较好的两个骨转换生化标志物，二者若明显升高则提示骨代谢转换率增高。

骨质疏松患者早期常无明显症状，常常在发生脆性骨折后进行 X 线或骨密度检查时才发现，其典型临床表现为骨痛、骨畸形和骨折。较重患者常有腰背部疼痛或全身骨痛，骨痛通常呈弥漫性，无固定部位，常于劳累或活动后加重，导致负重能力下降或不能负重，严重时出现活动受限。骨质疏松患者可出现身材变矮、驼背等脊柱畸形和伸展受限，胸椎压缩性骨折可导致胸廓畸形，出现胸闷、气短、呼吸困难等表现；腰椎压缩性骨折可改变腹部解剖结构，导致腹痛、腹胀、便秘、食欲减低以及过早饱胀等症。骨质疏松患者骨折的好发部位为胸腰椎、髋部和前臂。

结合中医病机及临床表现，可大致将骨质疏松症的中医辨证分型归为如下几类：

1. 脾胃气虚型

肌肉松软，关节隐痛，疲乏无力，气短懒言，精神不振，容易出汗，舌质淡胖、边有齿痕，脉象虚缓。

2. 肝肾阴虚型

腰脊下肢疼痛，腰膝酸软，足踝无力易摔倒，伴头晕眼花，五心烦躁，眼睛干涩或视物模糊，甚至头手颤动，失眠多梦，盗汗健忘，舌红苔少，脉细弱。

3. 脾肾阳虚型

肌肉松弛，腰膝疼痛，遇冷加重，平时形寒怕冷，手足不温，伴神疲乏力，喜热饮食，大便溏薄，小便清长，舌淡嫩胖，脉沉迟。

4. 肝气郁结型

胸胁及背部胀满疼痛，有时疼痛走窜无定处，伴心烦，闷闷不乐，多愁善感，易叹息，女性乳房胀痛，咽部有异物感，舌红苔薄白，脉弦。

5. 痰湿内阻型

肢体或关节刺痛，痛处固定，痛处周边常有瘀斑，常伴面色晦黯，胸闷痞满，头困身重，周身关节酸痛，阴雨天及居住潮湿环境则酸痛加重，易出黏汗，胸闷痰多，舌体胖大，舌下静脉发紫，苔白腻，脉滑。

三、骨质疏松的中医预防

骨质疏松症的预防，早在《黄帝内经》中就有所记载，《素问·生气通天论》云："圣人陈阴阳，筋脉和同，骨髓坚固，气血皆从，如是则内外调和，邪不能害，耳目聪明，气立如故。"又曰："是故谨和五味，骨正筋柔，气血以流，腠理以密，如是则骨气以精，谨道如法，长有天命"。分别论述了调和阴阳及饮食对人体的重要性。基于中医基础理论，结合现代预防医学理念，识别骨质疏松高危人群，开展卫生宣教及早期健康干预，可极大地提高骨质疏松预防的效果。

（一）高危人群识别

1. 个体因素

（1）体质特征。

骨量正常人群的体质大多是平和质和湿热质，调查发现湿热质人群的雌激素水平偏高，初步认为湿热质是骨密度的保护体质之一。骨量减少人群和骨质疏松高发人群的体质类型是气虚质、阳虚质、阴虚质、痰湿质、血瘀质和气郁质等 6 种偏颇体质。气虚质者脾气虚弱，水谷精微化生不足，无以充养骨髓；阳虚质者阳气不足，不能温煦筋脉；阴虚质者精血津液不足，骨髓生化乏源，导致百骸萎废；痰湿质者以痰湿凝聚，阻滞经络；血瘀质者血行瘀滞，筋脉失养；气郁质者气机郁滞，血行不畅，骨髓失养，皆易罹患本病。

（2）性格情志特征。

长期的抑郁或焦虑状态可能与人体的骨密度降低有关，并且在绝经前的女性中，此种相关性更大。对于老年人，由于多种因素导致心理承受能力较年轻人差，容易产生抑郁或悲观情绪，长期负面的情绪会导致体内酸性物质的沉积，引起钙质流失，出现骨质疏松。

（3）年龄与性别特征。

骨质疏松症的发病率随着年龄的增加而逐渐增高，人类的骨量到 35 岁时达到高峰，然后开始逐渐减少，骨密度及强度均下降，到 80 岁时人体的骨矿含量比 35 岁高峰时减少了一半。另外，女性在绝经后便出现骨量丢失增加，50 岁以后的女性骨质疏松症的发病率要比同龄男性高出 2 倍以上，绝经时间越早，骨量丢失越多。

（4）营养与健康状况。

钙是骨无机质中最主要的矿物质，钙摄入不足必然影响骨矿化，同时，钙缺乏时，机体为了维持血清钙达到一定水平，就要将骨中钙释放到血液中，由此导致骨中钙量逐渐减少，容易引起骨质疏松。此外，长期的维生素缺乏，如体内维生素 D 缺乏时，保护骨的作用不足，易导致骨质疏松；体内维生素 C 不足时，影响骨基质形成并使胶原的成熟发生障碍，也容易产生骨质疏松；对老年人来说，维生素 K 水平和骨密度呈正相关，若维生素 K 长期摄入不足，则容易引起骨折。

个体健康状况恶化是发生骨质疏松的重大风险。某些疾病可以引起骨量减少、骨微结构破坏、骨脆增加，导致骨质疏松症的发生。常见的疾病有内分泌代谢性疾病如皮质醇增多症、甲状腺功能亢进症、糖尿病等，结缔组织疾病如系统性红斑狼疮、类风湿关节炎、干燥综合征等，胃肠疾病和营养性疾病如胃切除、营养性蛋白质缺乏、酒精中毒、低钙饮食等，肝肾疾病如慢性肝脏疾患、慢性肾炎血液透析等以及血液系统肿瘤等。

（5）遗传特征。

个体的峰值骨量及骨强度主要由遗传因素决定，大约 85% 的个体峰值骨量变异是由遗传因素决定的，通过某些基因表达多种细胞因子进行调控，但具体的主效基因目前仍未明确。此外，个体的骨代谢转换率亦由遗传因素决定，通过破骨细胞介导的骨吸收使得骨量下降、骨脆性增加和骨强度降低。

2. 生活方式

足够的体力活动有助于提高峰值骨量，减少骨丢失。成骨细胞具有接受、负重等力学机械刺激的受体，因此，成年后的体力活动是刺激骨形成的基本方式，活动过少则易于发生骨丢失，对于长年卧床的老人钙的丢失更加明显。

吸烟酗酒是骨质疏松的危险因素，据研究，长期被动吸烟的人，骨密度也显著降低。酒精对成骨细胞有直接的毒性，过量饮酒会导致骨量下降，加速骨钙的丢失，形成骨质疏松。生活起居中，若经常熬夜可能是导致骨质疏松的诱因之一，熬夜时人体内骨质丢失速率增快，并且造成钙质吸收障碍，骨形成速率减慢，从而导致骨质逐步疏松，骨密度下降。

3. 环境因素

环境对骨质疏松影响很大，如光照对骨质疏松的影响已得到医学界的认可，如果长期缺少日光中的紫外线照射皮肤，使体内一系列的光生物学作用受到影响，会使活性维生素 D 的生成减少，进而影响体内的钙、磷代谢，肠钙吸收量下降，进而导致骨的密度降低。

（二）中医防治措施

1. 情志调治

中医强调"形与神俱""形神合一"，注重养神与养形两个基本方面。骨质疏松症患者多思想负担重，易有烦躁、自卑、忧郁等不良情绪。患者应该多与人沟通，乐观对待生活，避免情绪波动过大，同时，家属及医护人员要多与患者进行沟通交流，帮助患者树立对疾病的正确认知，在鼓励患者进行持续有效治疗的同时降低患者过高的期望值。

2. 起居调治

骨质疏松症患者要养成良好的生活习惯，做到起居有常，避免熬夜、久视久卧。不要做剧烈运动，注意避免跌倒，以免造成骨折。选用床垫切忌走极端，不睡太软和太硬的床。改变体位时动作不能太猛。

3. 饮食调治

饮食是生命活动最基本的物质来源，是气血生化的源泉。合理的膳食结构，会给预防和治疗骨质疏松症带来极大的裨益。要通过多吃含钙食物来增加钙的摄入量。此外，蛋白质的摄入对老年性骨质疏松症的预防尤为重要，蛋白质对骨基质的构建起重要作用，人到中老年要保证满足机体的蛋白质营养需要，应当合理搭配，保证供给，摄入充足的食物蛋白质，以达到补益气血、强壮筋骨之目的。同时，骨质疏松症患者应戒烟，忌饮酒、浓茶、咖啡和碳酸饮料，以减少骨钙流失。

4. 药膳调治

虾米海带冬瓜汤：取虾米、海带、冬瓜适量、盐少许，加水煲汤食用。此药膳有补充蛋白质和钙质的作用，对防止和缓解骨骼疾病有一定的辅助作用。

枸杞当归排骨汤：取猪排骨、枸杞子、当归适量，加清水适量及葱、姜、精盐料酒等，文火蒸烂。此药膳可补血活血、强腰健骨，适用于骨质疏松症的辅助食疗。

杜仲木瓜羊肉汤：用木瓜1个，去皮、籽，榨汁，另取杜仲、羊肉适量，加水以及生姜、葱、料酒、盐等佐料，共放入炖锅中，煮沸后文火慢炖至肉烂食用。此药膳适用于骨质疏松症引起痉挛疼痛的辅助食疗。

5. 针灸调治

针灸能作用于内分泌系统，有效地纠正激素的紊乱状态，平衡钙磷代谢，改善骨质疏松的程度。针灸治疗骨质疏松症可有效地缓解患者的症状，减轻患者的痛苦。

（1）体针：取背俞穴、夹脊穴、原穴和八会穴为主。脾胃气虚者，加内关、气海；肝肾阴虚者，加三阴交、太溪；脾肾阳虚者加关元、命门，配合隔姜灸或雷火灸；肝气郁结者加阳陵泉、行间；痰湿瘀阻者，加丰隆、血海，配合挑刺、刺血、拔罐等。因为背俞穴邻近内脏重要器官，对于第十二胸椎以上的背俞穴，可斜刺5分~1寸深；在第十二胸椎以下的背俞穴，可斜刺1~1.5寸深，进针的方向是朝脊椎侧。原穴在具体应用时，还可与其他腧穴相配伍，常用的配伍方法有脏、腑原穴相配，原、络相配，原、俞相配等。

（2）耳针：取肾、肝、脾、内分泌、肾上腺、皮质下等穴，用短毫针刺（或用王不留行、白芥子贴压）。

6. 推拿调治

轻度骨质疏松的患者可以进行适度的推拿和按摩，严重骨质疏松症的患者，其骨质的骨皮质变薄，骨小梁纤细，不能耐受力量，即使打一个喷嚏，都可能导致骨折，所以禁止推拿。

7. 动静调治

适度的锻炼可以增强体质，提高机体免疫力，坚持运动还可增强骨质的强度和骨量，延缓骨骼老化，预防骨质疏松。同时，多参加户外活动，增加接触阳光的时间，促进体内维生素 D 的转化，利于钙的吸收。活动要量力而行，劳逸结合，循序渐进，持之以恒，"内养精气神，外练皮筋骨"，动与静结合，养神与炼形结合。对于老年骨质疏松症患者，适宜的运动有散步、打太极拳、游泳、舞蹈、习练老年体操等。同时要注意预防跌倒。

8. 其他调治

（1）刮痧：先点刮大椎、肝俞、脾俞、肾俞，再从大椎穴旁沿夹脊穴两侧向下，呈一条直线向下，尽可能长地进行刮拭，最后刮拭胸背到腰两侧的肌肉。刮拭的力度要适中，动作要均匀，以皮肤出现轻度的紫红色为度。

（2）熨敷：用粗盐（或添加干姜、小茴香等辅助中药）炒热，制成药袋，趁热敷熨背俞穴、夹脊穴和疼痛部位，适用于骨质疏松症阳虚和血瘀体质者。

（3）拔罐：以走罐法为主，将腰背部涂上润滑油后，将罐吸拔在大椎穴，手握罐底，沿背俞穴和夹脊穴方向上下来回推移，至皮肤潮红为止。

（4）贴穴：用当归、红花、伸筋草、透骨草、骨碎补、川续断、杜仲等中药制成药饼，贴敷在肝俞、脾俞、肾俞及疼痛阿是穴，可达到补益肝肾、活血通络、强筋健骨的功效。

（5）日光浴：日光浴能够促使内源性维生素 D 的合成，促进机体对钙质的吸收，另外，日光浴还可促进骨折复位后的愈合，因此有助于骨质疏松症的防治。日光浴以平射的阳光照射为宜，每日上午 8 ~ 10 时、下午 3 ~ 4 时为最佳日照时间。一般日光浴时间以 5 min 为宜，以后可每次增加 5 min，若全身反应良好，可延长至 30 min，冬季照射时间可适当延长。进行日光浴时，宜戴上墨镜保护眼睛，涂防晒霜防止皮肤灼伤。

本章小结

本章主要介绍了肥胖、糖尿病、高血压、冠心病、慢阻肺、脂肪肝、痛风、慢性萎缩性胃炎、骨质疏松等常见慢性非传染性疾病等的概念、成因、诊断和中医预防。重点是通过中医学对这些疾病的病因和病机的认识，探讨中医预防措施，以期指导患者日常调护，从而有效控制和改善此类疾病的发展，缓解临床症状，减少此类疾病的复发，提高患者的生存质量，减少家庭和社会的经济负担。

第六章思考与练习

1. 单项选择题
（1）慢阻肺的主要特征为（   ）。
A. 大气道阻塞　　　B. 小气道阻塞　　　C. 双肺哮鸣音
D.桶状胸　　　E.胸片肺纹理增粗

（2）脂肪肝的中医病因下列哪项应除外？（　　）

A. 饮食不节　　B. 情志失调　　C. 劳逸失度　　D. 体胖痰湿　　E. 外邪侵袭

（3）脂肪肝的危害下列哪项应除外？（　　）

A. 肺气肿　　B. 冠心病　　C. 糖尿病　　D. 中风　　E. 肝硬化

（4）痛风的中医病因下列哪项应除外？（　　）

A. 禀赋不足　　　B. 风寒湿邪外袭　　　C. 湿热内蕴

D. 饮食不节　　　E. 阳气亏虚

（5）下列哪项不是痛风的临床表现？（　　）

A. 血尿酸增高　　　B. 四肢关节疼痛　　　C. 血沉增高

D. 胆固醇增高　　　E. 痛风石

（6）导致慢性萎缩性胃炎发生的主要胃内攻击因子是（　　）。

A. 胆汁反流　　　B. 吸烟　　　C. 酗酒

D. 幽门螺杆菌　　　E. 非甾体抗炎药

（7）张某，患慢性萎缩性胃炎 2 年，现见胃脘饥嘈不适，心烦易怒，大便干燥。舌红苔黄，脉弦数。该辨证属（　　）。

A. 肝胃气滞　　B. 脾胃湿热　　C. 肝胃郁热　　D. 脾胃虚弱　　E. 胃阴不足

（8）以下不适合慢性萎缩性胃炎患者的锻炼方式是（　　）。

A. 散步　　　B. 太极拳　　　C. 垂钓　　　D. 爬山　　　E. 自由搏击

2. 问答题

（1）什么是肥胖症？在饮食方面如何进行有效的预防？

（2）如何从体质角度谈糖尿病的防治？

（3）高血压在日常生活中如何进行防治？

（4）如何预防冠心病的发生？

（5）中医如何参与慢阻肺的疾病预防？

（6）请简述脂肪肝的中医预防措施。

（7）如何在中医理论指导下预防痛风？

（8）简述慢性萎缩性胃炎的临床表现。

（9）如何在饮食调理方面预防慢性萎缩性胃炎进展？

（10）慢性萎缩性胃炎患者应如何调摄情志以预防病情进展？

（11）请从骨质疏松的成因思考如何进行骨质疏松的预防。

（12）请详细叙述骨质疏松的中医预防策略。

（13）请叙述骨质疏松症的中医辨证分型。

第七章

常见传染性疾病的中医预防

⊕ 本章重点

新型冠状病毒肺炎、水痘、流行性腮腺炎、肺结核、病毒性肝炎的病因、传播方式、临床表现；中医对新型冠状病毒肺炎、水痘、流行性腮腺炎、肺结核、病毒性肝炎等传染性疾病的未病先防和已病防变的常用方法。

⊕ 学习要求

（1）掌握新型冠状病毒肺炎、水痘、流行性腮腺炎、肺结核、病毒性肝炎的病因、传播方式、临床表现；中医对上述疾病未病先防和已病防变的常用方法。

（2）熟悉新型冠状病毒肺炎、水痘、流行性腮腺炎、肺结核、病毒性肝炎的概念；中医对以上疾病的病因和病机的认识。

（3）了解中医对新型冠状病毒肺炎、流行性腮腺炎、肺结核、病毒性肝炎瘥后防复的方法。

传染性疾病是由特殊病原体（如病毒、细菌等）引起，具有传染性的一类疾病。中医学称传染病为疫病、疠、瘟疫、疾疫、温疫等。纵观人类历史，传染性疾病对于人类健康的威胁从未停止，对人类社会各领域的发展造成了广泛而深远的影响。中医在治疗传染病的反复医疗实践和学术争鸣中积累了丰富的经验。本章对新型冠状病毒肺炎、水痘、流行性腮腺炎、肺结核、病毒性肝炎等常见传染病的病因、传播方式、中医病因病机的认识和预防治疗等进行介绍。

第一节　新型冠状病毒肺炎

案例 7-1

杨某，女，47岁。主诉：发热、咳嗽3天。患者3天前出现发热，最高至39 ℃，伴见干咳、无痰，胸闷气短。现症见中午和晚上发热，手足冰冷，背部恶寒，无汗，咳嗽无痰，乏力嗜睡，胸闷气短，喘气重，胃口极差，大便稀，每日4次，小便橘黄，面潮红，舌质红，舌体胖大，舌有齿痕，舌中后部黄厚。查血示：白细胞、血小板、淋巴细胞数均低，肺炎衣原体及肺炎支原体阴性，呼吸道合胞病毒及腺病毒 IgM 阴性，柯萨奇病毒 B 组 IgM 抗体皆为阴性；咽拭子新冠病毒核酸 PCR 检测（＋）；CT 提示：肺部磨玻璃影。

请问：

该患者患了何种疾病？该疾病主要通过哪些方式传播？

新型冠状病毒肺炎，简称"新冠肺炎"，是由 2019 新型冠状病毒（2019-nCoV；SARS-CoV-2）感染人体导致的急性呼吸道传染疾病。新冠肺炎以发热、干咳、乏力为主要表现，部分患者以嗅觉、味觉减退或丧失等为首发症状，少数患者伴有鼻塞、流涕、咽痛、结膜炎、肌痛和腹泻等症状。重症患者多在发病一周后出现呼吸困难和（或）低氧血症，严重者可快速进展为急性呼吸窘迫综合征、脓毒症休克、难以纠正的代谢性酸中毒和凝血功能障碍及多器官功能衰竭等。极少数患者还可有中枢神经系统受累及肢端缺血性坏死等表现。值得注意的是重型、危重型患者病程中可为中低热，甚至无明显发热。轻型患者可表现为低热、轻微乏力、嗅觉及味觉障碍等，无肺炎表现。少数患者在感染新型冠状病毒后可无明显临床症状。

新型冠状病毒肺炎由于传染性较强、传播范围广，因此国家卫生健康委员会将新型冠状病毒肺炎纳入乙类传染病，按甲类传染病进行预防和控制。

一、新型冠状病毒肺炎的成因

新冠肺炎由新型冠状病毒引起，该病毒为 β 属冠状病毒，有包膜，颗粒呈圆形或椭圆形，直径 60～140 nm，具有 5 个必需基因，分别针对核蛋白（N）、病毒包膜（E）、基质蛋白（M）和刺突蛋白（S）4 种结构蛋白及 RNA 依赖性的 RNA 聚合酶（RdRp）。

新冠病毒通过刺突蛋白结合宿主细胞的血管紧张素转化酶 2（ACE-2）进入细胞。体外分离培养时，新型冠状病毒 96 h 左右即可在人呼吸道上皮细胞内发现，而在非洲绿猴肾细胞系 VeroE6 和人肝癌 Huh-7 细胞系中分离培养约需 4~6 d。新冠病毒对紫外线和热敏感，56 ℃ 30 min、乙醚、75%乙醇、含氯消毒剂、过氧乙酸和氯仿等脂溶剂均可有效灭活病毒，氯己定不能有效灭活病毒。

二、新冠肺炎的传播方式

（一）传染源

新冠肺炎的传染源主要为新冠患者和无症状感染者，患者在潜伏期即有传染性，发病后 5 d 内传染性较强。

（二）传播途径

经呼吸道飞沫和密切接触传播是新冠肺炎主要的传播途径。接触病毒污染的物品也可造成感染。在相对封闭的环境中长时间暴露于高浓度气溶胶也存在经气溶胶传播的可能。由于在粪便、尿液中可分离到新型冠状病毒，因此应注意其对环境污染造成接触传播或气溶胶传播。

（三）易感人群

人群普遍易感。感染后或接种新型冠状病毒疫苗后可获得一定的免疫力，但持续时间尚不明确。

三、新冠肺炎的中医预防

中医认为新冠肺炎属于瘟疫，新冠病毒属湿毒范畴。新冠病毒由口鼻侵入人体，肺卫受邪，正邪相争，故而发热；肺卫邪气不解，由表入里，内舍于肺，导致肺气宣发、肃降不利，肺气郁闭，则见咳嗽；肺主通调水道，肺为水上之源，肺失宣肃，人体津液代谢失常，炼津成痰，则见咯痰。脾主运化，居中央以灌四旁，不仅为气机之枢纽，还可实四肢、肥腠理、养五脏。新冠病毒侵袭人体，困阻于脾，脾阳不振，运化无权，水湿停聚，中焦气机不畅则表现为恶心呕吐，气机失于条达，水谷精微不能运化，四肢肌肉不得禀水谷气而生，则表现为肌肉酸痛、乏力。湿毒入里，气滞湿停，郁而化热，津液被阳热煎熬，则痰涕黄稠或干咳无痰。火热之邪灼伤血络，迫血妄行，则吐血、衄血。热入阳明，肠热津亏，传导失司，则大便秘结。热扰心神，则烦躁不宁。若病情进一步传变，逆传心包，可表现为神昏谵语、喘脱、厥脱等症。此外，热入营血，血热互结，血液运行不畅，或热灼肺络，血溢于外，可导致血瘀、出血；或湿毒滞于三焦，气机不畅，亦可加重血瘀，患者表现为口唇青紫、舌质紫暗，则病情危重。邪之所凑，其气必虚，或火热邪气盛则成毒，伤津耗气，故患者疲乏、倦怠。总之，新冠肺炎的发生、发展与湿、热、瘀、毒、虚密切相关。其病理机制的核心是疫毒闭肺，病变部位以肺脏为主，涉及多个脏器。

由于目前尚无治疗新冠肺炎感染的特效药物，因此治疗以对症治疗为主，主要依靠患者自身免疫力恢复健康。因此，中医认为"补正气"对新冠肺炎的预防具有积极的现实意义。在新冠疫情的防控处置中，中医强调培养正气，提高机体的抗邪能力，通过充实卫气，提高人体防御屏障功能，对预防新冠肺炎的发生以及防止轻型、普通型转变为重型和危重型具有重要意义。

（一）未病先防

1. 各类人群预防处方

（1）普通人群预防处方。

处方组成：芦根 30 g、金银花 10 g、荷叶 10 g、牛蒡子 10 g、薄荷 10 g（后下）、炒白术 10 g、藿香 10 g（后下）。

煎服方法：上药用冷水浸泡 30 min 后，非后下药先煎煮 5 min 加入后下药，煮沸后改用小火继续煮 5 min，连续熬 2 次，将 2 次所熬药液混匀约 450 mL，每次服约 150 mL，一日 3 次，一日一剂。

（2）体弱人群预防处方。

处方组成：黄芪 15 g、防风 10 g、金银花 10 g、荷叶 10 g、薄荷 10 g（后下）、藿香 10 g（后下）、炒白术 10 g。

煎服方法：上药用冷水浸泡 30 min 后，非后下药先煎煮 5 min 加入后下药，煮沸后改用小火继续煮 5 min，连续熬 2 次，将 2 次所熬药液混匀约 450 mL，每次服约 150 mL，一日 3 次，一日一剂。

（2）儿童预防处方。

处方组成：金银花 5 g、菊花 5 g、薄荷 5 g、芦根 10 g、藿香 5 g（后下）、炒白术 5 g。

煎服方法：上药用冷水浸泡 30 min 后，非后下药先煎煮 5 min 加入后下药，煎至香气大出，即取服，勿过煮。一日一剂，每剂根据年龄大小每天服 50～100 mL。

推荐中成药：抗病毒颗粒、小儿豉翘颗粒。

2. 居家防护

（1）清新空气。

① 熏蒸处方：艾叶 10 g、石菖蒲 10 g、连翘 10 g、金银花 15 g、薄荷 15 g。

使用方法：加水 1 000 mL，浸泡 10 min，小火慢煮 30 min，浓缩成药液约 150 mL。使用时在室内进行，将熏蒸方药液加入洗净的家用空气加湿器中通电熏蒸或者在锅中持续蒸煮挥发，每天 1～2 次。

② 香囊处方：藿香 10 g、薄荷 10 g、山奈 10 g、苍术 10 g。

使用方法：共研细末，装于布袋中，挂于室内，或随身佩戴，具有芳香辟秽解毒之功效，以预防疫病。孕妇及有过敏性疾病（如哮喘、鼻炎等）者不建议使用。

（2）合理膳食。

饮食应煮熟煮透，营养搭配均衡。可食用一些药食同源的食物，如萝卜、芦笋、山药、蒲公英、藿香、菊花、荷叶等。切记不能吃野味。

（3）合理运动。

运动适度，可学习运用传统保健强身方法如太极拳、五禽戏、八段锦等，根据个人条件选择适合自己的锻炼方法。

（4）调畅情志。

保持精神内守，勿惊慌，舒心气、畅心神、怡心情，勿躁、勿虑、静养。

（5）穴位保健。

对足三里、气海、关元等重要强身壮体的保健穴位，经常施灸、按摩等，可以增强人体的正气以达到防病祛疾的目的。

（6）起居有常。

作息规律，保证充分睡眠。顺应气候变化，及时调整衣被和室内温度，注意防寒保暖。若出汗，则热水浴并及时更衣。尽量避免到人群聚集的场所。

（二）已病防变

新冠肺炎的临床分型为：轻型、普通型、重型、危重型、恢复期，对应中医证候分别为：寒湿郁肺证、湿热蕴肺证；湿毒郁肺证、寒湿阻肺证；疫毒闭肺证、气营两燔证；内闭外脱证；肺脾气虚证、气阴两虚证。

1. 轻　型

（1）寒湿郁肺证。

临床表现：发热，乏力，周身酸痛，咳嗽，咯痰，胸紧憋气，纳呆，恶心，呕吐，大便黏腻不爽。舌质淡胖，边有齿痕或淡红，苔白厚腐腻或白腻，脉濡或滑。

推荐处方：寒湿疫方。

基础方剂：生麻黄 6 g、生石膏 15 g、杏仁 9 g、羌活 15 g、葶苈子 15 g、贯众 9 g、地龙 15 g、徐长卿 15 g、藿香 15 g、佩兰 9 g、苍术 15 g、云苓 45 g、生白术 30 g、焦三仙各 9 g、厚朴 15 g、焦槟榔 9 g、煨草果 9 g、生姜 15 g。

服法：每日 1 剂，水煎 600 mL，分 3 次服用，早中晚各 1 次，饭前服用。

（2）湿热蕴肺证。

临床表现：低热或不发热，微恶寒，乏力，头身困重，肌肉酸痛，干咳痰少，咽痛，口干不欲多饮，或伴有胸闷脘痞，无汗或汗出不畅，或见呕恶纳呆，便溏或大便黏滞不爽。舌淡红，苔白厚腻或薄黄，脉滑数或濡。

推荐处方：槟榔 10 g、草果 10 g、厚朴 10 g、知母 10 g、黄芩 10 g、柴胡 10 g、赤芍 10 g、连翘 15 g、青蒿 10 g（后下）、苍术 10 g、大青叶 10 g、生甘草 5 g。

服法：每日 1 剂，水煎 400 mL，分 2 次服用，早晚各 1 次。

2. 普通型

（1）湿毒郁肺证。

临床表现：发热，咳嗽痰多，或有黄痰，憋闷气促，腹胀，便秘不畅。舌质暗红，舌体胖，苔黄腻或黄燥，脉滑数或弦滑。

推荐处方：宣肺败毒方。

基础方剂：生麻黄 6 g、苦杏仁 15 g、生石膏 30 g、生薏苡仁 30 g、苍术 10 g、藿香 15 g、青蒿 12 g、虎杖 20 g、马鞭草 30 g、干芦根 30 g、葶苈子 15 g、化橘红 15 g、生甘草 10 g。

服法：每日 1 剂，水煎 400 mL，分 2 次服用，早晚各 1 次。

（2）寒湿阻肺证。

临床表现：低热，身热不扬，或未热，干咳，少痰，倦怠乏力，胸闷，脘痞，或呕恶，便溏。舌质淡或淡红，苔白或白腻，脉濡。

推荐处方：苍术 15 g、陈皮 10 g、厚朴 10 g、藿香 10 g、草果 6 g、生麻黄 6 g、羌活 10 g、生姜 10 g、槟榔 10 g。

服法：每日 1 剂，水煎 400 mL，分 2 次服用，早晚各 1 次。

3．重　型

（1）疫毒闭肺证。

临床表现：发热面红，咳嗽，痰黄黏少，或痰中带血，喘憋气促，疲乏倦怠，口干苦黏，恶心不食，大便不畅，小便短赤。舌红，苔黄腻，脉滑数。

推荐处方：化湿败毒方。

基础方剂：生麻黄 6 g、杏仁 9 g、生石膏 15 g、甘草 3 g、藿香 10 g（后下）、厚朴 10 g、苍术 15 g、草果 10 g、法半夏 9 g、茯苓 15 g、生大黄 5 g（后下）、生黄芪 10 g、葶苈子 10 g、赤芍 10 g。

服法：每日 1 ~ 2 剂，水煎服，每次 100 ~ 200 mL，一日 2 ~ 4 次，口服或鼻饲。

（2）气营两燔证。

临床表现：大热烦渴，喘憋气促，神昏谵语，视物错瞀，或发斑疹，或吐血、衄血，或四肢抽搐。舌绛少苔或无苔，脉沉细数，或浮大而数。

推荐处方：生石膏 30 ~ 60 g（先煎）、知母 30 g、生地 30 ~ 60 g、水牛角 30 g（先煎）、赤芍 30 g、玄参 30 g、连翘 15 g、丹皮 15 g、黄连 6 g、竹叶 12 g、葶苈子 15 g、生甘草 6 g。

服法：每日 1 剂，水煎服，先煎石膏、水牛角后下诸药，每次 100 ~ 200 mL，每日 2 ~ 4 次，口服或鼻饲。

推荐中成药：喜炎平注射液、血必净注射液、热毒宁注射液、痰热清注射液、醒脑静注射液。功效相近的药物根据个体情况可选择一种，也可根据临床症状联合使用两种。中药注射剂可与中药汤剂联合使用。

4．危重型

临床表现：呼吸困难、动辄气喘或需要机械通气，伴神昏，烦躁，汗出肢冷，舌质紫暗，苔厚腻或燥，脉浮大无根。

推荐处方：人参 15 g、黑顺片 10 g（先煎）、山茱萸 15 g，送服苏合香丸或安宫牛黄丸。出现机械通气伴腹胀便秘或大便不畅者，可用生大黄 5 ~ 10 g。机械通气时如出现人机不同步情况，在镇静和肌松剂使用的情况下，可用生大黄 5 ~ 10 g 和芒硝 5 ~ 10 g。

推荐中成药：血必净注射液、热毒宁注射液、痰热清注射液、醒脑静注射液、参附注射液、生脉注射液、参麦注射液。功效相近的药物根据个体情况可选择一种，也可根据临床症状联合使用两种。中药注射剂可与中药汤剂联合使用。

5. 恢复期

（1）肺脾气虚证。

临床表现：气短，倦怠乏力，纳差呕恶，痞满，大便无力，便溏不爽。舌淡胖，苔白腻，脉弱。

推荐处方：法半夏 9 g、陈皮 10 g、党参 15 g、炙黄芪 30 g、炒白术 10 g、茯苓 15 g、藿香 10 g、砂仁 6 g（后下）、甘草 6 g。

服法：每日 1 剂，水煎 400 mL，分 2 次服用，早晚各 1 次。

（2）气阴两虚证。

临床表现：乏力，气短，口干，口渴，心悸，汗多，纳差，低热或不热，干咳少痰。舌干少津，脉细或虚无力。

推荐处方：南北沙参各 10 g、麦冬 15 g、西洋参 6 g，五味子 6 g、生石膏 15 g、淡竹叶 10 g、桑叶 10 g、芦根 15 g、丹参 15 g、生甘草 6 g。

服法：每日 1 剂，水煎 400mL，分 2 次服用，早晚各 1 次。

（三）瘥后防复

有少部分新冠病例出现核酸阴性后又复阳的情况，实际上影响核酸复阳的因素很多，其中最常见、最重要是余湿未清，伏邪未尽以及正气亏虚、正不抑邪。

"湿为阴邪，易伤阳气，阻遏气机"，此湿邪之第一特性。湿邪重浊黏腻，易伤脾胃。上而肺络，中而三焦、膜原，下而肠胃，这些部位或深藏或曲折，气不易到，而湿浊黏滞而不喜动，非常容易出现水湿内停的情况。新冠肺炎更易发于膏粱之人，内伤湿浊，外感疫气，伏藏日久，待机化热而发。且无形之寒热易依附有形之湿邪，或湿热交蒸，或寒湿凝滞等，又可潜伏，每致疾病经久不愈。故治疗核酸复阳患者，需要祛邪攻毒，但祛邪不宜过猛，应注意扶正固本，做到祛邪攻毒不伤正，扶正固本不助邪。

1. 中药防复

（1）余邪未尽、气阴两虚证。

临床表现：心烦口渴，少气懒言，痰少，或干呕咳逆，或鼻咽干燥，口淡食少，舌红少苔，脉细或细数。

治法：益气养阴、健脾除湿。

处方：沙参麦冬汤合四君子汤加减。

主要组成：北沙参 15 g，麦冬 15 g，法半夏 10 g，太子参 20 g，炒白术 15 g，茯苓 15 g，炙甘草 10 g。

煎服方法：上药用冷水浸泡 30 min 后煎煮，大火煮沸后改用小火继续煮 20 min，连续熬 3 次，将 3 次所熬药液混匀约 450 mL，每次约 150 mL，一日 3 次，一日一剂。

推荐中成药：参苓白术胶囊（口服液、散、丸、颗粒、片）。

（2）肺肾气虚，痰瘀互结证。

临床表现：气短，胸闷，乏力，胸部 CT 影像学改变吸收欠佳，舌质红，或舌有瘀点，苔薄白，脉沉涩无力。

治法：补肺益肾，化痰逐瘀。

处方：补肺汤合三子养亲汤加减。

主要组成：黄芪 15 g，太子参 15 g，山茱萸 15 g，枳实 10 g，苏子 10 g，白芥子 10 g，五味子 10 g，川芎 10 g，红花 10 g。

煎服方法：上药用冷水浸泡 30 min 后煎煮，大火煮沸后改用小火继续煮 20 min，连续熬 3 次，将 3 次所熬药液混匀约 450 mL，每次约 150 mL，一日 3 次，一日一剂。

推荐中成药：金水宝（片/胶囊）。

2. 针灸防复

（1）穴位按压：可选择中府、膻中、中脘、天枢、关元、足三里、三阴交、内关、百会。每穴按揉操作 50~100 次，每次操作以穴位感到酸胀或发热感为度。建议每日早晚各一次。

（2）艾灸法：可选择中脘、天枢、关元、气海、足三里、三阴交。其中，中脘、天枢、关元、气海采用温灸盒/随身灸盒施灸 20~30 min；足三里、三阴交采用随身灸盒或艾条悬灸施灸 10 min 左右。建议每日施灸 1 次。

（3）耳穴压丸：可选择肺、支气管、胃、脾、神门、交感。将耳穴压丸贴片贴于上述耳穴上，每日适度按压。建议贴压 1~2 天后取下，间隔 1 天后可再次贴压。

（4）针刺疗法：可选择肺俞、膻中、关元、阴陵泉、足三里等穴位随症配穴，若乏力、肢冷、舌淡者，可加膈俞、肾俞、脾俞；若食欲差、大便稀溏，可加中脘、天枢、大肠俞；若咳嗽、咳痰者，可加中府、孔最等。还可配合艾灸、拔罐等方法，或采用皮内针埋针。

3. 运动防复

（1）传统功法。

新冠肺炎轻型及普通型患者出院后，可采取多种功法；重型或危重型患者出院后，根据自身恢复情况选择适当的传统功法。

① 八段锦：练习时间 10~15 min 左右，建议每日 1~2 次，按照个人体质状况，以能承受为宜。

② 太极拳：推荐每日 1 次，每次 30~50 min 为宜。

③ 六字诀："嘘、呵、呼、呬、吹、嘻"，依次每个字 6 s，反复 6 遍，腹式呼吸方式，建议每日 1~2 组，根据个人具体情况调整当天运动方式及总量。

（2）体能锻炼方法。

新冠肺炎轻型及普通型患者出院后，还可根据自身情况，采取低强度、短时间、循序渐进的运动方式以帮助肺部功能康复和恢复体力。

① 关节拉伸锻炼：可选择颈前屈拉伸、颈后拉伸、颈左右旋拉伸、抱头张肩拉伸、腰左右拉伸以及站立屈膝牵伸锻炼等，每个姿势持续 5~10 s 后回到起始位。

② 关节肌力锻炼：根据自身情况进行上肢、下肢肌力锻炼，以能承受为宜。

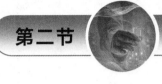

第二节　水　痘

案例 7-2

患儿，男，6 岁。主诉：发热 2 天，伴皮疹半天。患儿 2 日前出现发热，咳嗽，流鼻涕，即服小儿速效感冒冲剂和鼻窦炎口服液，鼻涕减少，今日午睡后发现患儿躯干部出现数个疱疹，皮色微红，故来院就诊。就诊时发现躯干部多个红色小丘疹，有些类似泪滴状的小水泡，体温 38℃，精神好，舌红，苔薄白，脉浮数。

请问：

该患儿患了何种疾病？该如何处理以防止病情进展？

水痘是由水痘-带状疱疹病毒引起的，以发热、皮肤黏膜分批次出现瘙痒性丘疹、水泡为主要临床特征的一类传染性疾病，其丘疹、水泡和结痂可同时存在。该病全年均可发病，但主要发于冬春两季。任何年龄均可发病，但以 6~9 岁最为多见。我国传染病防治法规定，水痘属于其他法定传染病，有些地区参照丙类传染病管理，是传染性较强的出疹性呼吸道疾病，易引起流行。本病是自限性疾病，预后一般良好，皮肤不留瘢痕，但若抓破疱疹，则易引起瘢痕。该病可诱发肺炎、脑炎等并发症。患病后可获终身免疫，也可在多年后感染复发而出现带状疱疹。

国内外相关文献报道显示：2007—2010 年，我国水痘平均发病率分别为 20.6／10 万、23.8／10 万、24.1／10 万和 24.3／10 万。中国疾病预防控制中心于 2007 年在鲁、甘、湘 3 个省，对临床诊断为水痘的 14 岁及以下的 811 例门诊病例进行经济负担分析得出，鲁、甘、湘 3 个省全人口门诊水痘病例经济负担约为 23.1 亿元。接种水痘疫苗是预防水痘的有效手段。有研究显示每预防 1 例水痘，可节约 1 126 美元左右的费用。

一、水痘的成因

水痘是由水痘-带状疱疹病毒初次感染所引起的一类传染病，传染性较强，人群普遍易感。免疫功能低下者及成年人感染后，临床症状往往更为严重。

水痘-带状疱疹病毒属人类疱疹病毒科 α 亚科，属于疱疹病毒科双链 DNA 病毒，是最小的人类疱疹病毒，人类是其单一宿主。皮损部位疱疹液中的病毒可通过空气在人与人之间传播。离开人体后，该病毒在外部环境中仅存活几个小时，偶尔存活一天或两天，并且很容易被蛋白酶、脂质溶剂或清洁剂灭活。接触者一般经 12~21 天潜伏期发病。

二、水痘的传播途径

水痘有两种传播途径，一是水痘-带状疱疹病毒通过飞沫经呼吸道传播，这是最常见的传播途径；二是直接接触疱疹的疱浆经皮肤传播。水痘的传染性较强，在儿童聚集的机构中易引起暴发流行，一般预后良好。

三、水痘的中医预防

中医认为水痘是感受水痘时邪而引起的急性出疹性时行疾病。以发热、皮肤及黏膜分批次出现丘疹、疱疹和结痂等为特征，皮疹多呈向心性分布。因其疱疹多见椭圆如豆形，疱浆液多清亮如水，故水痘亦有"水花""水疱""水疮"等名。

古代医籍对水痘论述较多，在《小儿药证直诀》中提出了"水疱"的病名及其传染性。宋代《小儿卫生总微论方·疮疹论》指出："其疮皮薄，如水泡，破即易干者，谓之水痘。"明确提出了"水痘"病名和疱疹特点。《证治准绳·幼科》曰："小儿痘疮，有正痘与水痘之不同，……其疮皮薄如水泡，破即易干，而出无渐次，白色或淡红，泠泠有水浆者，谓之水痘。"指出水痘疱疹疱浆清澈如水。对水痘的防治，《医宗金鉴·痘疹心法要诀》曰："水痘发于脾肺二经，由湿热而成也，……初起荆防败毒散主之，继以加味导赤散治之。"提出了用荆防败毒散、加味导赤散治疗水痘。《幼幼集成·水痘露丹证治》曰："水痘似正痘，外候面红唇赤，眼光如水，……身热二三日而出，明净如水泡，形如小豆，皮薄，痂结中心，圆晕更少，易出易靥。温之则痂难落而成烂疮，切忌姜椒辣物，并沐浴冷水，犯之则成姜疥水肿。"指出了水痘的临床表现及治疗调摄禁忌。

中医学认为，本病病因包括内因和外因，内因多与正气不足、禀赋薄弱有关，外因则为感受水痘时行邪毒，二者相互关联，互为因果。本病发病肺脾常最先受累。多数患者在发病前多有水痘时行邪毒接触史，邪毒由口鼻而入，蕴郁于肺，故见发热、流涕、轻微咳嗽等肺卫症状。随着病邪深入，肺主皮毛，脾主肌肉，邪毒与内湿相搏，外透于肌表，则发水痘。一旦出现疱疹，则应引起医者及患者的重视，并及时排查是否有水痘-带状疱疹病毒接触史，及时通过药膳、中药等措施进行治疗。

（一）未病先防

1. 常规预防

（1）控制传染源：发现水痘患儿，应立即隔离，直至全部疱疹结痂。

（2）切断传染途径：水痘流行期间，戴口罩、勤洗手、室内常通风，未患过水痘的儿童少去人口密集的地方。接触水痘患儿后，应观察3周。被水痘患儿呼吸道分泌物或疱疹污染的被服和用具，应彻底消毒、曝晒、煮沸、紫外线照射或喷洒消毒水。

（3）保护易感人群：对满1周岁的儿童进行水痘减毒活疫苗接种。

2. 中药预防

对水痘患者密切接触者可用以下中药预防：

（1）板蓝根冲剂，每次1包，1日3次，开水冲服。

（2）抗病毒颗粒，每次1包，1日3次，开水冲服。

3. 药膳预防

（1）绿豆薏米汤：绿豆100 g，薏苡仁100 g，白糖适量，将绿豆，薏苡仁加水煮烂，加入白糖，每日分二次服用。

（2）薏苡仁芦根饮：薏苡仁15 g，芦根15 g，淡竹叶10 g，薄荷6 g，冰糖30 g。将前四味药水煎取液，加冰糖后饮用。

（3）金银花甘蔗茶：金银花 10 g，甘蔗汁 100 mL。金银花水煎至 100 mL 兑入甘蔗汁代茶饮，每日一剂，连服 7～10 天。

（二）已病防变

部分患儿感染水痘后正气不足，若调护不当，易邪盛正衰，湿热炽盛，气营两燔，可见疱疹稠密，色红，壮热口渴，神志昏迷，甚至抽搐。因此，应积极治疗水痘，以防其变生他病。

1. 疾病辨治防变

（1）风热轻证：症见轻微发热，鼻塞流涕，喷嚏，咳嗽，起病后 1～2 天出疹，斑丘疹、疱疹、结痂同时并见，此起彼落，疹色红润，疱浆清亮，分布稀疏，以躯干部为多。舌红，苔薄白，脉浮数。宜疏风清热，利湿解毒。方用银翘散合六一散加减。常用药物有金银花、连翘、淡竹叶、荆芥、薄荷、牛蒡子、桔梗、茯苓、薏苡仁、芦根、滑石、甘草等。若兼咳嗽有痰，加杏仁、浙贝母；皮肤瘙痒较重，加蝉蜕、地肤子。

（2）热毒重证：症见高热不退，烦躁不安，口渴欲饮，面赤唇红，痘疹分布稠密，根盘红晕显著，疹色紫暗，疱浆混浊，大便干结，小便黄赤，舌红绛，苔黄糙，脉洪数。宜清热凉营，解毒渗湿。方用清胃解毒汤加减。常用药物有黄连、黄芩、石膏、升麻、生地黄、丹皮等。若兼口唇干燥，加麦冬、石斛以养阴生津；口舌生疮，大便干结重者，加生大黄、瓜蒌以泻火通腑。

2. 药膳防变

（1）竹叶石膏粥：淡竹叶 30 g，生石膏 45 g，粳米 100 g，白糖适量，将前二味药水煎，取汁，入粳米，煮成稀粥，白糖调味服用。

（2）薏苡仁红豆粥：薏苡仁 20 g，红豆、土茯苓各 30 g，粳米 100 g，洗净共煮，粥熟豆烂即可，服用时可加白糖适量，每日一剂，分三次服完。

（3）甘草三豆饮：绿豆 10 g，黑豆 10 g，红豆 10 g，生甘草 3 g。三豆洗净浸泡 1 h 后，同甘草一起放入锅内，加水适量，煮沸后，改用文火煨炖，煮至熟透，当作饮料饮用，连用 5～7 天。

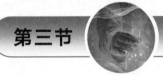

第三节　流行性腮腺炎

案例 7-3

王某，男性，5 岁。主诉：双侧腮部肿胀 2 天。患儿 1 日前出现左侧腮部微肿，伴轻微疼痛，今晨起右侧腮腺开始肿胀，疼痛加剧，痛引耳后，伴有恶寒发热，体温 38.6 ℃，偶有咳嗽，咽部微痛，口干欲饮，少食，大便干，小便黄，舌质红，苔薄黄，脉浮数。

请问：

该患儿罹患何种疾病？针对患儿情况可进行何种预防措施？

流行性腮腺炎是由腮腺炎病毒引起，好发于儿童及青少年的常见急性呼吸道传染病。其显性和隐性感染者具有传染性，主要表现为发热、耳下腮部疼痛、肿胀、咀嚼受限。本病以儿童和青少年多见，成年人也可感染。多数呈良性自限过程，一般预后较好。但病毒可侵袭各种腺体组织，以及肝、肾、心脏、关节及中枢神经系统。本病可引起睾丸炎、卵巢炎等，重者可见昏迷、痉厥等危急变证，比如脑膜脑炎、心肌炎等。

流行性腮腺炎起病急骤，潜伏期一般是 2~3 周，多发于冬春二季，以 5~9 岁学龄期儿童多见。本病传染性强、传播速度快、控制难度大，季节性集中发病趋势明显，严重危害公众健康。近年来流行性腮腺炎的流行性呈上升趋势，由于某些特定的场所人员密集，如幼儿园、学校等，此类集体生活的环境给本病流行提供了条件，一旦感染容易在人群中引起群体性暴发。因此密切跟踪流行性腮腺炎的疫情动态，切实按照防控要求做好预防措施是本病防治工作的重点内容之一。

一、流行性腮腺炎的成因

流行性腮腺炎是由腮腺炎病毒感染引发的急性呼吸道传染病。腮腺炎病毒属于 RNA 病毒的副黏病毒科，具有耐寒的特性，-70 ℃~-50 ℃可存活 1 年以上，4 ℃时该病毒活力可维持 2 个月，37 ℃时可维持 24 小时，55~60 ℃的情况下 10~20 min 失去活力。本病毒对紫外线及一般消毒剂敏感，在强紫外线环境下，本病毒仅可存活半分钟，甲醛溶液、30%来苏尔、75%乙醇等接触 2~5 min 可致其灭活。

二、流行性腮腺炎的传播途径

人体是腮腺炎病毒的唯一自然宿主。本病毒主要通过空气飞沫经呼吸道进行传播，同时直接接触途径也可导致传播，如患者的唾液污染的玩具、餐具及贴身衣物等均可携带本病毒。此外，如果妊娠时孕妇感染本病毒则可通过胎盘途径直接传染给胎儿。

三、流行性腮腺炎的中医预防

流行性腮腺炎中医称为"痄腮""发颐""大头瘟""蛤蟆瘟"，是由风温时邪引起的急性传染病，好发于冬、春二季。我国传统医学认为本病是由于天时不正，风温时毒邪气从口鼻侵入人体，阻遏少阳、阳明之经而发病。《素问·病机气宜保命集》记载："夫大头病者，是阳明邪热太甚，资实少阳相火而为之也。多在少阳，或在阳明，或传太阳，视其肿势在何部分，随经取之。湿热为肿，木盛为痛"。足少阳之脉起于目外眦，上达头角下至耳后，循行耳部，而腮腺位于少阳胆经循行所过之处，邪热之毒结于少阳经络致局部气血壅塞，从而导致耳下腮部漫肿疼痛。外感时邪从口鼻而侵入机体，所以患者初起多有恶寒发热、头痛身痛等肺卫不和的表现，且少阳和厥阴互为表里，足厥阴之脉循行于人体少腹络阴器，热毒如循经下窜，可并发少腹疼痛，出现睾丸肿痛。若温热毒邪化火动风，走窜心肝致内陷心营，可导致高热神昏、痉厥呕吐等变证。

本病具有传染性，目前尚无特效药治疗，一般以对症治疗为主。而充分应用中医"治未病"理论对本病有切实的指导意义，在本病发生发展过程中实行"未病先防""既病防变"的策略尤为重要。

（一）未病先防

1. 控制传染源

对患者进行有效隔离，以达到对健康者保护避害的目的。一旦发病应尽早将患者隔离，时间一般为 3 周，直到腮腺肿胀消退。对于接触患者的儿童易感者可密切观察 3 周，嘱咐患者和易感者不要到公共场所聚集。避免与患者接触，同时加强卫生教育，直至患者痊愈。

2. 切断传播途径

居室注意勤通风及消毒，可采用紫外线照射居室。出门佩戴好口罩，患者的个人物品做到一人一用，如毛巾、衣物、碗碟、口杯等最好采用曝晒或煮沸等方式进行消毒。打喷嚏或咳嗽时应捂住口鼻，勤洗手，不要随地吐痰，注意个人卫生。患者家人及密切接触者应注意分餐饮食，保护好自己及家人。进行适当的体育锻炼，增强体质。

3. 药物防御

在腮腺炎流行季节及易感人群中可进行预防性用药，从而提高机体抗御病邪的能力。可选用一些具有清热解毒、消肿散结的中药进行防御。如板蓝根 30 g 浓煎服用 3 ~ 5 天以预防性用药，或选用板蓝根冲剂、双黄连口服液、蒲地蓝口服液进行服用，具有一定的预防作用。此外，可选用腮腺炎减毒活疫苗、麻风腮联合减毒活疫苗和麻腮减毒活疫苗接种进行预防。对于 5 岁以上曾在幼儿时接种过腮腺炎疫苗者，可注射一次加强针，以期在疾病高发季节起到较好的保护作用。

（二）已病防变

在流行性腮腺炎发病过程中，病情初要做到积极地控制及治疗，初起时本病病位在上焦属表证，此时见微即治，以利祛邪外出，从而防止邪毒内陷厥阴或逆传心营，出现生殖器炎症或脑膜脑炎等并发症。此时多选用质地清轻之品，如疏散风热、消肿解毒的方剂银翘散、普济消毒饮等随证加减，同时可配合中药药膏外敷，如金黄散、玉露膏等，以遵循"上焦如羽、非轻不举"之治则。

1. 中药辨治防变

（1）湿毒犯表证。

证见恶寒发热，头痛咽痛，耳下腮部酸痛，继则一侧或两侧腮部肿胀疼痛加剧，边界扪之不清，舌淡白，苔薄黄，脉浮数。治宜疏风清热，消肿散结。方用银翘散加减。

（2）热毒内蕴证。

证见高热头痛，烦躁口渴，精神疲惫，腮部肿胀疼痛，咽喉红肿，伴食欲不振，或有呕吐，咀嚼进食痛甚，大便干，小便短赤，舌红，苔黄腻，脉滑数。治宜清热解毒，软坚散结。方用普济消毒饮加减。如伴发睾丸肿痛者，加龙胆草、川木通、延胡索；如呕吐者，可用玉枢丹；如兼大便秘结者，加生大黄；若并发脑膜脑炎、神昏惊厥者，加僵蚕、地龙合紫雪丹。

2. 验方防变

（1）板蓝根 12 ~ 15 g，夏枯草 12 ~ 15 g，大青叶 12 ~ 15 g，水煎服，每日一剂，服用 3 天，可对轻证者有预防作用。

（2）败酱草、蒲公英鲜品适量，生石膏 30 g，捣烂成泥并外敷患处，每日 1 ~ 2 次，配合中药内服治疗。

（3）紫花地丁 15 g，连翘 12 g，水煎服，每日一剂，服用 3 天。

3. 外治防变

在服用中药汤剂同时，可配合以下外治法以加强疗效，防止传变他病。

（1）运用青黛散，醋调敷患处，每日 3 次。

（2）选用金黄散或玉枢丹，水调后敷患处。

（3）鲜蒲公英、鲜马齿苋、仙人掌，任选一种，适量捣烂外敷患处。

（4）鲜蚯蚓数条，加冰片适量捣烂涂敷患处，反复多次。

（5）侧柏叶鲜品适量，捣烂加蛋清调敷患处，每日换药 7 次，对肿胀疼痛有疗效。

4. 针刺防变

可配合中药内服及外治疗法，局部选穴颊车、翳风、合谷，行强刺激手法进行针灸。如发热者，可加曲池穴；并发睾丸肿痛者，加三阴交、血海。可选取角孙穴，用三棱针挑刺，针刺肿侧，轻微出血即可，每日 1 次。

如若病邪进展极速，邪毒入里出现变证，此时可针对患者病情进行针对性治疗。在治疗的同时还应注意日常生活的调护，如饮食清淡，注意口腔卫生，多饮水，局部湿冷敷等，将预防的思想贯穿于疾病的防治过程，以期达到良好的治疗效果。

（三）瘥后防复

（1）对幼儿及小学生要积极进行腮腺炎疫苗的接种，加强体质锻炼，提高机体抗病能力，进而保护易感群体。

（2）金银花 12 g，板蓝根 12 g，水煎服，每日一剂，服用 3 天。在流行期间服用可起到预防作用。

（3）对本病进行积极的卫生健康教育宣传，幼儿园、学校等机构应特别注意本病的发生，本病重在积极预防，高危人群及重点部门需将防控放在首位，认真贯彻以预防为主，防治结合的方针。

第四节　肺结核

案例 7-4

张某，男，20 岁。主诉：肢体懈怠，软弱无力，咳嗽、咳痰 10 余天，痰中带血，轻微发热，入睡后易出汗。查体：T 37.9 ℃，P 120 次/分，R 23 次/分，BP 116/83 mmHg，神志清楚，体型偏瘦，颧红，舌红而干，苔薄黄，脉细数。结核菌素试验（PPD 试验）阳性，胸部 CT 显示双肺上叶斑点状密度增高影。

请问：

该患者患了何种疾病？该如何处理以防止病情进展？

肺结核（pulmonary tuberculosis，PTB）是由结核分枝杆菌引发的肺部感染性疾病。根据我国卫生行业标准《WS196-2017 结核病分类》，肺结核根据病变部位分为 5 类：① 原发性肺结核；② 血行播散性肺结核；③ 继发性肺结核；④ 气管、支气管结核；⑤ 结核性胸膜炎。

当前，肺结核病仍然是严重危害人类健康的主要传染病之一，是 21 世纪全球关注的重要公共卫生问题和社会问题。2010 年全国第五次结核流行病学抽样调查报告估计，15 岁及以上的人群肺结核的患病率为 459/10 万；男性患者明显多于女性；农村地区多于城镇。WHO 发布的《2018 年全球结核病控制报告》显示，中国是全球 30 个结核病高负担国家之一，结核病患病人数居全球第二位，耐多药肺结核患者居全球首位。

一、肺结核的成因

肺结核是一种古老的传染病，已有几千年历史。1882 年 3 月 24 日德国科学家罗伯特·科赫首先发现引起肺结核的病原体为结核杆菌；1896 年莱曼与诺依曼将该病原体正式命名为结核分枝杆菌。

结核分枝杆菌包括人型、牛型、非洲型和鼠型 4 类。人肺结核的致病菌 90% 以上为人型结核分枝杆菌，少数为牛型和非洲型结核分枝杆菌。结核分枝杆菌抗酸染色呈红色，可抵抗盐酸酒精的脱色作用，故称抗酸杆菌。结核分枝杆菌对干燥、冷、酸、碱等抵抗力强，在干燥环境中可存活数月或数年。常用杀菌剂中，70% 乙醇最佳，一般在 2 min 内可杀死结核分枝杆菌；结核分枝杆菌对紫外线也比较敏感，太阳光直射下痰中结核分枝杆菌 2～7 h 可被杀死。

二、肺结核的传播途径

肺结核主要通过以下三种方式进行传播：

（一）经呼吸道传播

呼吸道传播是肺结核最主要的传播方式。当肺结核患者咳嗽、喷嚏或大声说话时会形成以单个结核菌为核心的飞沫核悬浮于空气中，健康人吸入这些含有结核菌的飞沫就可能受到结核菌的感染；此外，肺结核患者如果把含有结核菌的痰吐在地上，痰液干燥后，痰中的结核菌与尘埃混在一起，飞扬在空气中，也可能被健康人吸入肺内引起传染。

（二）经消化道传播

肺结核患者使用过的餐具、吃剩的食物都可能留有结核菌，若与肺结核患者共用餐具或者吃患者吃剩的食物，则可能通过消化道传播结核菌；饮用未消毒的牛奶或乳制品等可能感染牛结核菌。

（三）垂直传播

结核病女性患者在怀孕期间，其体内的结核菌可能通过脐带血液进入胎儿体内，胎儿也可能通过咽下或吸入含有结核菌的羊水而感染。

健康人感染结核菌不一定发病，结核菌感染后的前 2 年发病风险最高，约有 5% ～ 10% 的概率发展为结核病。也有人可能终身不发病。是否发生结核病，主要取决于人体感染结核菌的数量和毒力大小，以及人体自身抵抗力的高低。

三、肺结核的中医预防

在历史上肺结核曾经是不治之症，夺走了无数人的生命，并引起人们的巨大恐慌。肺结核在《黄帝内经》《金匮要略》等医籍中被称为"虚损"或"虚劳"；到唐代《外台秘要》称之为"传尸"；至宋代《三因极一病证方论》称之为"痨瘵""痨病"；晚清时则将肺结核统称为"痨病"。到近现代时期，随着医学的发展，人们更加深入地认识到痨病与肺部的关系，因此统称为肺痨。

从中医学角度来看，肺结核的发病有两个方面：一是感染痨虫；二是内伤体虚，正气虚弱，阴精耗损。痨虫感染是发病的原因，正虚是发病的基础。禀赋薄弱，或嗜欲无度，忧思劳倦，大病久病失调等，使正气亏损，抗病力弱，则痨虫随呼吸进入机体，肺主呼吸，故首先感染肺脏，侵蚀肺叶，发为肺痨。痨虫亦可由肺脏传至脾、肾、心、肝等他脏。初起肺体受损，肺阴亏耗，肺失滋润；继则子病及母，肺肾阴虚，兼及心肝，而致阴虚火旺，或肺脾同病，气阴两伤；后期肺脾肾三脏交亏，阴损及阳，终至阴阳两虚。

肺结核一般表现为低热、咳嗽、盗汗等阴虚的症状。中医对肺结核的预防早有研究，主要有两个方面，即去除痨虫和扶正固本。

（一）未病先防

1. 接种卡介苗

卡介苗主要是用于未感染的幼儿，接种卡介苗后机体可产生一定的免疫力，保护力可维持 5 ～ 10 年。研究显示预防性接种卡介苗可减少 60% ～ 90% 结核发病。但卡介苗对成人无保护作用。

2. 常规预防

（1）正确处理肺结核患者痰液及使用物品。

肺结核患者在咳嗽或打喷嚏时应用两层餐巾纸遮住口鼻，然后将餐巾纸放入袋中直接焚毁，或者将痰液吐入带盖的容器内，并用 20% 漂白粉溶液浸泡 6 ～ 8 h 后再弃去。患者用过的衣物、寝具、书籍等应在烈日下曝晒 4 ～ 6 h。肺结核患者居住的房间室内要用紫外线照射消毒，每日或隔日 1 次，每次 2 h。患者用过的餐具可煮沸消毒 10 ～ 15 min。

（2）切断传染途径。

经常开窗通风，每天开窗通风换气至少 1 ～ 2 次，保持室内空气新鲜，可在室内采用"84"消毒液等擦拭房间地板和家具等，也可采用50%甲醛熏蒸消毒。人员密集场所坚持正确佩戴口罩。勤洗手，多喝水，不随地吐痰，咳嗽打喷嚏时应掩住口鼻，不要对着他人。

（3）扶正固本。

古人认为房劳过度、醉饱入房是形成痨瘵的主要原因。因此平素要保养元气，爱惜精血，注意营养，加强体育锻炼，可以提高抗御痨虫侵袭的能力。

3. 药物预防

药物预防的对象主要是已经感染结核菌并有较高发病可能的人，通过预防性服药，减少肺结核的发生。预防服药的传统方案是采用异烟肼。目前临床上也在使用联合用药方案预防肺结核的发病。

（二）已病防变

对于发作肺痨的患者，治疗原则是补虚培元和抗痨杀虫。根据体质强弱分清主次，尤需重视补虚培元、增强元气，以提高抗病能力。调补脏器重点在肺，应注意脏腑整体关系，同时补益脾肾。治疗大法应根据"主乎阴虚"的病理特点，以滋阴为主，火旺的兼以降火，如合并气虚、阳虚见症者，当同时兼顾。

1. 中药辨证治疗

（1）肺阴亏虚。

证见干咳，咳声短促，或咳少量黏痰，或痰中带血丝或血点，血色鲜红，胸部隐隐闷痛，午后手足心热，皮肤干灼，口干咽燥，或有轻微盗汗。舌边尖红，苔薄，脉细或细数。方用月华丸加减。

（2）阴虚火旺。

证见呛咳气急，痰少质黏，或吐黏稠黄痰，量多，时时咯血，血色鲜红，午后潮热，骨蒸，五心烦热，颧红，盗汗量多，口渴，心烦，失眠，性情急躁易怒，男子可见遗精，女子月经不调，形体日渐消瘦。舌红而干，苔薄黄或剥，脉细数。方用百合固金汤加减。

（3）气阴耗伤。

证见咳嗽无力，气短声低，咳痰清稀色白，偶或痰中夹血，或咯血，血色淡红，午后潮热，伴有畏风，怕冷，自汗或盗汗并见，颧红，纳少神疲，便溏。舌质嫩红，或舌淡有齿印，苔薄，脉细弱而数。方用保真汤加减。

（4）阴阳两虚。

证见咳逆喘息少气，咳痰色白，或夹血丝，血色暗淡，潮热，自汗，盗汗，声嘶或失音，面浮肢肿，心慌，唇紫，肢冷，形寒，或见五更泄泻，口舌生糜，大肉尽脱，男子滑精、阳痿，女子经少、闭经。舌质淡或光嫩少津，脉细微而数，或虚大无力。方用补天大造丸加减。

2. 中成药治疗

根据患者的临床表现，可选用蛤蚧养肺丸、蛤蚧治痨丸、利肺片、白百抗痨颗粒、百部丸等中成药治疗。

3. 单方、验方治疗

（1）紫及散：紫河车粉、川贝母粉各 60 g，白及粉 150 g，海螵蛸粉 20 g。药粉调匀，每次 10 g，每日早晚各 1 次，开水调服。

（2）滋阴补阳汤：熟地黄 20 g，山茱萸 12 g，山药 15 g，桑椹子 15 g，墨旱莲 12 g，党参 20 g，紫河车 12 g，冬虫夏草 6 g，鹿角胶 5 g，炙甘草 6 g。每日 1 剂，分 2 次服。

（3）蒲辅周治肺结核吐血经验方：生龙骨粉 60 g，生牡蛎粉 60 g，生三七粉 30 g，生鸡内金粉 60 g，生白及粉 30 g，生百部粉 30 g。以上六味细末和匀，瓷器收贮。早晚各 3 g，加入调熟的藕粉或山药粉内服。

（4）张锡纯验方：生怀山药 120 g，切片，煮汁两大碗，以之当茶，徐徐温饮之。

4. 拔罐推拿疗法

（1）拔罐疗法：取穴肺俞、膏肓俞、结核穴，以闪火法拔罐，每次 15～20 min，每日 1 次。

（2）推拿疗法：取穴肺俞、膏肓俞、脾俞、足三里、三阴交、太溪等穴，施按、揉、推等法，每次 15～20 min，每日 1 次。

5. 外治法

取净五灵脂、白芥子各 15 g，生甘草 6 g，研末；大蒜泥 15 g 同捣匀，入醋少量，摊纱布上，敷颈椎至腰椎夹脊旁开 1 寸半，1～2 h 皮肤有灼热感后去之，每 7 日 1 次。

（三）瘥后防复

肺结核临床治愈后其病灶内仍可能有结核菌存活，一旦机体抵抗力下降，结核菌有可能再次繁殖而造成复燃或播散。故要提升机体免疫力，增强疾病抵抗力预防肺结核复发。

1. 药膳防复

（1）山药百合甲鱼汤：白及粉 15 g，百合 20 g，山药、龙眼肉各 25 g，甲鱼 1 只，调味品适量。甲鱼宰杀洗净后与山药、龙眼肉、百合一同放在炖盅中隔水炖至甲鱼肉熟烂，再加入白及粉、调味品搅匀，稍煮片刻即可。每日 1 次，食甲鱼、喝汤。

（2）五味子百部鸽子煲：乳鸽 1 只，五味子、百部各 15 g，料酒、葱汁、姜汁、食盐、味精各适量。乳鸽宰杀去毛洗净后入沸水中焯去血污捞出，砂锅加清水，放入五味子、百部一起煮沸约 10 min，再放入乳鸽，加料酒、葱汁、姜汁、食盐，炖至乳鸽熟烂，用味精调味即可。每周 2～3 剂，佐餐食用。

2. 运动防复

初愈期的患者病情好转后约 45 天，体温基本正常后，可以选择以下疗法练习。

（1）准备姿势：两腿交叉坐地，两脚位于大腿下的中部，两手轻握（左上右下）置于腹前；头颈部正直，口眼微闭，舌抵上颚，肩、胸、腹部自然放松。

（2）练法：初愈期疗法应配合意念进行，用自身的意念活动逐步把呼吸运动练得深、柔、缓、匀，意气相随。在练习中精神高度集中，排除一切杂念，运用意念默想身体丹田和涌泉穴，也可选择其他穴位。练功时，先将气缓引至丹田，稍停。腹部随即隆凸、吸气，而后将气缓缓呼出，用意念使腹肌松缩，腹部缓向内凹。共 2~3 组，每组练习 8~10 次，每次间歇 1~1.5 min。

（3）注意事项：练习前，先解大小便，服饰宽松舒适，松解腰带和领扣；练功时，应坚持意守身体意念部位，禁忌各种幻觉；练功后，缓缓睁开双眼，两手热擦面颊，随后缓慢起身，放松缓步行走。

3. 中药防复

体质较差的个体可通过中医辨证调理，增强机体抵抗力。中医认为脾为土、肺为金、土能生金，所以可采用补益脾肺的方法治疗。可常服参苓白术丸、人参健脾丸等预防。

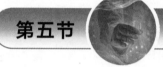

第五节　病毒性肝炎

案例 7-5

冯某，男，26 岁。主诉：肝区疼痛半年，加重半月。患者半年前出现肝区疼痛，查乙肝五项及肝功，其中：HBsAg（＋）、HBeAg（＋）、抗-HBC（＋）、肝功（-），近半月来病情加重。现见胸膈满闷，两胁疼痛，入夜则疼痛加重，身目发黄，脘腹胀满，少食，乏力，睡眠不佳，小便短赤，大便溏薄。舌边暗红，苔白厚腻，脉弦而滑。

请问：

该患者患了何种疾病？如何处理以防止病情进展？

病毒性肝炎是由肝炎病毒（甲型、乙型、丙型、丁型和戊型）引起的，以肝损害为主要病理特点的一类传染性疾病，临床主要表现为食欲减退、乏力、恶心、呕吐、上腹部不适、肝区疼痛，部分还会出现发热、黄疸等。我国传染病防治法规定，病毒性肝炎属于乙类传染病，该病传染性较强、传播途径复杂、流行广泛、发病率高，部分乙型、丙型和丁型病毒性肝炎患者可演变成慢性肝炎，还可能进一步演变为肝硬化和原发性肝细胞癌，严重危害人体健康。有研究预计，全球约有 2.4 亿慢性乙型肝炎病毒感染者和 1.1 亿丙型肝炎病毒阳性者，而每年死于相关疾病的人数约有 140 万人。在我国约有 7 000 万例慢性乙型肝炎病毒感染者和 1 000 万例慢性丙型肝炎病毒感染者，严重影响人民的生命健康，增加个人及社会的负担。随着疫苗的普及及新型疫苗的不断研发问世，病毒性肝炎的感染率和发病率得到了一定的控制。但由于病毒性肝炎的早期诊断率不高、疫苗和抗病毒药物的获得在不同国家或地区间不均衡以及对病毒性肝炎危害性的认识不足等原因，病毒性肝炎的疾病负担依然较重，仍是一项全球性的公共卫生问题。

一、病毒性肝炎的成因

病毒性肝炎是由肝炎病毒感染所引起的一类传染病，致病病毒有五种类型，分别为甲型、乙型、丙型、丁型和戊型。

甲型肝炎病毒（HAV）是一种 RNA 病毒，经消化道进入人体，引起肝细胞的损伤，通过胆汁排入肠道并通过粪便排出体外。HAV 引起肝细胞损伤的机制尚未充分明了，HAV 除了可以直接损伤肝细胞外，还可以通过影响机体的免疫反应间接损害肝细胞，但具体的损伤机制目前还不明确。

乙型肝炎病毒（HBV）为 DNA 病毒，HBV 感染人体后，能够激活免疫应答，机体的免疫系统在清除 HBV 的同时损伤了肝细胞，从而引起肝脏的病变，导致疾病的发生发展。乙型肝炎慢性化的发生机制尚未明确，有证据表明，免疫耐受是关键因素之一。机体免疫功能低下可导致慢性 HBV 携带。

丙型肝炎病毒（HCV）为单股正链 RNA，目前对丙型肝炎肝细胞损害的机理，多倾向于细胞毒性 T 细胞介导的细胞免疫反应。抗体依赖性细胞毒 （ADCC）效应也可能参与其中。另有文献报道，丙型肝炎的病理变化以小胆管损伤为主，而且在小胆管上皮细胞可见到 HCV 基因片断。

丁型肝炎病毒（HDV）是一种缺陷的 RNA 病毒，依赖于 HBV 的存在，丁型肝炎常与乙型肝炎混合感染，其致病可能与 HDV 对肝细胞的直接损害作用有关。另外免疫系统也参与其中。

戊型肝炎病毒（HEV）为正链单股 RNA 病毒，戊型肝炎所致的肝细胞损害可能由细胞免疫反应所介导，而不是 HEV 本身引起。

二、病毒性肝炎的传播途径

甲型肝炎病毒和戊型肝炎病毒由消化道传播，水源或食物被污染可以引起暴发流行，一般预后良好。此外，甲型肝炎病毒还可以通过性传播，发生无保护性行为会引起甲肝病毒感染。

乙型肝炎病毒和丙型肝炎病毒主要经血液传播、性传播和母婴垂直传播。

丁型肝炎病毒的传染途径和乙型肝炎病毒相似，但丁型肝炎病毒比较特殊，它是无法独立存在的，需要依附于乙型肝炎病毒，因此只有与乙肝病毒同时或在乙肝病毒感染的基础上才能感染。

三、病毒性肝炎的中医预防

病毒性肝炎归属于中医学的"黄疸""胁痛""疫毒""臌胀""积聚"等范畴。早在《黄帝内经》中就有相关记载，如《素问·藏气法时论》载："肝病者，两胁下痛引少腹，令人善怒"，明确指出了胁痛为肝病的主要症状。《灵枢·论疾诊尺》曰："身痛而色微黄，齿垢黄，爪甲上黄，黄疸也。安卧小便黄赤，脉小而涩者不嗜食。"描述了黄疸及食欲减退等表现，认为其主要病机为"湿热相搏"。东汉·张仲景在《伤寒论》中载："伤寒七八日，身黄如橘子色，小便不利，腹微满者，茵陈蒿汤主之"，"伤寒瘀热在里，身必黄，麻黄连翘赤小豆汤主之"，提出黄疸病机为湿热内盛可用茵陈蒿汤，而湿热内盛兼有表证时可用麻黄连轺赤小豆汤。唐·孙思邈《千金要方》曰："凡遇时行热病，多必内瘀发黄"，对该病的传染性已有所认识。清·李用粹《证治汇补》载："凡胁痛日久不愈者，乃痰郁结成积块，肝积曰肥气，病在左"，认识到该病迁延日久不祛会形成"积块"，和病毒性肝炎演变为肝硬化的病理过程一致。对该病的预防，《金匮要略》载："见肝之病，知肝传脾，当先实脾"，提出要固护脾胃、已病防变的观念，对于病毒性肝炎的防治有重要的指导意义。

中医学认为，病毒性肝炎病变在肝胆，涉及脾、胃、肾。由于外感湿热疫毒，饮食劳倦或久病瘀阻湿滞，导致脾胃运化失常，湿浊内生，肝失疏泄，导致胆汁不循常道，外溢肌肤，下注膀胱而发为黄疸。若中焦阳气偏盛，则湿从热化，发为阳黄；若中焦阳气不足，则湿从寒化，发为阴黄。此外，肝胆相邻，二者经脉互为表里，均经过两胁肋部。肝体阴而用阳，主藏血，性喜条达恶抑郁。若因情志、饮食、劳倦、外感等原因，导致气滞、血瘀、湿热蕴结，肝胆疏泄不利，或久病耗伤肝阴不足，导致络脉失养，则还会引起胁痛。

本病患者在发病前多有早期征兆，此时应当引起医者及患者的重视，及时排查是否有肝炎病毒感染，并及时通过中药、针灸、药膳等措施未病先防；当已确诊患病时，可以根据主诉及整体情况辨病辨证，当患者身目发黄症状最突出时，应按照黄疸辨治。当以肝区及胁肋部疼痛为主则应按照胁痛辨治，通过中药、针灸、药膳等方法及时干预，防止疾病向"臌胀""积聚"等重症转变。由于中医认为本病病因为湿热疫毒，常累及肝脾肾，因此患者痊愈后还会有肝郁脾虚或肝肾阴虚表现，为巩固疗效防止病后复发，还应根据病后患者的情况通过中药、药膳、针灸、按摩及功法等方式调理脏腑，固护正气，防止复发。

历代医家对病毒性肝炎的认识随着时间的推移不断加深，逐渐形成一套完整的病因病机、理法方药体系。近年来运用中医药预防本病也收到了较好的效果。

（一）未病先防

中医认为本病与感受湿热病毒，复偏嗜生冷肥甘有关，肝脾常最先受累。多数患者在发病前多有恶心呕吐、乏力、食欲减退、便溏、尿色加深、畏寒发热等早期征兆，此时应当引起医者及患者的重视，及时排查是否有肝炎病毒感染，并及时通过中药、针灸、药膳等措施进行预防。

1. 常规预防

（1）控制传染源：早期确诊为甲型肝炎病毒或戊型肝炎病毒的感染者应予以隔离，还应对其密切接触的区域进行终末消毒。对其接触者进行医学观察。肝功能异常，或血清中乙肝病毒感染标志物阳性，或丙型肝炎病毒抗体阳性者不可献血。

（2）切断传染途径：提高个人和集体卫生水平，养成饭前便后洗手的良好习惯；加强水源保护，防止排泄物及生活污水的污染，对肝炎流行区进行消毒；公用器具需要做好消毒工作；防止医源性传播，侵入性医疗操作应严格遵守无菌原则及一人一针一管制度，严格对带血污染物的消毒处理。

（3）保护易感人群：对易感人群进行疫苗接种。

2. 中药预防

对病毒性肝炎密切接触者可采用以下中药预防：

（1）紫花地丁、柳枝各 15 g，各加水 300 mL，分别煎成 150 mL，两药液混合后服用，每日 3 次，每次 30 mL，连服 3 ~ 5 天。

（2）大青叶、虎杖各 30 g，金钱草 15 g，水煎服，日一次。

3. 针刺预防

取穴：足三里、阳陵泉透阴陵泉、太冲透涌泉，左右侧交替使用。

配穴：发热、头痛者配合谷、曲池、大椎；恶心呕吐者配内关、中脘；腹胀、便秘者配天枢、大肠俞；胁痛配期门。

手法：轻症用平补平泻法，重症用泻法。针刺得气后，留针 15 ~ 20 min，每日或隔日 1 次。

4. 药膳预防

（1）荠菜汤：荠菜 50 g，红枣 10 g，煎煮服汤食枣，每日 1 次，连服 3 ~ 5 d。

（2）马齿苋汤：马齿苋 50 g，红枣 10 g，煎煮服汤食枣，每日 1 次，连服 3 ~ 5 d。

（3）茵陈粥：茵陈 60 g，陈皮 60 g，洗净煎汁去渣，分别与粳米，或赤小豆，或薏米均 100 g，加水适量煮粥，待粥好时入白糖少许，稍煮 1 ~ 2 沸即可食之。每日 1 次，连服 3 ~ 5 d。

（二）已病防变

病毒性肝炎若在急性期得到及时治疗，2 ~ 6 周后多数患者症状便可以逐渐改善，再经 3 ~ 5 周即可基本痊愈。若失治或误治会逐渐演变为慢性肝炎或肝硬化。肝硬化属中医"癥积""臌胀""胁痛"范畴，由于湿热缠绵日久，加之情志抑郁，饮食不节或不洁，损及脾胃而致气滞血瘀、或气虚血瘀，使血行不畅，不通则胁肋疼痛；络脉瘀阻，湿热与瘀血搏结，而成有形肿块；水、气、瘀等病理产物互结，而致机体本虚标实终成臌胀。因此，应积极治疗病毒性肝炎，防止其变生他病。

病毒性肝炎患者身目发黄症状最突出时，应按照黄疸辨治。首先分清患者属于阳黄、阴黄、急黄还是瘀黄。阳黄的致病邪气为湿热，本质为正盛邪实，治疗以清热利湿为主；阴黄的致病邪气为寒湿，本质为正虚邪实，治疗以温化寒湿为主；急黄的致病邪气为疫毒，治疗以清热解毒为主；瘀黄由气滞血瘀所致，治疗以理气化瘀为主。若肝区及胁肋部疼痛为主则应按照胁痛辨治，病位着眼于肝胆，根据"痛则不通""通则不痛"的理论，实证多采用理气、活血、清热、化湿等法；虚证宜滋阴、柔肝，根据需要佐以理气和络之品，以疏通肝胆气机，提高疗效。

1. 疾病初期辨治防变

（1）湿热袭表：症见畏寒发热，头痛，鼻塞，小便黄，苔薄黄而腻，脉浮数或濡数。宜辛凉解表兼利湿，方用银翘散加减。常用药物有银花、连翘、荆芥、薄荷、茯苓、薏苡仁、淡竹叶等。若兼胸闷，腹胀，欲呕，不思食，宜和解健脾兼化湿，方用小柴胡合藿朴夏苓汤加减。常用药物有柴胡、半夏、藿香、厚朴、赤苓、薏苡仁、白术、白蔻仁等。

（2）湿热内郁：饮食不节或不洁，损伤脾胃，复感湿热，中焦被阻，症见发热，口渴，疲倦乏力，食欲减退，恶心呕吐，尿短黄，苔黄腻、脉濡数，宜清热利湿，方用茵陈蒿汤加味。常用药物有茵陈、栀子、大黄、茯苓、半夏、陈皮、薏苡仁等。若兼腹胀便秘者，宜清热泻下，方用调胃承气汤加减。常用药物有芒硝、大黄、甘草等。

2. 依据黄疸辨治防变

（1）阳黄。

湿热兼表：症见恶寒发热，头重身痛，目白睛微黄或不明显，小便黄，脘腹满闷，不思饮食，舌苔薄腻，脉浮而濡数。治宜解表清热，除湿退黄。方用甘露消毒丹（《温热经纬》）加味。

热重于湿：症见面目身黄，鲜艳如橘，壮热口渴，心中懊侬，恶心呕吐，纳呆，小便黄短，大便秘结，胁胀痛而拒按，舌红、苔黄燥，脉弦数或滑数。治宜清热利湿，退黄通腑。方用茵陈蒿汤（《伤寒论》）加味。

湿重于热：症见身热不扬，身目发黄如橘，头重身困，嗜卧乏力，胸胁痞闷，纳呆呕恶，口黏不渴，小便不利，便稀不爽，舌苔腻偏黄，脉濡缓或弦滑。治宜除湿化浊，泄热退黄。方用茵陈五苓散（《金匮要略》）加减。

胆腑郁热：症见身目发黄鲜明，口苦，胁痛，壮热或寒热往来，呕逆，小便黄，便秘，舌红、苔黄干，脉弦滑数。治宜泄热化湿，利胆退黄。方用大柴胡汤（《伤寒论》）加减。

（2）阴黄。

寒湿壅遏：症见身目俱黄，黄色晦暗不泽，或如烟熏，痞满食少，神疲畏寒，腹胀便清，口淡不渴，舌质淡、苔白腻，脉濡缓或沉迟。治宜温中散寒，除湿退黄。方用茵陈术附汤（《医学心悟》）加减。

中阳虚损：症见面目肌肤呈淡黄色，无光泽，食欲不振，倦怠乏力，心悸气短，腹胀便溏，舌淡、苔白，脉濡细。治宜温中健脾，补气退黄。方用小建中汤（《伤寒论》）加减。

（3）急黄。

急黄起病急骤，黄疸迅速加深，身目呈深黄色，壮热口渴，呕吐频作，尿少便结，腹部胀满，疼痛拒按，烦躁不安，或神昏谵语，或衄血、尿血，皮下发斑，舌质红绛、苔黄燥，脉弦数或洪大。治宜清热解毒，凉血开窍。方用千金犀角散（《备急千金要方》）加味。

（4）瘀黄。

瘀黄为邪留肝经，瘀血阻滞所致。症见目黄，面色晦黯薰黑，胁下有癖块，按之硬痛，大便色黑，舌质黯或有瘀斑，脉沉弦而涩。治宜理气化瘀，散结消癖。方用大七气汤（《医学入门》）加减。

3. 依据胁痛辨治防变

（1）瘀血阻络：症见胁肋刺痛，痛处固定而拒按，入夜更甚，胁肋下或见痞块，舌质紫暗，脉沉涩。治宜活血化瘀，通络止痛。方用血府逐瘀汤（《医林改错》）加减。

（2）湿热蕴结：症见胁肋胀痛，触痛明显而拒按，或牵及肩背，伴有恶心呕吐，胸闷纳呆，口苦口干，腹胀尿少，或有黄疸，舌苔黄腻，脉滑数。治宜清热化湿，理气通络。方用龙胆泻肝汤（《兰室秘藏》）加减。

（3）肝阴不足：症见胁肋隐痛，绵绵不已，遇劳加重，口干咽燥，心中烦热，两目干涩，头晕目眩，舌红少苔，脉弦细数。治宜滋阴柔肝，养血通络。方用一贯煎（《柳州医话》）加减。

4. 依据肝硬化早期信号辨治防变

（1）气滞血瘀，络脉失畅：早期常见恶心欲吐，右上腹胀痛、或刺痛，大便不规则，舌稍暗，苔薄白，脉弦细。宜理气活血，舒肝健脾。方用柴胡疏肝散加减。常用药物有柴胡、枳壳、川芎、白芍、香附、白术、砂仁、茯苓、陈皮、丹参、甘草等。

（2）气虚血瘀，络脉失畅：除消化道症状外，早期常见右胁下隐痛、或刺痛，纳少、神疲、少气懒言，四肢无力，舌淡紫，苔薄白，脉沉细、或弦细。宜益气健脾，活血行瘀。方用四君子汤加味。常用药物有党参、白术、茯苓、黄芪、归尾、丹参、赤芍、甘草等。

5. 针刺防变

肝功能受损者，主穴：肝俞、胆俞、至阳、太冲；配穴：足三里、阳陵泉。

呕恶较重者，主穴：内关、足三里，配穴：天突、胃俞。

肝区疼痛者，主穴：胆俞、支沟，配穴：足三里、太冲。

食欲不振者，主穴：内关、合谷。配穴：小肠俞、承山。

施术：双侧同时行强刺激，不留针，10~14天为1疗程。

6. 药膳防变

（1）五味子汤：五味子9g，去核红枣10枚，加水同煮，可适量冰糖调味，取汤及枣肉食用，每日1次。

（2）赤小豆茵陈汤：赤小豆50g，茵陈18g（包煎），加水共煮，可加适量白糖调味，服用，每日1次。

（三）瘥后防复

中医认为本病病因为湿热疫毒，会累及肝脾肾，因此患者瘥愈后还会有肝郁脾虚或肝肾阴虚表现，为巩固疗效防止病后复发，还应根据患者病后的情况进行辨治调理。

1. 中药防复

（1）肝郁脾虚：症见右胁胀痛，倦怠，乏力，纳差，便溏，舌淡红，苔薄白，脉弦细。治宜健脾疏肝。方用逍遥散加减，常用药物有柴胡、当归、白芍、白术、茯苓、薄荷、党参、山药、甘草等。

（2）脾气虚弱：症见精神不振，面色㿠白，气短乏力，语声低微，饮食减少，腹胀腹泻，舌淡苔白，脉沉无力。治宜扶土健脾，益气养血。方用归脾汤加减。常用药物有人参、黄芪、白术、茯苓、当归、大枣、甘草等。

（3）肝肾阴虚：症见右胁隐痛，头晕耳鸣，腰腿酸软，周身乏力，虚烦少寐，或有低热，面色潮红，大便时干，小便短黄，舌红苔少，脉细数。治宜滋阴降火，柔肝益肾。方用一贯煎合二至丸加减，常用药物有沙参、麦冬、枸杞、当归、生地、川楝、女贞、旱莲草等。

2. 药膳防复

恢复期患者要注意营养摄入，宜进食清淡易消化饮食，忌食生冷黏滑和辛辣燥热之品，严禁饮酒，以免助湿生热，使病情复发，并适当地服用药膳，帮助身体康复。

（1）肝郁脾虚：取柴胡、神曲各 10 g，炒扁豆、莲子肉各 20 g，薏苡仁 30 g，猪瘦肉 30 g。将柴胡洗净后与神曲布包，与其余各味加水适量炖煮，去渣加食盐少许调味，食肉，喝汤，每日分两次服。

（2）肝肾阴虚：取枸杞子 15 g、银耳 10 g，煎煮加白糖适量，每日 1 次。或以沙参、地骨皮各 10 g，鳖肉 30 g，加水适量炖煮，去渣加食盐少许调味，食鳖肉，喝汤，每日 1 次。

（3）气血亏虚：轻者可服用黄芪山药羹：取黄芪 30 g，加水煎煮 30 min，滤去药渣，放入鲜山药片 60 g，再煮约 30 min，加白糖适量。早晚当点心食用。重者可服用桂圆炖甲鱼：取甲鱼 1 只，约 500～800 g，宰杀后洗净，去除内脏，加龙眼肉 50 g，烹调时加生姜、糖、盐适量，隔水清炖 1 小时佐餐用。可调补气血阴阳，对慢性肝炎后营养不良而食欲尚佳者最宜。

（4）湿热余留：轻者可服用苡仁绿豆粥，用苡仁 30 g、绿豆 30 g、粳米 60 g，淘洗干净加水用文火煮 1 h，亦可加白糖和匀食用。重者，仍有皮肤黏膜黄染或胁肋部不适，可取鸡骨草或金针菜、精猪肉，共煮 2～3 h，适当调味后，分 2 次服用。

3. 推拿按摩

（1）肝区按摩：取仰卧位，脱去外衣只穿衬衣，用右手掌在右胸沿腋前线上下来回按摩，开始手法轻柔，逐渐加重，每日早起或睡前各做 100～200 次。适用慢性肝炎康复，尤以气滞血瘀型为佳。

（2）腹部按摩：用揉按法，从右下腹起，围绕脐部，经右上腹至左上腹再至左下腹，作环形揉按，用手掌轻揉。可促进胃肠消化吸收功能，使大便通畅。

4. 起居锻炼

饮食起居规律，避免过度劳累，情志舒畅，不可气恼、忧思，避免劳伤肝脾。此外，随着身体逐渐恢复，可进行适度的运动锻炼，如练气功、太极拳等增强体质。

🏥 本章小结

本章主要介绍了新型冠状病毒肺炎、水痘、流行性腮腺炎、肺结核、病毒性肝炎的基本概念、病因、传播方式、中医病因病机，以及在未病、已病、瘥后各阶段的中医预防方法。其中中医对上述疾病病因病机的认识是难点，应在理解病因病机的基础上，重点掌握相应疾病未病先防、已病防变的中医预防措施及策略；对可能再次感染发病的新型冠状病毒肺炎、流行性腮腺炎、肺结核等疾病应熟悉相应瘥后防复的方法。

第七章思考与练习

1. 单项选择题

（1）新冠病毒通过刺突蛋白结合宿主细胞的（　　）进入细胞。

A. ACE-2　　　　B. M 受体　　　　C. N 受体　　　　D. Ach 受体　　　　E. 5-HT

（2）水痘是由（　　）感染所引起的一类传染病。

A. 水痘-带状疱疹病毒　　　　B. 流感病毒　　　　C. 乙型溶血性链球菌

D. 金葡菌　　　　E.科萨其病毒

（3）结核病是由（　　）感染所引起的一类传染病。

A. 结核分枝杆菌　　　B. 病毒　　　C. 支原体　　　D. 衣原体　　　E. 微生物

（4）肺结核的主要症状不包括（　　）。

A. 咳嗽　　　B. 发热　　　C. 痰中带血　　　D. 便血　　　E. 咯血

（5）哪项不是乙型肝炎病毒的主要传播途径？（　　）

A. 血液传播　　　　B. 性传播　　　　C. 母婴垂直传播

D. 握手　　　　E. 被污染的创伤性医疗器具刺伤

2. 多项选择题

（1）可有效灭活新冠病毒的方法有（　　）。

A. 75%乙醇　　　B. 含氯消毒剂　　　C. 过氧乙酸　　　D. 氯仿　　　E. 氯己定

（2）水痘的传播途径包括（　　）。

A. 消化道　　　B. 呼吸道　　　C. 皮肤接触　　　D. 空气传播　　　E. 血液传播

（3）肺结核的传播途径包括（　　）。

A. 消化道　　　B. 呼吸道　　　C. 皮肤接触　　　D. 垂直传播　　　E. 血液传播

（4）肺结核传染性大小的影响因素有（　　）。

A. 病情严重程度　　　　B. 病人年龄　　　　C. 排菌量的多少

D. 环境温度　　　　E. 接触的密切程度

（5）病毒性肝炎是由以下哪些病毒引起的一类传染性疾病？（　　）

A. 甲型肝炎病毒　　　　B. 乙型肝炎病毒

C. 丙型肝炎病毒　　　　D. 丁型肝炎病毒

E. 戊型肝炎病毒

3. 判断题

（1）水痘是自限性疾病。（　　）

（2）感染水痘后，终身免疫。（　　）

（3）幼时感染水痘后，成年则不易发生带状疱疹。（　　）

（4）所有肺结核病人都可传播结核分枝杆菌。（　　）

（5）人体感染结核杆菌后并不一定会发病。（　　）

（6）丁型肝炎病毒（HDV）是一种缺陷的 RNA 病毒，依赖于乙型肝炎病毒而存在。（　　）

4. 名词解释

（1）结核病：

（2）结核分枝杆菌：

（3）病毒性肝炎：

5. 简答题

（1）流行性腮腺炎的典型症状是什么？

（2）流行性腮腺炎应如何防护？

（3）吸入含结核菌的飞沫一定会患肺结核吗？

（4）肺结核会遗传吗？

（5）吸烟、饮酒对肺结核病人治疗有什么影响？

（6）简述病毒性肝炎的病因。

（7）病毒性肝炎的传播途径有哪些？

（8）中医如何参与病毒性肝炎的疾病预防？

各章思考练习与答案

参考文献

[1] 马烈光.中医养生学[M].北京：中国中医药出版社，2012.

[2] 马烈光，蒋力生.中医养生学[M].北京：中国中医药出版社，2016.

[3] 谢宁.中医学基础[M].北京：中国中医药出版社，2012.

[4] 郑洪新，杨柱.中医基础理论[M].北京：中国中医药出版社，2021.

[5] 刘燕池.中医基础理论讲稿[M].北京：人民卫生出版社，2009.

[6] 饶朝龙，朱继民.预防医学[M].3版.上海：上海科技出版社，2017.

[7] 吴夏秋，孔丽娅.中医预防医学[M].北京：中国中医药出版社，2020.

[8] 潘年松.中医学[M].北京：人民卫生出版社，2019.

[9] 陈涤平.中医治未病学概论[M].北京：中国中医药出版社，2017.

[10] 葛均波，徐永健，王辰.内科学[M].9版.北京：人民卫生出版社，2018.

[11] 吴勉华，石岩.中医内科学[M].11版.北京：中国中医药出版社，2021.

[12] 李浴峰，马海燕.健康教育与健康促进[M].北京：人民卫生出版社，2020.5.

[13] 金·张子和.儒门事亲[M].北京：人民卫生出版社，2005.

[14] 清·魏之琇.续名医类案[M].北京：人民卫生出版社，1999.

[15] 陈静.中医药膳学[M].北京：中国中医药出版社，2011.

[16] 凌昌全，夏翔.中国养生大全[M].上海：上海科学技术出版社，2013.

[17] 朱天民.中医营养与食疗[M].北京：中国医药科技出版社，2017.

[18] 李朝霞.中国食材辞典[M].太原：山西科学技术出版社，2012.

[19] 李廷芝.中国烹饪辞典（新版）[M].太原：山西科学技术出版社，2019.

[20] 顾一煌，王金贵.中医养生方法技术学[M].北京：中国中医药出版社，2020.

[21] 方剑乔，吴焕淦.刺法灸法学[M].北京：人民卫生出版社，2020.

[22] 庞国明.膏方临床应用指南[M].北京：中国医药科技出版社，2012.

[23] 中国营养学会.中国居民膳食指南（2016）[M].北京：人民卫生出版社，2016.

[24] 刘清泉.中医传染病学[M].北京：科学出版社，2017.

[25] 王卫平.儿科学[M].8版.北京：人民卫生出版社，2013.

[26] 聂绍通.中医儿科学[M].4版.北京：人民卫生出版社，2018.

[27] 尹国有.肺结核合理用药与食疗[M].北京：金盾出版社，2017.

[28] 林小田.肺结核中西医诊断治疗学[M].北京：军事医学科学出版社，2014.

[29] 杜鹃，高占成.肺结核合理用药与食疗[M].北京：人民卫生出版社，2014.

[30] 刘达忠.中医教您防治肺结核[M].北京：人民军医出版社，2014.

[31] 吴大真.现代名中医结核病治疗绝技[M].北京：科学技术文献出版社，2007.

[32] 王琦.中医未病学[M].北京：中国中医药出版社，2015.

[33] 王琦.中医体质学[M].北京：人民卫生出版社，2005.

[34] 师建梅，张弘.中医防治学[M].北京：科学出版社，2000.

[35] 柯新桥，刘凤云. 中医预防学[M]. 重庆：重庆出版社，1990.

[36] 陆为民，徐陆周. 中西医结合慢性病防治指导与自我管理丛书：慢性萎缩性胃炎[M]. 北京：人民卫生出版社，2018.

[37] 傅小兰，张侃. 中国国民心理健康发展报告（2019—2020）. 北京：社会科学文献出版社，2021. 1.

[38] 国家卫生健康委规划发展与信息化司. 健康中国行动（2019—2030）. [EB/OL]. （2019-07-09）[2019-07-15]. http：//www. nhc. gov. cn/guihuaxxs/s3585u/201907/e9275fb95d5b4295be8308415d4cd1b2. shtml

[39] 吴丽红，何扬子. 试从《内经》的脏腑关系论协调脏腑与养生[J]·四川中医，2007（6）：37-39.

[40] 魏长春. 保精护肾为养生颐寿之要务[J]. 黑龙江中医药，1984（6）：36-38.

[41] 谭颖颖. 中医养生理论体系的构建[D]. 济南：山东中医药大学，2007.

[42] 广州中医药大学《中医预防医学》编委会. 中医预防医学[M]. 广州：广东科技出版社，2002.

[43] 汪受传，贺丽丽，孙丽平. 中医儿科临床诊疗指南·水痘（修订）[J]. 中医儿科杂志，2016（1）：1-6.

[44] 中华医学会健康管理学分会，中华医学会肝病学分会，中华医学会检验医学分会. 病毒性肝炎健康管理专家共识（2021 年）[J]. 中华健康管理学杂志，2021，15（4）：9.

[45] 中华中医药学会肝胆病分会. 病毒性肝炎中医辨证标准（2017 年版）[J]. 中西医结合肝病杂志，2017，27（3）：2.

[46] 47. 史丽伟，倪青.《伤寒杂病论》治未病思想在糖尿病三级预防中的应用[J]. 辽宁中医杂志，2018，45（7） ：1383-1386.

[47] 姜青松，罗才贵. 中医"治未病"与现代预防医学的区别[J]. 医学争鸣，2019，10（1）：65-68.

[48] 冯其茂. 中医防治冠心病优势独特[J]. 中国老年，2021（14）：30-31.

[49] 张思玮. 高血压防治的"中国方案"[N]. 中国科学报，2021-06-25（003）.

[50] 国家心血管病中心，国家基本公共卫生服务项目基层高血压管理办公室，国家基层高血压管理专家委员会. 国家基层高血压防治管理指南 2020 版[J]. 中国循环杂志，2021，36（3）：209-220.

[51] 中华医学会糖尿病学分会. 中国 2 型糖尿病防治指南（2020 年版）[J]. 国际内分泌代谢杂志，2021，41（5）：482-548.

[52] 张曦元. 我国糖尿病前期流行状况及防治进展[J]. 中国现代医生，2021，59（16）：184-187，192.

[53] 赵能江，代春美，孙文杰，等.《中国 2 型糖尿病防治指南（2020 年版）》糖尿病的中医药治疗部分解读[J]. 中华糖尿病杂志，2021，13（4）：309-311.

[54] 林琳. 基层社区糖尿病的防治及健康教育措施研究[J]. 中国药物与临床，2021，21（15）：2744-2745.

[55] 贾伟平. 对我国糖尿病并发症防治的战略思考[J]. 中华糖尿病杂志，2019（8）：505-507.

[56] 王友发，孙明晓，薛宏，等.《中国肥胖预防和控制蓝皮书》解读及中国肥胖预防控制措施建议[J]. 中华预防医学杂志，2019（9）：875-884.

[57] 李军祥，陈誩，吕宾，等. 慢性萎缩性胃炎中西医结合诊疗共识意见（2017年）[J]. 中国中西医结合消化杂志，2018，26（2）：121-131.

[58] 张声生，李乾构，唐旭东，等. 慢性萎缩性胃炎中医诊疗共识意见[J]. 中医杂志，2010，51（8）：749-753.

[59] 房静远，杜奕奇，刘文忠，等. 中国慢性胃炎共识意见（2017年，上海）[J]. 胃肠病学，2017，22（11）：670-687.

[60] 谭兴勇，黄傲，勾玲. 养生、膳食养生、营养概念辨析及膳食养生发展概略[J]. 南宁职业技术学院学报，2019（2）：8-11.

[61] 李有强. 中医身体观及其运动养生思想[J]. 北京中医药大学学报，2017，40（10）：8.

[62] 朱文军，黄延生，洪庆林. 传统运动养生和中医学的深度融合发展研究[J]. 食品界，2021.

[63] 罗兴洪. 药酒的历史沿革与发展现状[J]. 中国食品药品监管，2018（5）：73-80.

[64] 吴朦，柏冬. 中医药浴疗法发展源流与机理探析[J]. 中医药导报，2021，27（3）：204-207，210.

[65] 任澎，范宁，田淼，等. 植物精油药物作用研究进展[J]. 中华中医药杂志，2018，33（6）：2507-2511.

[66] 苟福月，焦华琛，李运伦. 膏方源流考[J]. 中医学报，2021，36（5）：973-978.